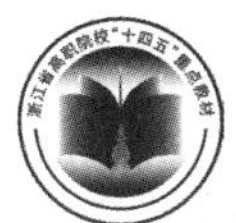

高职高专旅游专业“互联网+”创新规划教材
职业教育国家在线精品课程配套教材
浙江省高职院校“十四五”重点教材

烹饪营养与配餐

（第2版）

主　编　程小华
副主编　周　超　王宁琳
参　编　吴婷婷　董向向　杨　潇
　　　　高优美　黄　璐

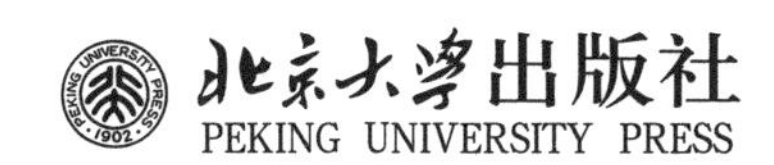

内 容 简 介

本教材依据注册营养师水平评价考试大纲和公共营养师、营养配餐员两大国家职业技能标准编写，注重学科体系和职业教学的有机结合，内容包括营养学基础、食物的营养价值、营养配餐基础、营养配餐准备、食谱计算与编制、不同人群食谱设计。本教材将人才培养与社会职业需求相结合，将营养与配餐的理论与实际应用相结合，重点培养配餐技能。

本教材是职业教育国家在线精品课程配套教材，是浙江省高职院校“十四五”重点教材，力求涵盖丰富的、立体化的教学资源。读者可通过“智慧职教”平台（www.icve.com.cn）和浙江省高等学校在线开放课程共享平台（www.zjooc.cn），进入“营养配餐”课程进行在线学习。该课程配套有视频、动画、PPT、习题库等相关教学资源，择取优质资源做成二维码呈现在书中。

本教材既可作为高职高专烹饪工艺与营养、西式烹饪工艺、餐饮智能管理、营养配餐、中西面点工艺、酒店管理与数字化运营、食品营养与健康、食品检验检测技术等专业的教材，也可作为公共选修课教材及营养科普用书，还可作为营养配餐从业人员的参考用书。

图书在版编目（CIP）数据

烹饪营养与配餐 / 程小华主编．—2 版．—北京：北京大学出版社，2023.3
高职高专旅游专业“互联网 +”创新规划教材
ISBN 978-7-301-32804-0

Ⅰ．①烹…　Ⅱ．①程…　Ⅲ．①烹饪—营养卫生—高等职业教育—教材 ②膳食营养—高等职业教育—教材　Ⅳ．① R154 ② R151

中国版本图书馆 CIP 数据核字（2021）第 274279 号

书　　名　烹饪营养与配餐（第 2 版）
PENGREN YINGYANG YU PEICAN（DI–ER BAN）
著作责任者　程小华　主编
策 划 编 辑　李彦红
责 任 编 辑　李彦红
数 字 编 辑　金常伟
标 准 书 号　ISBN 978-7-301-32804-0
出 版 发 行　北京大学出版社
地　　址　北京市海淀区成府路 205 号　100871
网　　址　http://www.pup.cn　　新浪微博：@ 北京大学出版社
电 子 邮 箱　编辑部 pup6@pup.cn　　总编室 zpup@pup.cn
电　　话　邮购部 010-62752015　　发行部 010-62750672　　编辑部 010-62750667
印 刷 者　河北文福旺印刷有限公司
经 销 者　新华书店
787 毫米 ×1092 毫米　16 开本　18.5 印张　393 千字
2015 年 9 月第 1 版
2023 年 3 月第 2 版　　2024 年 7 月第 3 次印刷
定　　价　56.00 元

第 2 版前言

营养是人类维持生命、促进发育和保持健康的重要物质基础，国民营养事关国民的素质提高和经济社会的发展。我国人民生活水平不断提高，营养供给能力显著增强，营养健康状况明显改善，现在面临的问题是营养不足与营养过剩并存、营养相关疾病多发、营养健康生活方式尚未普及等。因此，亟须针对国民营养状况，结合我国食物资源的具体情况，大力开展公共营养干预工作，积极引导公众参与改善膳食营养搭配。人们在吃饭问题上已经走过了“吃饱求生存”的阶段，也不再过于“吃好求美味”，而更多的是“吃好求健康”。因此，积极主动学习营养与配餐相关课程的人日益增加，对营养学相关教材的需求也在增加。

中国营养学会制定并发布了《注册营养师水平评价制度暂行规定》，并设立了注册营养师工作委员会，负责注册营养师职业水平评价工作。本教材内容也是注册营养师的核心基础知识和技能。

本教材是职业教育国家在线精品课程配套教材，是浙江省高职院校“十四五”重点教材。本教材既可作为高职高专烹饪工艺与营养、西式烹饪工艺、餐饮智能管理、营养配餐、中西面点工艺、酒店管理与数字化运营、食品营养与健康、食品检验检测技术等专业的教材，也可作为公共选修课教材和营养科普用书，还可作为营养配餐从业人员的参考用书。

本教材的编写特色如下。

（1）课程思政，落实立德树人。教材以“健康中国，营养先行，好好吃饭”为思政力量，以培养学生“精工艺、懂营养、会配餐”的复合型餐饮工匠精神为引领，融入健康中国战略、国民营养计划、健康中国行动，增强学生对生命健康的重视，切实提升营养健康素养，同时培养学生的社会责任感和使命感。

（2）内容新颖，吸收行业新成果。教材内容吸收了行业发展新知识，采用了营养学新成果，包括相应的健康教育和公共政策的基础性文件；教材内容中的营养数据来自《中国居民膳食营养素参考摄入量（2013 版）》。

（3）与时俱进，紧跟时代发展。教材融入“互联网+”思维，助推教师线上与线下混合教学模式。通过移动互联网技术，以纸质教材为载体，嵌入知识讲解视频、拓展资源视频等数字资源，将教材、课堂、教学资源三者融合，实现线上线下相结合的教材模式。

（4）三大实用，赋能学习效果。理论讲解实用：将理论讲解简单化，不做过多的推导与介绍；案例分析实用：案例分析与理论紧密结合，同时启发、培养学生的思考和分析能力；习题设置实用：习题具有多样性和启发性，帮助学生全方位掌握知识。同时，本教材还提供了常用公式、表格和食谱等，对营养配餐工作具有很好的参考价值。

（5）量身定做，服务现代餐饮。教材依据注册营养师水平评价考试大纲和公共营养师、营养配餐员两大国家职业技能标准编写，突出“知行合一、工学结合”的高职教育理念，构建“以学生为中心”的教学主体地位，注重职业技能培养。在健康中国的背景下，餐饮服务需要向营养健康转型升级，以“三减三健”（即减盐、减油、减糖，健康口腔、健康体重、健康骨骼）为重点的专项行动已迫在眉睫。通过对本教材的学习，学生能够参与餐饮服务的转型升级，积极践行健康中国行动。

本教材由浙江商业职业技术学院程小华担任主编，浙江农业商贸职业学院周超、浙江商业职业技术学院王宁琳担任副主编。具体分工如下：绪论、第1章、第4章、第5章由程小华编写；第2章由江苏食品药品职业技术学院吴婷婷编写；第3章由周超编写；第6章由王宁琳、程小华编写。此外，浙江农业商贸职业学院董向向、长沙商贸旅游职业技术学院杨潇、山东旅游职业学院高优美和浙江商业职业技术学院黄璐也参与了部分内容的编写。

在本教材的编写过程中，编者参考了国内外大量的文献著作和网站资料，借鉴了许多校企合作的典型案例，还得到了专业同行的支持。同时，本教材得到了浙江省高水平专业群“烹饪工艺与营养”建设之教材改革资金资助。在此，衷心感谢所有支持、帮助本教材编写和出版的领导、专业同行！衷心感谢在线开放课程“营养配餐”团队成员丁玉勇、周超、吴婷婷、王宁琳、董向向、吴勤民对本教材视频资源建设上给予的支持和贡献！衷心感谢浙江旅游职业学院何宏教授给予的悉心指导！衷心感谢选用本教材的教师和同学们！

由于教材的篇幅所限，一些更新、更深入的内容无法充分纳入其中；由于食物成分表的版本不同，可能会造成书中的数据有所差异；由于编者学识所限，书中不足之处在所难免，敬请广大读者不吝赐教。

编 者

2022年12月

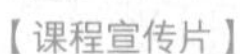

【课程宣传片】

【资源索引】

目　录

03 营养配餐基础 / 103

04 营养配餐准备 / 149

06 不同人群食谱设计 / 223

00 绪论

导入案例

“民以食为天”，食物是营养素的载体，饮食是生命活动的基础与表现。若一个人活到 65 岁，将进食约 70000 餐，经过身体处理的食物约 50 吨。这么多的食物，怎么吃？吃什么？吃多少？这些问题直接影响人类的营养健康状况。随着经济的发展和生活水平的提高，居民对食物的要求从吃饱到吃好，从物质享受到精神享受，并从健康的角度对食物提出新的要求。因此，食品安全、营养与健康、营养配餐、营养与康复等已成为社会新的需求，注册营养师、健康管理师等职业也受到了越来越多的重视。

学习营养知识，可以知道哪种食物对身体有益，可以运用所学的知识帮助自己选择合适的食物，安排一日三餐，设计食谱，守护健康。

0.1 基本概念

0.1.1 营养与营养学

1. 营养

从字义上讲，“营”的含义是谋求，“养”的含义是养生，“营养”的含义就是谋求养生。养生是我国传统医学中使用的术语，指保养、调养、颐养生命。用现代科学的语言描述，营养是机体从外界摄取食物，经过体内的消化、吸收和代谢后，或参与构建组织器官，或满足生理功能和体力活动需要的必要的生物学过程。

2. 营养素

营养素是为了维持机体繁殖、生长发育和生存等一切生命活动和过程，需要从外界环境中摄取的物质。人体所需的营养素有蛋白质、脂类、碳水化合物、矿物质、维生素、水和膳食纤维共七大类。这些营养素中一部分不能在体内合成，必须从食物中获得，称为必需营养素；另一部分营养素可以在体内由其他食物成分转换生成，不一定从食物中直接获得，称为非必需营养素。

根据人体的需要量或体内含量多少，可将营养素分为宏量营养素和微量营养素。蛋白质、脂类、碳水化合物因为需要量较大，称为宏量营养素；这三类营养素经体内氧化可以释放能量，又称为产能营养素。矿物质和维生素因需要量较少，称为微量营养素。根据在体内的含量不同，矿物质中又分常量元素和微量元素。维生素则可分为脂溶性维生素和水溶性维生素。

除了营养素，食物中还含有许多其他成分，如植物化学物，它不是必需营养素，被列为第八类营养素。植物化学物是指存在植物性食物中的一些生物活性成分，具有保护人体、预防心血管和癌症等慢性疾病的作用，主要包括胡萝卜素、植物固醇、多酚、植物雌激素等。

3. 营养学

营养学是研究机体营养规律及改善措施的科学，即研究食物中对人体有益的成分及人体摄取和利用这些成分以维持、促进健康的规律和机制，在此基础上采取具体的、宏观的社会性措施改善人类健康、提高生活质量。它可分为食物营养、人体营养和公共营养三大领域，还可分为基础营养、食物营养、公共营养、特殊人群营养和临床营养这五大领域。

营养学的研究内容包括：营养素及其他膳食成分在人体中消化、吸收、利用与排泄的过程及其对人体健康、疾病的作用，营养素之间的相互作用和平衡，营养素需要量和膳食营养素参考摄入量，营养缺乏病和营养相关慢性病的预防和营养治疗，特殊人群和特殊环境下的营养，食物的营养素保存和营养素强化，植物化学物与保健食品，社区营养管理和营养教育，食物营养政策和营养法规，等等。

营养学属于自然科学范畴，是预防医学的组成部分，具有很强的实践性。从理论上讲，营养学与生物化学、生理学、病理学、临床医学、食品科学、农业科学等学科都有密切联系。从应用方面来看，它可以指导群体或个体合理安排饮食，防病保健；影响国家的食物生产、分配及食品加工政策，改善国民体质，促进社会经济发展。

0.1.2 烹饪营养学

烹饪营养学是应用现代营养科学的基本原理指导烹饪过程的一门应用性学科，它是随着烹饪科学和营养科学的不断发展、研究领域的不断拓宽发展而来的。烹饪营养学是烹饪科学的一个重要的组成部分，也是营养学科的一个分支。其研究领域包括：各类烹饪原料的营养价值，营养素在烹饪过程中的变化及规律，烹饪工艺对食物营养价值的影响，合理烹饪，合理膳食与健康，等等。

烹饪营养学是一门与其他许多学科有着广泛联系的综合性学科，生物化学、分析化学、微生物学、食品卫生学、烹饪原料学、烹饪美学等都为烹饪营养学的研究提供了研究资料与理论基础。其研究方法包括营养调查研究与实验研究。

0.1.3 营养配餐

营养配餐是按照就餐者的生理特点和营养需求特点，根据食物中各种营养素的含量，设计一餐、一日、一周或一个月的食谱，保证食物所提供的营养素数量和比例基本合理，使就餐者达到膳食平衡。因此，营养配餐是实现平衡膳食的一项举措，平衡膳食只有通过食谱表现出来，才具有实际意义。

营养配餐不仅要保证食物中营养素种类齐全、数量充足，而且还要保证食物经过合理的烹调加工，达到促进食欲、提高食物中营养素消化率的目的，并尽量减少营养素的流失，同时能保证食物的可接受性和安全卫生。编制营养食谱是每一位食品与营养工作者必须掌握的基本技能。

0.2 营养配餐的目的和意义

【营养配餐的目的和现实意义】

0.2.1 营养配餐的目的

1. 计划膳食

营养配餐可以将各类人群的膳食营养素参考摄入量，具体落实到用餐者的每日膳食中，使他们能够按照需要摄入足够的能量和各种营养素，防止营养素或能量过剩或不足。

2. 平衡膳食

营养配餐可根据人群对各种营养素的需要，结合当地食物的品种、生产季节、经济条件和烹调水平，合理选择各类食物，达到平衡膳食的目的。

3. 管理膳食

通过编制营养膳食，可指导供餐企业管理人员有计划地管理膳食，可帮助家庭有计划地管理家庭膳食。

0.2.2 营养配餐的意义

1. 纠正饮食误区

片面的、零散的营养知识，往往会使人们陷入饮食误区。商业宣传和民间传说使缺乏营养基础知识的人们无所适从。学习营养配餐相关知识，可以让人们走出饮食误区。日常生活中人们常见的饮食误区如下所述。

误区1：花钱买健康。我国的国民经济有了长足的发展，国民文化教育水平不断提高，人们的自我保健意识也日益增强，花钱买健康已成为一种时尚。一波又一波的保健品，诱使众多顾客跃跃欲试。但是，各种保健品都有其特有的营养功效，每一种保健品都只是在个别的营养素或生物活性物质方面含量高，比如含钙、铁、锌、维生素、生物类黄酮等，而其他营养素的含量则很低甚至没有。因此，它不能代替天然食物满足人体所有的营养需求。此外，人体对各种营养素的吸收和利用需要一个合适的比例，单一补充某种营养素会打破食物营养素之间的平衡，影响其他营养素的吸收和利用。

误区2：吃得贵必定营养好。吃得贵就一定营养好吗？其实，营养好是指吃得合理，就是按照营养科学规律合理安排膳食搭配。无论便宜的食物还是昂贵的食物，都有其自身的营养特点和局限性，不会含有人体所需的全部营养素。食物价格的高低，很大程度上反映了该食物来源的难易程度，与营养成分是不成正比关系的。因此，只要做到食物的合理搭配，不用花很多钱也能满足全面营养的需求。

误区 3：早餐吃少，晚餐补齐。对于上班族来说，早晨的时间非常紧张，没有时间准备一顿像样的早餐。家庭成员出门有先有后，难得坐在一起，往往随便吃点东西，甚至不吃就去上班了。而到了晚上，有比较充足的时间烹饪，家庭成员齐聚一堂，饭菜常常十分丰盛，以弥补早餐的不足。其实，这种膳食习惯是很不合理的。从人的生理需要来看，早餐应当是有质有量的一餐，因为人体活动，特别是脑力活动需要能量和各种营养素。一个人从晚餐后到次日早餐前，其间隔有十多个小时，胃早已空了，上午又是一天中活动量最大的时间段，需要消耗大量的能量，如果不吃早餐，血糖因得不到及时补充而下降，就会严重影响脑组织的正常功能活动，引起精神萎靡、注意力不集中、反应迟缓等现象。尤其对于青少年，长期不吃早餐会影响大脑的发育。丰盛的晚餐使人食量增加，油脂摄入过多。晚饭后，运动量少，容易造成能量过剩，引起脂肪储存而日益发胖。另外，夜间进入睡眠后，人体内血液流速减缓，大量血脂容易沉积于血管壁上，时间长了，容易造成动脉粥样硬化。尤其是老年人，这种情况更易发生。

误区 4：不吃蛋黄。因为蛋黄中胆固醇的含量较高，所以有的人不吃蛋黄。但是，并没有实验数据证明蛋黄对血液中的胆固醇有明显影响，另外，蛋黄中的胆碱是一种促进记忆的健脑物质，具有防止脂肪在肝脏中堆积的作用。除了动物肝脏，蛋黄中胆碱的含量是最高的。蛋黄中还含有保护视网膜黄斑的叶黄素。

2. 倡导科学饮食

科学饮食是健康的基础，通过营养配餐知识的普及和营养膳食的推广，进一步促进人们对营养知识的全面、正确认识，从而能够科学、合理地安排饮食。

0.3 营养配餐的发展历程和现状

0.3.1 国外营养配餐的发展历程和现状

营养配餐起源于发达国家，主要是要求具有一定供餐能力的集体供餐单位提供营养配餐，包括学生营养餐，以及幼儿园、老人院、军队等营养需求较为一致的营养餐。由政府或相关部门制定营养配餐标准，供餐单位配有营养师进行配餐工作，并由政府给予一定补贴。大部分发达国家将学生营养餐写入法规，形成了较为完善的管理体系和运行模式。

1. 美国学生的营养午餐发展概况

【美国学生的营养午餐发展概况】

美国在19世纪初就有一些学校为学生提供午餐，当时主要面向贫困家庭的学生、因母亲工作而无法照顾的学生或营养不良的学生，学校为其提供一顿营养丰富的午餐，以促进其生长发育和纠正其营养不良。

（1）立法情况。1946年美国立法，将学生午餐纳入法制管理，要求政府每年制订学生营养餐计划，所需经费由政府提供，并规定了政府有关部门的责任；1969年，修改法律，明确提出免费向学生提供午餐；1995年，正式公布联邦政府有关儿童营养的法规，对学校午餐、早餐的营养及食物数量均有明确的规定。

（2）美国学生营养餐协会。美国学生营养餐工作的群众团体组织，也早有发展并且较为成熟。1946年成立的美国学生营养餐协会（American School Food Service Association，ASFSA）是美国国会认定的唯一的全国性组织实施学生餐计划的群众团体，是非营利性专业协会。会员多是学生营养餐管理及技术人员、供餐企业成员及各级政府成员。ASFSA通过会员管理，覆盖了美国98%的学生营养餐企业。

（3）经费情况。美国的学生营养餐工作，是由各州的学生营养餐协会组织会员具体实施，学生付费有三种方式，即全免、减免、全付费。

2. 日本学生的营养午餐发展概况

【日本学生的营养午餐发展概况】

日本学生的营养午餐起源于1889年，实施营养午餐的目的是给一些来自贫困家庭的学生免费提供午餐，以解决其饥饿问题。随着日本经济的发展，饥饿问题已不存在，但学生营养过剩与摄入不足的比例在增加，学生的饮食习惯也出现不少新问题。因此，日本对实施营养午餐的目的进行了调整，强调要以饮食为中心，对学生进行营养教育，指导学生合理饮食。

（1）法律保障。日本制定了多部法令，明确实施营养午餐的目的是全面促进中小学生的身心发展，同时改善国民的饮食生活，要求实行义务教育的学校领导必须努力实施学校营养午餐；国家及地方公共团体必须努力配合，使学校营养午餐得到普及和健全地发展。由于有明确的法律依据，学校营养午餐作为教育活动的一部分得到各级教育部门和学校的重视，并在学校得到普及。

（2）政府经费补贴。日本营养午餐支出由三部分组成，即中央财政补贴、地方政府支付和学生家长支付。中央财政负责提供配餐中心及学校配餐室的硬件与设备，地方政府提供配餐中心及学校配餐室工作人员的工资及运输费用，等等，学生家长只需交营养配餐的原材料费。因此，学校营养午餐的价格约为市场价格的1/2，甚至 1/3。对特困学生，学校免费为其提供午餐，免费午餐的费用由国家和地方财政各支付一半。

（3）注重营养人才培养。日本营养师分为普通营养师与管理营养师，且实行严格的资格考试认证制度，大学毕业或专科学校毕业通过资格考试即可获得普通营养师资格，在获得普通营养师资格后，必须通过考试才能获得管理营养师资格。营养师的聘任由各县教育委员会认定，并为其颁发证书。营养师负责学校午餐食谱的调制与实施，负责对学生进行营养教育与营养指导。

日本要求厨师必须学习 600 小时的营养学与食品卫生学等课程，并经考试及格。提供 250 份以上食品的食堂必须要有普通营养师，提供 750 份以上食品的食堂必须设置管理营养师。凡是达到一定规模的餐饮场所，包括食堂、饭店、食品企业，如果没有配备营养师，则不许开业经营。

（4）配餐中心与学校配餐室两种形式并存。配餐中心独立于学校，为周围学校提供营养午餐。通常都配备一定数量的送餐车，送餐距离在 4000m 左右，正常行驶时间约 10 分钟。配餐中心的认定和审批，由地方政府负责。由于配餐中心供餐数量大，一旦发生食物中毒，影响面较广；且送餐时如遇交通堵塞，饭菜容易变凉、变色、变味，因此，配餐中心规模不宜太大，一个配餐中心负责 10 所学校左右，由教育部门、学校、学校的家长委员会共同来管理营养餐工作。学校配餐室设在学校内，只为本校提供营养配餐。学校配餐室的规模随学校大小而有所不同，有专门的标准要求。学校是采用配餐中心的形式还是学校配餐室的形式，由地方政府来确定。

（5）重视营养午餐过程的综合教育作用。通过实施营养午餐，培养学生科学的饮食观念和良好的饮食习惯，学习本国的饮食文化，促进学生之间的情感交流，等等。学校除了通过保健体育课、家政课对学生进行营养教育，还利用学校的广播，每天播放一个与当天营养午餐有关的营养宣教主题。对有挑食习惯的学生，教师会对其进行重点指导，并要求其尽可能吃完营养午餐，以改变其不良习惯。有些学校制订 A、B 两种营养午餐食谱，学生可以根据自己的喜好自由选择。

（6）重视食品卫生管理。对营养午餐卫生管理的各个环节都提出了非常明确且具有操作性的具体要求。各地教育委员会和学校，也会建立一系列的卫生管理规章制度。

0.3.2 我国营养配餐的发展历程和现状

1. 我国营养配餐的发展历程

【我国营养配餐发展历程和现状】

我国的营养配餐源远流长，历史悠久。西周时期，官方医政制度中设有食医；《黄帝内经·素问》中提出“五谷为养，五果为助，五畜为益，五菜为充”，表达了最为朴素和科学的配餐思想。

我国现代营养配餐工作研究起步较晚。20世纪初，现代营养学进入中国。20世纪80年代之后，随着我国经济的发展和人民生活水平的提高，膳食不合理、营养不均衡等问题开始出现，营养配餐开始成为营养工作者研究的重要内容，并为此进行了大量的探索工作。

2. 我国营养配餐的现状

（1）学生营养配餐占据主要位置。学生的营养状况关系到国家的未来。从微观角度看，学生营养餐涉及每个家庭；从宏观角度看，学生营养餐是社会的重要工作，是一项社会系统工程，涉及卫生、教育、农业等部门，需要家庭、学校、企业、政府共同参与。它的发展要以国家的经济实力为基础，需要全社会的关心、参与。需要国家政策支持和法制化的管理。需要尽快将我国学校供餐、营养师责权和营养教育纳入法制化管理轨道。

我国学生营养午餐的试点工作，在中国学生营养与健康促进会的推动下逐步展开。坚持高起点、严要求，狠抓饭菜质量、营养平衡，做到按时、定量，学生较满意，价格一般家庭也能承受，集体进餐形式使学生们感到新鲜、兴奋，挑食、剩饭的现象大大减少，贫血率和营养不良都有所下降，其他健康指标均有不同程度的改善。

（2）营养配餐从业人员形式多样。我国营养配餐行业的从业人员主要包括注册营养师、临床营养师、公共营养师和营养配餐员。注册营养师是具有营养学和膳食营养学专业知识和技能的从业人员，通过中国营养学会组织的注册营养师水平评价考试并完成备案注册。临床营养师属于医院的专业技术职务，必须通过国家卫生健康委员会统一考试，合格后获得临床营养师证书。临床营养师是从事营养工作的医务人员，享有处方权。

（3）健康餐饮悄然兴起。不少餐饮企业在营养与健康专家的指导下，运用店内展示、店外宣传等方法，引进营养强化食品，建立无污染的原料供应链，注重烹饪环节营养平衡、防止营养流失，设置专业营养点菜师，为顾客膳食营养平衡把关，实现了餐饮产品的营养化、健康化和科学化。

0.4 相关职业资格从业人员概况

【我国注册营养师水平评价】

0.4.1 营养师的概念及职业内容

1961 年，瑞典首次提出“营养师”的定义，建议用 Dietitian 作为营养师的专用词。此后不同国家根据本国国情对于营养师的职业进行了不同的定义。

在日本，营养师是指使用营养师的名称以营养指导为职业的从业者，其职责重点是以营养科学为基础进行专业的营养指导、教育和评估。在英国，营养师是指能解释营养和宣传营养这门科学的专业人员，主要通过举办营养讲座，进行饮食治疗、进行营养教育和指导等工作，帮助公众在健康或疾病状况下就食物和生活方式等相关问题做出有实际意义的选择；对公众进行营养状况评估；等等。在美国，营养师分为 5 类，即临床营养师、社区营养师、管理营养师、咨询营养师和教育营养师。他们的主要任务是设计食谱、制订营养方案、监督日常饮食的准备和制作工作。

2016 年，我国发布《注册营养师水平评价制度暂行规定》，注册营养师水平评价分为注册营养师和注册营养技师两个级别。

注册营养师（Registered Dietitian，RD），能运用营养科学知识，独立从事健康或疾病状态下的个人或团体膳食管理、营养支持和治疗、营养咨询和指导工作。

注册营养技师（Dietetic Technician Registered，DTR），能辅助注册营养师从事健康或疾病状态下的个人或团体膳食管理和营养指导工作。

2021 年，我国发布《公共营养师国家职业技能标准（2021 年版）》，公共营养师是从事人群或个人膳食和营养状况的评价与指导，传播营养、平衡膳食与食品安全知识，促进社会公共健康工作开展的人员。

依据《营养配餐员国家职业技能标准（试行）（2022 年版）》，营养配餐员是从事为就餐对象提供营养需求调查及分析、平衡膳食食谱设计、营养餐制作和营养指导工作的人员。

0.4.2 营养配餐从业人员职业现状

1. 我国专职营养师现状

我国的饮食文化具有几千年的历史，拥有一批出类拔萃的厨师队伍，但是厨师却不等同于营养师。调查显示，很多慢性疾病的原因主要有两个：一是缺乏必要的营养知识，导致营养过剩与营养不良并存的现象；二是营养师的数量严重不足。

我国从20世纪80年代后期开始培养公共营养专业的本科生和硕士生，而他们却常常因为用人单位没有相关岗位而找不到工作或不被重用。专门从事亚健康食疗及疾病预防等营养知识传播的营养配餐从业人员在我国还几乎是空白。

2. 我国急需营养师来改变国民健康状况

虽然我国青少年的青春期提前，但身体素质有所下降，这与营养搭配不合理有很大关系。对大多数幼儿园膳食的调查发现，它们都不同程度地存在三大营养素搭配不合理（碳水化合物不足、蛋白质和脂肪过高）、微量营养素明显缺乏等问题。对中小学午餐质量的调查发现，学生摄入的维生素A、维生素B_1、维生素B_2、维生素C和钙等营养素明显缺乏；同时，由于快餐的“畅销”，导致青少年蛋白质、脂肪等摄入严重过量。在老年人群中常见的心脑血管疾病和糖尿病的产生也和不科学的营养搭配有关。

3. 营养配餐从业人员的就业去向

我国地域辽阔、人口众多，对营养人才需求的类型多种多样，以下列举几种需求类型。

（1）为各种类型的学校、幼儿园、托儿所、学生食品生产基地等，进行专业营养配餐指导。

（2）为时尚健身人群进行运动营养指导及营养配餐与指导。

（3）针对特殊职业人群，如士兵、矿工、特种行业的从业人员，因工作环境和体力消耗所引发的对特殊营养的需求而进行的营养配餐与指导。

（4）针对食物、饮料等进行监督管理及营养标签标示。

（5）针对高血压、糖尿病等常见慢性病人群以及老年性疾病人群进行食物调理与营养搭配。

（6）为高收入人群提供营养咨询服务。

（7）在各大中型食品企业、食品认证机构、政府机构相关部门、科研院所开展营养研究、营养教学和管理工作。

（8）在医院针对入院患者或者在疗养院针对相关人群进行营养膳食评价与配餐。

（9）以家政服务形式进入家庭或对孕产妇、婴幼儿等特殊人群提供营养护理服务。

（10）在餐饮场所从事营养配餐管理。

（11）针对人们的美容与减肥等要求，进行美容营养咨询与调理。

01 营养学基础

导入案例

如果一个人能活到 70 岁，将进食约 76000 餐，身体大约要处理 53 吨食物。如何吃、吃何种食物对身体产生累加性的作用，随着年龄的增长，效果会逐渐显现出来。

人体每天都要通过食物来获得充足的能量和营养素，如果摄入的能量过多，身体内的脂肪就会增加；反之，身体内的脂肪就会减少。如果食物中的某种营养素过多或者不足，就会对人体健康产生不利影响，这样日复一日、年复一年，就可能患上某种严重的疾病。因此，要精心选择和合理搭配食物，以避免营养素缺乏、不均衡或过量，因为任何一种形式的营养不平衡都会随着时间的推移对健康产生深远的不良影响。

1.1 食物的消化吸收

食物是营养素的载体，人体在进行新陈代谢的过程中，不仅要从外界摄取氧气，还要不断地从食物中摄取各种营养素。这些营养素中，蛋白质、脂类、碳水化合物是高分子有机化合物，人体不能直接利用，必须先在消化道内经过分解，转化成结构简单的小分子物质，才能透过消化道黏膜的上皮细胞进入血液循环，供人体组织利用。

1.1.1 消化系统概述

1. 消化、吸收和排泄

（1）消化。消化是指食物在物理或化学因素的作用下，由大分子物质逐渐分解为小分子物质的过程。食物的消化有两种形式：一种是化学性消化，即通过消化液及其酶的作用，把食物中的大分子物质分解成可被吸收的小分子物质，消化作用的化学反应机制是水解作用；另一种是物理性消化（也称机械性消化），即通过口腔的咀嚼和消化道的蠕动，将大块食物磨碎变成食糜的过程。

（2）吸收。消化后的小分子物质通过消化道黏膜进入血液或淋巴，被机体细胞所利用，称为吸收。除了水、矿物质、维生素、单糖、氨基酸和某些脂质，其他高分子营养素（多糖、蛋白质、肽和一部分脂质）在被吸收利用以前，都必须先经消化液（唾液、胃液、胰液和肠液）中各种酶的催化水解。食物的物理性消化、化学性消化及人体吸收过程可以同时进行。

（3）排泄。排泄是指机体在新陈代谢过程中所产生的代谢的最终产物以及多余的水分和进入体内的各种异物（包括药物），由排泄器官向体外输送的生理过程。

2. 消化系统的组成

食物的消化与吸收过程是在消化系统（图 1.1）内进行的，消化系统按其功能可分为消化道和消化腺两部分。

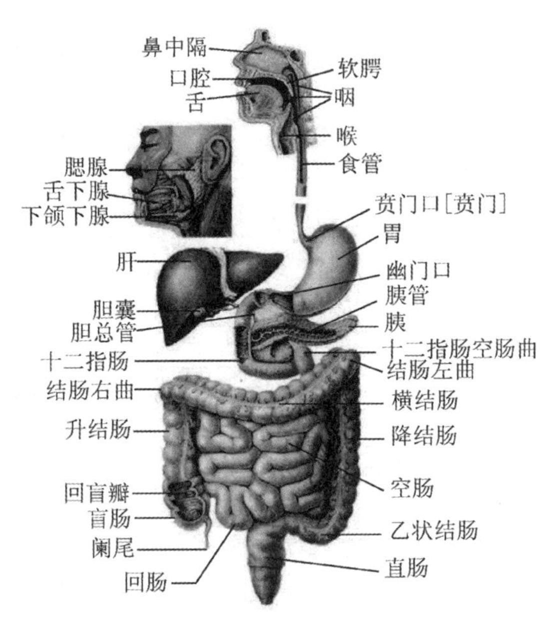

图 1.1 消化系统的组成

（1）消化道。消化道是一条从口腔到肛门的肌性管道，它既是食物通过的管道，又是食物消化、吸收的场所。消化道包括的内容如图 1.2 所示。

消化道

口腔 参与消化的器官主要有牙齿、舌和唾液腺。口腔内有腮腺、颌下腺、舌下腺三大唾液腺，唾液就是这些唾液腺分泌的混合液。唾液中含有淀粉酶、溶菌酶等。淀粉酶可对食物中的淀粉进行简单的分解，产生部分麦芽糖，但这一作用极弱，且仅在口腔中起作用，当进入胃与胃液混合后，此酶迅速失活；溶菌酶可杀灭一部分进入口腔内的微生物。食物在口腔内主要进行的是机械性消化，伴随少量的化学性消化，且能反射性地引起胃、肠、胰、肝、胆囊等器官的活动，为后面的消化做准备。

咽与食管 食物通过吞咽进入食管后，在食物的机械刺激下，位于食物上端的平滑肌收缩，推动食物向下移动，而位于食物下方的平滑肌舒张，这一过程的往复，使食物进入胃。

胃 位于左上腹，是消化道最膨大的部分，其上端通过贲门与食管相连，下端通过幽门与十二指肠相连。胃的肌肉由纵状肌和环状肌组成；肌肉的收缩和舒张形成了胃的运动，黏膜层则具有分泌胃液的作用。纯净的胃液是一种无色透明的酸性液体，pH 值为 0.9 ～ 1.5，正常成人每日胃液分泌量为 1.5 ～ 2.5L。胃液所含的重要成分有盐酸、胃蛋白酶原、黏液和内因子。

图 1.2 消化道包括的内容

消化道

小肠 小肠是消化吸收的主要部位。小肠位于胃的下端，长 5 ～ 7m，由十二指肠、空肠和回肠组成。小肠内的消化液主要由胰液、胆汁及小肠液组成。分泌的消化酶有淀粉酶、肽酶、脂肪酶、蔗糖酶、麦芽糖酶、乳糖酶等。

胰液由胰腺分泌，流经胰管通过胆总管进入小肠。胰液分泌多种消化酶，主要有胰淀粉酶、胰脂肪酶、胰蛋白酶、糜蛋白酶等，参与碳水化合物、脂肪、蛋白质的消化过程。

胆汁由肝细胞合成，储存于胆囊，经浓缩后由胆囊经胆总管排至十二指肠。一般认为胆汁中不含消化酶，胆汁的作用是激活胰脂肪酶，使其从无活性状态转为活性状态。胆汁中的胆盐、胆固醇和卵磷脂都可作为乳化剂，使脂肪乳化呈细小的微粒，增加了胰脂肪酶的作用面积，使其对脂肪的分解作用大大加速；通过促进脂肪的吸收，间接帮助了脂溶性维生素的吸收。

小肠液是由十二指肠腺细胞和肠腺细胞分泌的一种弱碱性液体，pH 值约为 7.6。小肠液中含有大量的消化酶，如氨基肽酶、糊精酶、麦芽糖酶、乳糖酶、蔗糖酶、磷酸酶等，对营养素最终消化为可吸收的状态起着十分重要的作用。

大肠 大肠内没有重要的消化活动。大肠的主要功能是吸收水分和盐类，同时为消化吸收后的食物残渣提供临时储存场所。大肠的运动少而慢，对刺激反应比较迟缓，这些有利于对粪便中暂时储存的水分的吸收。大肠中还存在许多细菌，来自空气和食物，它们依靠食物残渣而生存，同时分解未被消化吸收的蛋白质、脂肪、碳水化合物。但大肠中的细菌也能合成少量的 B 族维生素和维生素 K。

图 1.2　消化道包括的内容（续）

（2）消化腺。消化腺是分泌消化液的器官，主要由唾液腺、胃腺、胰腺、肝脏和小肠腺等组成。这些消化腺有的存在于消化道的管壁内，如胃腺、小肠腺，其分泌液直接进入消化道内；有的则存在于消化道外，如唾液腺、胰腺和肝脏，它们有专门的腺导管将消化液送入消化道内。

1.1.2　营养素的吸收

1. 吸收部位

营养素的吸收主要在小肠里进行，小肠黏膜细胞的正常代谢是维持正常的吸收机制的必要条件。人的小肠长 5～7m，是消化道最长的一段，小肠黏膜具有环状皱褶并拥有大量绒毛及微绒毛。绒毛为小肠黏膜的微小突出结构，长度为 0.5～1.5mm，密度为 10～40 个 /mm^2，绒毛上再分布微绒毛，其中分布有微血管、乳糜管（淋巴管）和神经。皱褶、绒毛与微绒毛构成了巨大的吸收面积（总吸收面积达 200～400m^2），食物在小肠内停留时间为 3～8 小时，这些都是小肠吸收的有利条件。

小肠细胞膜的吸收作用主要靠被动转运与主动转运两种形式来完成。

一般认为，碳水化合物、蛋白质和脂肪的消化产物，大部分是在十二指肠和空肠被吸收，当其到达回肠时通常已被吸收完毕。回肠主要是吸收功能的储备，但是它能主动吸收胆汁盐和 B 族维生素。

大肠虽然也有一定的吸收能力，但食物经过小肠后绝大部分可吸收物质都已被吸收，剩下的几乎是不可吸收的废物，所以，大肠的主要功能是大量吸收水分和盐类，以浓缩大肠内的腐渣，形成粪便。

【知识链接】

人体消化道内各部位营养素的吸收

（1）口腔和食管内营养素几乎不被吸收；

（2）胃内只吸收酒精和少量水分；

（3）小肠为主要的吸收部位，大部分是在十二指肠和空肠吸收；

（4）回肠主要是吸收功能的储备，吸收胆汁盐和 B 族维生素。

2. 吸收途径

营养素的吸收通过两种途径进行：

（1）通过微血管经肝门静脉系统入肝，再运向身体各部位。

（2）通过乳糜管吸收，物质由淋巴系统经过胸导管再进入血液。

碳水化合物、蛋白质（以氨基酸的形式）、水、矿物质、水溶性维生素等约有 90% 以上是通过微血管被吸收的，而脂肪及脂溶性物质则主要通过乳糜管被吸收。

3. 影响营养素吸收的因素

影响吸收的因素有被吸收营养素的理化性质（如分子量大小、溶解度、分子形状和浓度等），小肠的生理机能状态（蠕动、吸收面积、一些特殊的生理和病理状况等）和食物在消化管中停留的时间。

1.1.3 烹饪与消化的关系

1. 烹饪帮助消化

食物在烹饪加工过程中，大多需要经过刀工处理及烹调加热处理，不仅改善了质感，便于口腔牙齿的咀嚼而利于消化，也使碳水化合物、脂肪和蛋白质发生了一系列物理、化学变化（如淀粉糊化，部分分解为糊精、双糖、单糖等；蛋白质加热后变性凝固，部分分解为氨基酸；脂肪部分乳化、水解，形成甘油和脂肪酸等），从而更有助于食物在体内的消化。

2. 烹饪促进食欲

食物经过合理的烹调加工，成为色、香、味、形、质感俱佳的食品，通过感觉器官，可引起生理上的条件反射，刺激胃肠的蠕动和消化腺分泌消化液，从而促进食欲。良好的食欲更有利于食物被充分消化吸收，提高食物中营养素的利用率。图 1.3 为烹饪老师为学员们现场讲解并演示菜肴的制作过程。

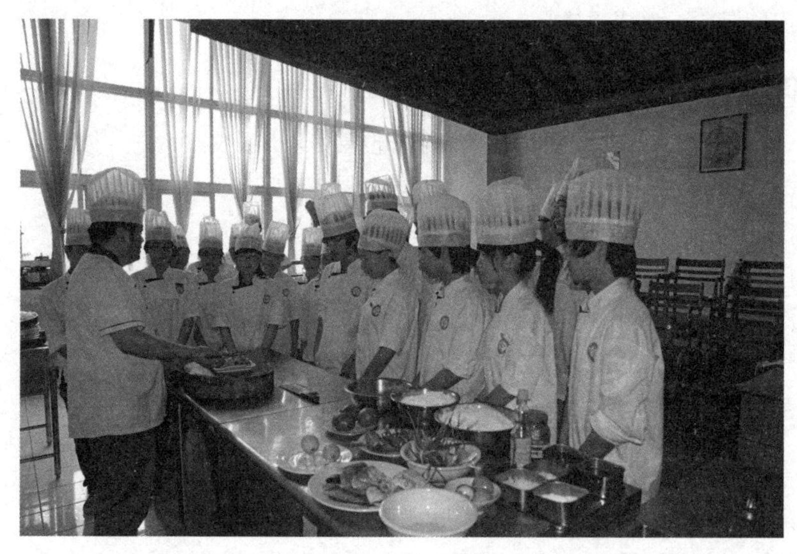

图 1.3　烹饪老师为学员们现场讲解并演示菜肴的制作过程

1.1.4　营养代谢物质的排泄

食物中的营养素及其他成分经过消化、吸收进入人体后，被组织细胞摄取，作为生长发育、组织更新的原料，或作为能量的来源维持机体新陈代谢。在这个过程中，也会产生一些代谢产物，人体必须将这些代谢的最终产物，以及进入机体的异物或有害物质和一些过剩的物质排出体外，才能维持人体内环境的稳定，这一过程被称为排泄。

人体排泄的途径有 4 种：肾脏尿液的排泄，皮肤汗液的排泄，气管、支气管及肺等呼吸器官的排泄，大肠粪便的排泄。其中，肾脏尿液的排泄是人体最为重要的排泄途径，它以尿液的形式排出体内过多的水分、尿素、尿酸、离子等代谢产物，对维持机体内环境的稳定具有重要的意义。通过尿液的排泄，可以调节人体的水分含量，同时还能排泄体内代谢的产物，控制体液中离子成分的浓度，维持人体晶体成分的温度。

正常人每昼夜排出的尿量在1000～2000mL，一般为1500mL。尿量的多少，与水的摄入量和由其他途径所排出的水量有关。如果排汗量、粪便的排水量不变，则摄入的水越多，排泄的尿液也越多。尿液中95%～97%是水分，固体物只有3%～5%。固体物分为有机物和无机物两类。有机物主要成分为尿素、肌酐、马尿酸、尿胆素等，主要是食物或机体蛋白质代谢后的产物；无机物主要是氯化钠、硫酸盐、磷酸盐、钾、铵等。

正常人的尿液一般呈酸性，pH值为5.0～7.0，最大变化范围是4.5～8.0。尿液的pH值主要受食物性质的影响。

1.2 维持生命过程的营养素

人体需要的营养素有7大类，分别是蛋白质、脂类、碳水化合物、维生素、矿物质、水和膳食纤维。

营养素在人体内的生理功能包括3个方面：第一，作为能源物质，供给人体所需的能量；第二，作为供给身体生长发育和修补组织所需要的原料；第三，调节生理机能。各类营养素在人体内是互相联系、互相配合的，它们共同维持着人体一切生理活动的正常进行。

【蛋白质与健康】

1.2.1 蛋白质——生命的物质基础

蛋白质（Protein）是机体细胞、组织和器官的重要组成成分，是一切生命的物质基础，可以说，没有蛋白质就没有生命。一位70kg的健康成年男性体内大约含有12kg蛋白质。如果人体的蛋白质长期摄入不足，机体就会受到一定的损害，蛋白质摄入严重不足，可引起水肿型营养不良，所以食物中的蛋白质是人体最重要的一种营养素。

1. 蛋白质的组成

（1）构成元素。蛋白质是一种化学结构非常复杂的含氮高分子有机化合物，主要由碳、氢、氧、氮4种元素组成，有的还含有硫、磷、铁、碘、锰、锌等元素。与碳水化合物、脂类的元素组成相比，氮是蛋白质组成的特征元素，蛋白质是人体氮的唯一来源，碳水化合物和脂类不能代替。一般蛋白质的含氮量约为16%。

（2）基本单位。蛋白质虽是相对分子量很大的有机物质，但各种蛋白质的基本结构单位都是氨基酸。其结构中既有羧基（—COOH），又有氨基（$—NH_2$），其分子通式如

图1.4所示。构成人体蛋白质的氨基酸有20种（不包括胱氨酸），见表1–1，人体内各种不同类别的蛋白质均由这20种氨基酸组合而成。

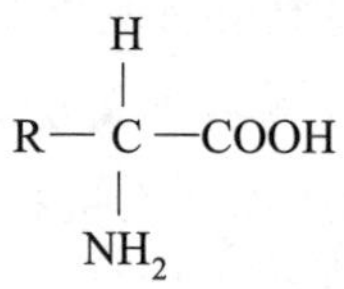

$$
\begin{array}{c}
\quad H \\
\quad | \\
R-C-COOH \\
\quad | \\
\quad NH_2
\end{array}
$$

R为侧链基团

图1.4 L–氨基酸分子通式

（R代表H或与通式中原子团不同的化学基团，不同的氨基酸分子具有不同的R基）

表1–1 构成人体蛋白质的氨基酸

必需氨基酸	非必需氨基酸	条件必需氨基酸
异亮氨酸（Ile）	丙氨酸（Ala）	半胱氨酸（Cys）
亮氨酸（Leu）	精氨酸（Arg）	酪氨酸（Tyr）
赖氨酸（Lys）	天门冬氨酸（Asp）	
蛋氨酸（Met）	天门冬酰胺（Asn）	
苯丙氨酸（Phe）	谷氨酸（Glu）	
苏氨酸（Thr）	谷氨酰胺（Gln）	
色氨酸（Trp）	甘氨酸（Gly）	
缬氨酸（Val）	脯氨酸（Pro）	
组氨酸（His）*	丝氨酸（Ser）	

注：*组氨酸为婴儿必需氨基酸，成人需要量相对较少。

（3）氨基酸的分类。在营养学上根据氨基酸的必需性将其分为3大类，即必需氨基酸、非必需氨基酸和条件必需氨基酸。在人体内不能合成或合成速度不能满足机体需要，必须由食物提供的称为必需氨基酸。人体必需氨基酸共有9种，即异亮氨酸、亮氨酸、赖氨酸、蛋氨酸、苯丙氨酸、苏氨酸、色氨酸、缬氨酸和组氨酸。必需氨基酸对于促进生长发育、进行正常代谢、维持生命提供了重要的物质基础。

非必需氨基酸也是人体需要的，人体可以自身合成，而不一定需要从食物中直接供给。

半胱氨酸和酪氨酸在体内分别可由蛋氨酸和苯丙氨酸转变而成，如果膳食中能直接供给这两种氨基酸，则人体对蛋氨酸和苯丙氨酸的需要可分别减少30%和50%。因此将半胱氨酸和酪氨酸这类可减少人体对某些必需氨基酸需要量的氨基酸，称为条件必需氨基酸。

（4）氨基酸模式和限制氨基酸。氨基酸模式是指蛋白质中各种必需氨基酸的构成比例。其计算方法是以该种蛋白质中含量最少的色氨酸为1，分别计算出其他必需氨基酸的相应比值，这一系列的相应比值就是该种蛋白质的氨基酸模式。几种我国食物和人体蛋白质氨基酸模式见表1–2。

表 1–2 几种我国食物和人体蛋白质氨基酸模式

氨基酸	人体	全鸡蛋	牛奶	牛肉	大豆	面粉	大米
异亮氨酸	4.0	3.2	3.4	4.4	4.3	3.8	4.0
亮氨酸	7.0	5.1	6.8	6.8	5.7	6.4	6.3
赖氨酸	5.5	4.1	5.6	7.2	4.9	1.8	2.3
蛋氨酸 + 半胱氨酸	3.5	3.4	2.4	3.2	1.2	2.8	2.3
苯丙氨酸 + 酪氨酸	6.0	5.5	7.3	6.2	3.2	7.2	3.8
苏氨酸	4.0	2.8	3.1	3.6	2.8	2.5	2.9
缬氨酸	5.0	3.9	4.6	4.6	3.2	3.8	4.8
色氨酸	1.0	1.0	1.0	1.0	1.0	1.0	1.0

注：成人对组氨酸的需要量相对较少，故未计组氨酸。

当食物蛋白质氨基酸模式与人体蛋白质氨基酸模式越接近，必需氨基酸被机体利用的程度就越高，食物蛋白质的营养价值也相对越高。其中鸡蛋蛋白质的氨基酸组成与人体蛋白质氨基酸模式最为接近，在比较食物蛋白质营养价值时常作为参考蛋白质。而在植物蛋白质中，赖氨酸、蛋氨酸、苏氨酸和色氨酸含量往往相对较低，所以营养价值也相对较低。

食物蛋白质的必需氨基酸组成与参考蛋白质相比较，含量相对较低的必需氨基酸称限制氨基酸，其中含量最低的称第一限制氨基酸，其余依次类推。通常，赖氨酸是谷类蛋白质的第一限制氨基酸，蛋氨酸是大豆、花生、牛奶和肉类的第一限制氨基酸。

此外，大米、小麦、大麦和燕麦缺乏苏氨酸，玉米缺乏色氨酸，分别是它们的第二限制氨基酸。通过将不同种类食物互相搭配，或添加赖氨酸、蛋氨酸等，均可提高限制氨基酸比值，从而改进必需氨基酸的平衡和提高蛋白质的利用率。

2. 蛋白质的种类

在营养学上，根据食物蛋白质所含必需氨基酸的种类、数量和比例的不同，将蛋白质分为 3 类。

（1）完全蛋白质。完全蛋白质是一种优质蛋白质，含必需氨基酸种类齐全、数量充足、相互之间比例适当，近似于人体蛋白质的氨基酸模式。用此类蛋白质作为膳食蛋白质唯一来源时，不仅能维持成人的健康，还能促进儿童生长发育。这类蛋白质大多存在于蛋、奶、肉、鱼等动物蛋白和大豆蛋白中。

（2）半完全蛋白质。半完全蛋白质所含必需氨基酸种类齐全，但含量不足，相互之间比例不合适。如果在膳食中此类蛋白质作为唯一的蛋白质来源，则只能维持生命，不能促进生长发育。这类蛋白质大多存在于小麦、大麦，以及米、薯类等植物蛋白中。

（3）不完全蛋白质。不完全蛋白质是一种所含必需氨基酸种类不全的蛋白质。如果在膳食中此类蛋白质作为蛋白质的唯一来源，则既不能维持生命，又不能促进生长发育。这类蛋白质大多存在于各种动物结缔组织和肉皮中，以及植物中的玉米、豌豆中。

3. 蛋白质的生理功能

（1）构成和修复机体组织。蛋白质是构成和修复人体组织的主要原料，成年人体内含有16.3%～18%的蛋白质。人体的神经、肌肉、皮肤、毛发、指甲、血液、骨骼、内脏等都含蛋白质。身体的生长发育、衰老组织的更新及各种损伤后组织细胞的修复都离不开蛋白质。因此蛋白质对儿童、青少年、孕妇、乳母及疾病恢复期的患者尤其重要。

（2）调节生理功能。蛋白质构成了人体内调节生理功能的各种酶、某些激素、抗体、血浆蛋白等。酶是具有特异性生物活性的蛋白质，它能调节新陈代谢，参与人体各种各样的生理活动。激素调节着各种生理过程并维持内环境的稳定，如胰岛素、甲状腺素等。抗体可抵御外来微生物及其他有害物质的入侵，发挥机体免疫调节作用。血浆蛋白对维持血液正常渗透压非常重要。

（3）供给能量。蛋白质是三大产能营养素之一，当机体需要时可被代谢分解释放出能量，1g食物蛋白质在体内完全氧化可产生16.7kJ（4kcal）的能量。但是，只有当体内碳水化合物、脂肪代谢不足以提供能量所需时，蛋白质才分解。因此，供给能量仅是蛋白质的次要功能，不能为提供能量而过多摄入蛋白质。

4. 蛋白质的营养评价

食物中蛋白质营养价值的高低，受蛋白质含量、必需氨基酸组成、食物加工方法等多种因素影响。评价一种食物蛋白质的营养价值，总体来说，应从“量”和“质”两方面考虑。“量”，主要是指食物中蛋白质的含量，这是评价蛋白质营养价值的前提；在有一定数量的条件下，再看蛋白质的“质”，即考虑蛋白质中必需氨基酸的种类、数量、相互比例，以及蛋白质是否易于消化吸收。应该注意的是，任何一种具体的评价方法都会有一定的局限性，评定一种食物的营养价值时，应根据几项指标综合考虑。

（1）蛋白质的含量。虽然食物中蛋白质含量的多少不能决定一种食物蛋白质营养价值的高低，但是没有一定的数量，再好的蛋白质，其营养价值也有限，所以蛋白质含量是食物蛋白质营养价值的基础。常见食物中蛋白质含量见表1–3。

表1–3　常见食物中蛋白质含量（g/100g可食部）

食物	蛋白质含量	食物	蛋白质含量	食物	蛋白质含量
小麦粉（标准粉）	11.2	鸡肉	19.3	牛乳	3.0
小麦粉（富强粉）	10.3	鸭肉	15.5	羊乳粉（全脂）	18.8
大米	7.7	猪肉（肥瘦）	13.2	鸡蛋（平均）	13.3
小米	9.0	猪肉（瘦）	20.3	鸭蛋	12.6

续表

食物	蛋白质含量	食物	蛋白质含量	食物	蛋白质含量
玉米（白）	8.8	猪肉（里脊）	20.0	豆腐	8.1
玉米（黄）	8.7	猪肝	19.3	豆腐干	16.2
玉米（鲜）	4.0	牛肉（肥瘦）	19.9	豆浆	1.8
甘薯（红心）	1.1	牛肉（瘦）	20.2	黄豆	35.1
甘薯（白心）	1.4	牛肉干	45.6	豌豆	23.0
荞麦	9.3	羊肉（肥瘦）	19.0	蚕豆（去皮）	25.4
芝麻（黑）	19.1	羊肉（瘦）	20.5	土豆	2.0
花生（生）	25.0	鲫鱼	17.1	西红柿	0.9
核桃（干）	14.9	鲤鱼	17.6	南瓜	1.0
黑木耳（干）	12.1	鳜鱼	19.9	苹果	0.2
银耳（干）	10.0	带鱼	17.7	梨（鸭梨）	0.2
燕窝	49.9	海参	16.5	紫菜（干）	26.7

（2）蛋白质的消化率。蛋白质的消化率不仅能反映蛋白质在消化道内被分解的程度，还能反映消化后的氨基酸和肽被吸收的程度。蛋白质的消化率越高，则被机体吸收利用的数量越大，营养价值也就越高。

在一般烹调加工条件下，乳类蛋白质的消化率为97%～98%，肉类蛋白质为92%～94%，鱼类蛋白质为98%，米饭和面食蛋白质为80%，土豆蛋白质为74%。

【知识链接】

影响蛋白质消化率的因素

（1）膳食纤维的因素。植物性食物中蛋白质往往被膳食纤维包裹，减少了与肠道中消化酶的接触，所以植物性食物蛋白质消化率往往比动物性食物蛋白质低。但经过烹调，膳食纤维被软化、破坏或去除后，植物性食物蛋白质消化率可适当提高。例如，大豆整粒食用时，消化率仅60%，而加工成豆腐后，消化率提高到90%以上。

（2）抗胰蛋白酶的因素。一些食物中存在抗胰蛋白酶，它可抑制小肠内胰蛋白酶的作用，从而影响了蛋白质的消化。例如，生蛋中就含有这种酶，但通过加热可以使抗胰蛋白酶变性、破坏，从而失去与胰蛋白酶的抵抗作用，提高蛋白质的消化率。

（3）蛋白质本身的分子结构因素。由于消化道内蛋白酶具有结构特异性，所以有些蛋白质易消化，有些蛋白质难消化。蛋白质的分子结构是各种蛋白质固有的，但在食物加工过程中可发生变化，同一种食物，用不同的烹饪加工方法处理后，消化率会有所差异。

（3）蛋白质的生物价。蛋白质的生物价即蛋白质的生物学价值，也称蛋白质的生理价值，它是评价食物蛋白质营养价值常用的生物学指标，是指食物蛋白质被吸收后在体内储留的氮与被吸收氮的比值。它反映食物蛋白质吸收后在体内真正被利用的程度。计算公式如下：

$$蛋白质的生物价=\frac{储留氮}{吸收氮}\times100=\frac{吸收氮-(尿氮-尿内源氮)}{摄入氮-(粪氮-粪代谢氮)}\times100$$

生物价越高，说明蛋白质被机体利用的程度越高，即蛋白质营养价值越高，最高值为100。常见食物蛋白质的生物价见表1–4。生物价对肝病、肾病患者的膳食有很好的指导意义。生物价高，表明食物蛋白质中氨基酸主要用来合成人体蛋白，经肝脏、肾脏代谢和排泄的氮就少，从而大大减少肝脏、肾脏的负担。

表1–4　常见食物蛋白质的生物价

食物蛋白质	生物价	食物蛋白质	生物价
鸡蛋全蛋	94	生大豆	57
鸡蛋蛋白	83	熟大豆	64
鸡蛋蛋黄	96	扁豆	72
脱脂牛奶	85	蚕豆	58
鱼	83	小米	57
牛肉	76	玉米	60
猪肉	74	白菜	76
大米	77	红薯	72
小麦	67	土豆	67
白面粉	52	花生	59

5. 蛋白质的互补作用

两种或两种以上食物蛋白质混合食用，其中所含有的必需氨基酸取长补短，相互补充，达到较好的比例，从而提高蛋白质利用率的作用，称为蛋白质互补作用。例如，小麦、小米、大豆、牛肉（干）单独食用时，其蛋白质的生物价分别为67、57、64、76，若按31%、46%、8%、15%的比例混合食用，其蛋白质的生物价可提高到89，可见混合食用比单独食用要好，具体数据见表1–5。

表1–5　几种食物混合后蛋白质的生物价

蛋白质来源	混合食用所占比例/（%）	生物价	
		单独食用	混合食用
玉米	75	60	76
大豆（熟）	25	64	
玉米	40	60	73
小米	40	57	
大豆	20	64	

续表

<table>
<tr><th rowspan="2">蛋白质来源</th><th rowspan="2">混合食用所占比例 /（%）</th><th colspan="2">生物价</th></tr>
<tr><th>单独食用</th><th>混合食用</th></tr>
<tr><td>小麦</td><td>31</td><td>67</td><td rowspan="4">89</td></tr>
<tr><td>小米</td><td>46</td><td>57</td></tr>
<tr><td>大豆</td><td>8</td><td>64</td></tr>
<tr><td>牛肉（干）</td><td>15</td><td>76</td></tr>
</table>

我国居民的膳食结构以植物性食物为主，而植物性食物的蛋白质多为不完全蛋白质和半完全蛋白质，因此发挥蛋白质的互补作用，对提高植物性蛋白质的营养价值具有非常重要的现实意义。事实上，这种通过混合膳食提高食物营养价值的方法早已被我国居民广泛采用，如粮豆混食、荤素搭配等，从理论和实践上证明都是科学合理的。我国的杂合面、腊八粥、素什锦等都是应用这一作用的典型例子。

为了充分发挥食物蛋白质的互补作用，在调配膳食时，应遵循以下三个原则。

第一，食物的生物学种属越远越好。例如，动物性食物、植物性食物之间的搭配比单纯植物性食物之间的搭配要好。

第二，搭配的种类越多越好。提倡饮食多样化，最好每天摄入的食物品种不少于25种。

第三，食用时间越近越好，同时食用最好。因为单个氨基酸在血液中的停留时间约4小时，然后到达组织器官，再合成组织器官的蛋白质，而合成组织器官蛋白质的氨基酸必须同时到达才能发挥互补作用，合成组织器官蛋白质。

根据以上原则，我们在日常膳食中，应尽量提倡荤素杂食、粮菜兼食、粮薯同吃、粮豆混食。

6. 蛋白质的参考摄入量及食物来源

（1）蛋白质的参考摄入量。蛋白质供给不足或过量，对人体健康都会产生不良影响。蛋白质供给不足时，儿童可出现生长发育迟缓，成年人则出现体重减轻、容易疲劳等现象。另外，蛋白质不足会使人对疾病的抵抗力降低，受损组织器官恢复迟缓，严重缺乏时可引起营养不良性水肿，甚至发生休克。相反，如果长期大量摄入蛋白质，尤其是动物性蛋白摄入过多，超出人体正常需要，那么过量的蛋白质不但不能被吸收利用，反而增加消化道、肝、肾的负担，对健康也非常不利。

根据我国居民饮食结构的改变，中国营养学会修订完成的《中国居民膳食营养素参考摄入量（2013 版）》[简称《中国居民 DRIs（2013 版）》]，提出成年男性、女性蛋白质的推荐摄入量（Recommended Nutrient Intake，RNI）分别为 65g/d 和 55g/d，平均需要量（Estimated Average Requirement，EAR）分别为 60g/d 和 50g/d。

【知识链接】

安徽阜阳“大头娃娃”事件

从2003年开始，安徽阜阳相继出现因食用劣质婴儿奶粉导致个子矮小、脑袋较大、脸蛋铿亮、面部浮肿、精神萎靡，甚至死亡的婴幼儿，引起全国各大媒体的高度关注。国务院赴安徽阜阳“劣质奶粉事件”联合调查组对阜阳地区1岁以下人工喂养婴儿进行了体检和营养状况普查，初步查清劣质奶粉中蛋白质等营养素全面低下是造成婴儿患病的重要原因。

奶粉不合格的主要原因是蛋白质含量不达标，其中蛋白质含量低于5%的有31种，含量最低的只有0.37%（0～6个月的婴儿奶粉蛋白质含量应为12%～18%的标准），脂肪含量严重不足，钙、磷、锌、铁等含量也普遍不合格。据调查，劣质婴儿奶粉主要是以各种廉价的食品原料如淀粉、蔗糖等全部或部分替代乳粉，再用奶香精等添加剂进行调香调味制成的，并没有按照国家有关标准添加婴儿生长发育所必需的维生素和矿物质。因此，从质量的检验结果来看，其营养素含量根本不符合国家有关规定，用这样的奶粉喂养婴儿，将会严重影响婴儿的生长发育。受害儿童的症状如图1.5所示。

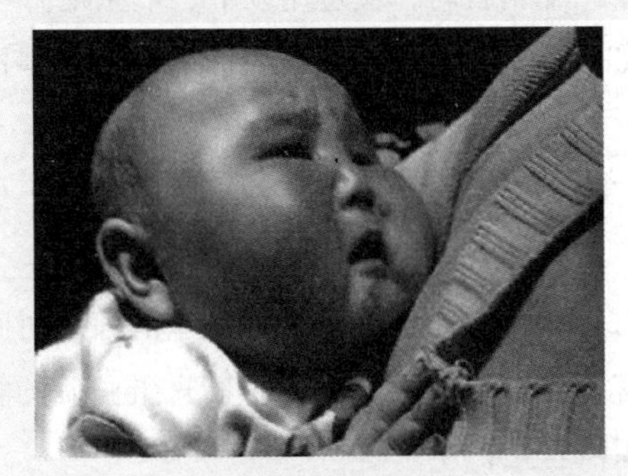
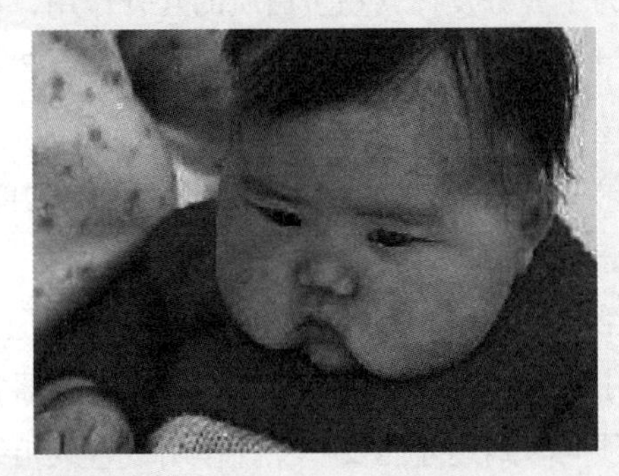

图1.5 受害儿童的症状

（2）蛋白质的食物来源。蛋白质的食物来源有动物性食物和植物性食物两大类，前者包括禽肉类、畜肉类、鱼肉类、蛋类、乳类等；后者包括各种豆类、坚果类、菌类、谷类、蔬菜、水果等。

谷类含蛋白质8%左右，是我国居民的主食，摄入量大，也是膳食蛋白质的主要来源。豆类含丰富的蛋白质，特别是大豆含蛋白质高达35%～40%，氨基酸组成也比较合理，在人体内的利用率较高，是植物蛋白质中的优质蛋白质来源。

蛋类含蛋白质11%～14%，乳类（牛奶）含蛋白质3.0%～3.5%，氨基酸组成比较平衡，都是优质蛋白质的重要来源。肉类包括禽、畜和鱼的肌肉，新鲜肌肉含蛋白质15%～22%。一般而言，动物蛋白质的营养价值优于植物蛋白质，是人体蛋白质的重要来源。

为改善膳食蛋白质的质量，在膳食中应保证有一定数量的优质蛋白质。一般要求动物蛋白质和大豆蛋白质占膳食蛋白质总供给量的30%～50%为宜。

1.2.2 脂类——生命的能量储备

脂类（Lipids）是脂肪和类脂的总称，又称粗脂肪或乙醚提取剂，是人体必需的宏量营养素之一，是具有重要生物学作用的有机化合物，不溶于水而溶于有机溶剂。人体脂类总量占体重的10%～20%。脂肪是体内重要的储能和供能物质，约占体内脂类总量的95%。类脂主要包括磷脂和固醇类，约占5%，是细胞膜、机体组织器官，尤其是神经组织的重要组成成分。脂类也是膳食中重要的营养素，烹调时赋予菜肴特殊的色、香、味、形，增进食欲，适量摄入对满足机体生理需要、维持人体健康发挥着重要作用。

1. 脂类的组成和脂肪酸的分类

【脂类与健康】

（1）脂类。脂类由1分子甘油和3分子脂肪酸缩合而成，主要由碳、氢、氧三种元素组成，有的还含有磷、氮。构成脂肪的脂肪酸组成不同，脂肪在常温下的状态也不同。动物脂肪在常温下呈固体，习惯上称脂，如猪脂、牛脂、羊脂等；植物脂肪在常温下呈液体，习惯上称植物油，如菜籽油、花生油、豆油、芝麻油等。

（2）脂肪酸。脂肪酸是构成脂肪的基本单位，常见的分类如下。

①按脂肪酸碳链长度分类，分为长链脂肪酸（含14碳以上）、中链脂肪酸（含8～12碳）和短链脂肪酸（含4～6碳）。食物中主要以18碳脂肪酸为主，且具有重要的营养学价值。

② 按脂肪酸饱和程度分类，分为饱和脂肪酸和不饱和脂肪酸。饱和脂肪酸的碳链中不含双键，如棕榈油；不饱和脂肪酸含有一个或多个不饱和双键。根据不饱和双键的数量，将碳链中只含有一个不饱和双键的脂肪酸称为单不饱和脂肪酸，含有两个及以上双键的脂肪酸称为多不饱和脂肪酸。

饱和脂肪酸化学性质比较稳定，熔点高，常温下多为固体，如硬脂酸、软脂酸等。不饱和脂肪酸化学性质不稳定，熔点低，常温下多为液体。最常见的单不饱和脂肪酸是油酸，在动物脂肪和植物油中广泛存在；膳食中对人体特别重要的多不饱和脂肪酸为亚油酸、α－亚麻酸、花生四烯酸，其中亚油酸、α－亚麻酸是人体不可缺少且自身不能合成，必须由食物供给的脂肪酸，被称为必需脂肪酸。

必需脂肪酸缺乏可引起生长迟缓，生殖障碍，皮肤损伤（出现湿疹），以及肾脏、肝脏、神经和视觉疾病。

③ 按脂肪酸空间结构分类，分为顺式脂肪酸和反式脂肪酸，顺式脂肪酸联结到双键两端碳原子上的两个氢原子都在链的同侧；反式脂肪酸联结到双键两端碳原子上的两个氢原子在链的不同侧。天然食物中的油脂，其脂肪酸结构多数为顺式脂肪酸，只有少数为反式脂肪酸（主要存在于牛奶和奶油中）。不饱和脂肪酸的不饱和键能与氢键结合变成饱和键，随着饱和程度的增加，室温下呈现液态的植物油转变为固态，这一过程称为

油脂氢化。但是在部分氢化产品中，不饱和脂肪酸中的部分双键会由顺式变为反式，产生所谓的反式脂肪酸。分子的构型发生了变化，使其容易凝固，且对热较为稳定。人造黄油就是植物油经氢化处理而制成的。

有些研究发现反式脂肪酸可使低密度脂蛋白胆固醇升高，而使高密度脂蛋白胆固醇降低，因此有增加心血管疾病的危险性，所以不主张多食用人造黄油。世界卫生组织（World Health Organization，WHO）和联合国粮食及农业组织（Food and Agriculture Organization of the United Nations，FAO）在《膳食、营养与慢性疾病预防（2003版）》中建议“为了增进心血管健康，应该尽量控制膳食中的反式脂肪酸，最大摄入量不超过总能量的1%”。各国政府都已行动起来控制食物中的反式脂肪酸。

【知识链接】

膳食中的反式脂肪酸是从哪里来的?

【反式脂肪酸与健康】

膳食中的反式脂肪酸主要来自氢化植物油及其延伸产品，包括植物奶油（也称麦淇淋、植物脂肪、人造黄油等）、起酥油、植物奶精、植脂末、代可可脂等。牛羊肉和乳制品中含有少量反式脂肪酸，但量很少，对健康无害。反式脂肪酸的主要食物来源如图1.6所示。

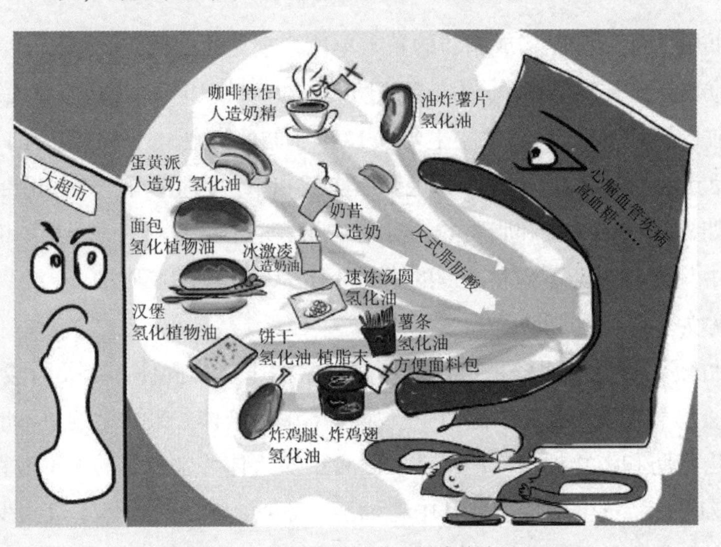

图1.6 反式脂肪酸的主要食物来源

与大豆油、菜籽油等液态植物油相比，氢化植物油有两大优势：一是增加了饱和度，不容易发生氧化，可以帮助食品延长货架期；二是凝固性提高，在食品加工中，可以替代黄油、牛油和猪油等起到改善食物口感的作用。

用含有氢化植物油的起酥油等配料替代普通植物油制作食品，可以让面包和派更松软，饼干更酥脆，点心更酥软，奶茶和巧克力饮料更香滑，植物奶油更便于涂抹，巧克力糖果更不容易变软，而且成本大大低于黄油和精炼牛油。

远离反式脂肪酸的主要措施是以天然食物为主，减少加工食品的比例，特别是酥脆或酥软的焙烤产品和甜点、糖果等和速冲糊粉饮料。

④ 按不饱和脂肪酸第一个双键的位置分类。n 或ω编号系统从离羧基最远的甲基端碳原子算起，不饱和脂肪酸甲基端的碳原子称为 n 碳（或ω碳）。如果第一个不饱和键所在 n 碳原子的序号是 3，则为 n–3 或ω –3 系列脂肪酸，依次类推。

示例如下：

	CH_3–	CH_2–	CH_2–	CH_2–	CH_2–	CH_2–	CH_2–	CH_2–	CH_2–	COOH
n 或ω编号系统	1	2	3	4	5	6	7	8	9	10

营养学上最具价值的脂肪酸有两类：一类是 n–3 或ω –3 系列不饱和脂肪酸（第一个不饱和键在第三和第四个碳原子之间的各类不饱和脂肪酸，依次类推）；另一类是 n–6 或ω –6 系列不饱和脂肪酸。

其中 n–6 的亚油酸和 n–3 的 α – 亚麻酸是人体的必需脂肪酸，在体内能衍生多种产物，如 n–6 衍生物花生四烯酸，n–3 衍生物二十碳五烯酸（EPA）和二十二碳六烯酸（DHA）。

（3）类脂。类脂主要有磷脂、糖脂、类固醇及固醇等。

① 磷脂。体内除甘油三酯外，磷脂是最多的脂类，主要形式有甘油磷脂、卵磷脂、神经鞘磷脂等。甘油磷脂存在于各种组织、血浆，并有少量储于体脂库中。它是构成细胞膜的物质，并与机体的脂肪运输有关。卵磷脂又称磷脂酰胆碱，存在于蛋黄和血浆中。神经鞘磷脂存于神经鞘。

② 糖脂。糖脂是含有碳水化合物、脂肪酸和氨基乙醇的化合物。糖脂包括脑苷脂类和神经苷脂。糖脂也是构成细胞膜所必需的物质。

③ 类固醇及固醇。类固醇是含有环戊烷多氢菲的化合物。类固醇中含有自由羟基者视为高分子醇，称为固醇。固醇可分为动物固醇和植物固醇，胆固醇是最重要的动物固醇。胆固醇是脑、神经、肝、肾、皮肤、血细胞膜的重要构筑成分，是合成类固醇激素和胆汁酸的必需物质，对人体健康非常重要。主要合成胆固醇的器官是肝脏，人体每天需要的胆固醇的 75% 由人体自行合成，为内源性胆固醇；25% 来自食物，为外源性胆固醇。胆固醇广泛存在于动物性食物，主要有蛋类、鱼类、禽类及乳酪等。常见食物中胆固醇含量见表 1–6。肝、肾等内脏以及蛋黄富含胆固醇。人体既可从食物中获得胆固醇，也可利用内源性胆固醇，因此一般不存在胆固醇缺乏。相反，由于胆固醇与高脂血症、动脉粥样硬化、冠心病等相关，因此长期过多摄入动物性食物有导致胆固醇升高的可能。实验证明，饱和脂肪酸可使血中的低密度脂蛋白胆固醇水平升高，而多不饱和脂肪酸和植物固醇具有降低血胆固醇的作用。

表 1–6　常见食物中胆固醇含量（mg/100g 可食部）

食物	胆固醇含量	食物	胆固醇含量	食物	胆固醇含量	食物	胆固醇含量
猪肝	288	鸭蛋	565	羊肉（肥瘦）	92	鸭肝	341
羊肝	349	猪肉（肥瘦）	80	羊肉串（烤）	109	鹅肝	285
猪脑	2571	猪舌	158	鸡（均值）	106	牛乳	9
羊脑	2004	猪小排	146	鸭（均值）	94	带鱼	76
鸡蛋	585	猪耳	92	鹅	74	鲳鱼	77
鸡蛋黄	1510	羊肉（瘦）	60	鸡肝	356	鲳鱼子	1070

2. 脂肪（脂类）的生理功能

（1）供给和储存能量。脂肪被人体消化吸收后，一部分储存在体内，当人体的能量消耗多于摄入时，就动用储存的脂肪释放能量；另一部分经氧化产生能量。1g 脂肪氧化后所产生的能量为 37.6kJ（9kcal），比等量的碳水化合物和蛋白质产生的能量大一倍多。

（2）构成机体组织。主要分布于皮下和内脏周围，占体重的 10%～20%。类脂中的磷脂、胆固醇与蛋白质结合成脂蛋白，构成细胞膜、核膜、线粒体膜等，与细胞的正常生理和代谢活动有密切关系。糖脂在脑和神经组织中含量最多。

（3）维持体温，保护机体。脂肪是热的不良导体，分布在皮下的脂肪具有减少体热过度散失和防止外界辐射热侵入的作用，对维持人体正常体温十分重要。同时，分布于皮下和内脏周围的脂肪，有减缓机械冲击的作用，可固定和保护内脏器官及组织、关节。另外皮脂腺分泌脂肪对皮肤也起到润滑护肤作用，增加皮肤弹性，延缓衰老。

（4）促进脂溶性维生素的吸收。脂肪是脂溶性维生素的溶媒，可促进脂溶性维生素的吸收，因此当膳食中脂肪缺乏或人体吸收发生障碍时，就会造成人体脂溶性维生素的缺乏。

（5）调节生理机能。由脂肪供给的必需脂肪酸在体内有调节生理机能的作用。例如，能促进人体发育，维持皮肤和毛细血管的健康，减轻放射线所造成的皮肤损伤；能增加乳汁的分泌；能降低血胆固醇和减少血小板粘附性作用，有助于防止冠心病。必需脂肪酸缺乏时，会发生皮肤病、生长发育缓慢、育龄妇女出现生育反常及乳汁分泌减少等现象，还会使胆固醇不能进行正常运转代谢而在体内沉积。

（6）其他作用。脂类在胃内停留时间较长，使人具有较高的饱腹感。油脂烹调食物可改善食物的感官性质，促进食欲，有利于营养素的消化吸收。

3. 膳食脂肪营养价值的评价

营养价值是指食物中所含的营养素含量能满足人体需要的程度。食物中的各种脂肪，因其来源和组成成分的不同，营养价值也有所差异。评价一种脂肪营养价值的高低，主要取决于脂肪的消化率、必需脂肪酸的含量及脂溶性维生素的含量。

（1）脂肪的消化率。脂肪的消化率越高，其营养价值也越高。脂肪的消化率与脂肪的熔点密切相关。凡熔点接近或低于体温（37℃）的脂肪，其消化率较高，如花生油、麻油的消化率是97%～98%；而高于体温的脂肪则消化率较低，如牛脂熔点为45℃，消化率为93%，羊脂熔点为50℃，消化率为88%。脂肪的熔点与食物中所含不饱和脂肪酸的种类和含量有关，含不饱和脂肪酸和短链脂肪酸越多的脂肪，熔点越低，消化率也越高。一般植物油中含不饱和脂肪酸较多，熔点较低，易于消化；而动物脂肪与此相反，消化率较低。

（2）必需脂肪酸的含量。脂肪中含必需脂肪酸越多，其营养价值越高。一般说来，植物油和海产鱼类脂肪中含必需脂肪酸较多，动物脂肪中含必需脂肪酸较少。常用油脂中含必需脂肪酸较多的有：豆油含56%～63%；棉籽油含35%；花生油含13%～27%；猪油含5%～11.1%；羊脂含3%～7%。但椰子油例外，亚油酸含量很低，其不饱和脂肪酸含量也少。

（3）脂溶性维生素的含量。脂肪中含脂溶性维生素越多，其营养价值越高。植物油中含丰富的维生素E，如麦胚油、花生油、菜籽油中含量更为突出，维生素E是天然的抗氧化剂，能够使油脂不易氧化而变质，有助于提高油脂的稳定性。动物的储备脂肪（板油）几乎不含维生素，一般的器官组织中的脂肪含有少量维生素，而肝脏中的脂肪则含有丰富的维生素A、维生素D，以鲨鱼肝油中的含量最多（其他海产鱼类肝脏脂肪中含量也很丰富），蛋黄和乳类中的脂肪含维生素A和维生素D也很丰富。

4. 膳食脂肪及脂肪酸的参考摄入量及食物来源

（1）膳食脂肪及脂肪酸的参考摄入量。膳食脂肪的需要量易受民族、地方饮食习惯和气候的影响，变动范围较大，特别是脂肪在体内的供能作用也可由碳水化合物来供给，另从脂肪中供给脂溶性维生素、必需脂肪酸等所需的脂肪也不太多，所以一般成人每日膳食中有50～60g脂肪即可满足机体的需要。脂肪摄入不能太多，否则会妨碍肠胃的分泌与活动，引起消化不良，过多的脂肪还会储藏在体内，可导致肥胖症、心血管疾病、高血压和某些癌症发病率的升高。当然，脂肪摄入也不能过少，如过少，势必会增大碳水化合物的摄入，同时会妨碍脂溶性维生素的吸收。

宏量营养素可接受范围（Acceptable Macronutrient Distribution Range，AMDR）的下限（L-AMDR）用于满足对能量的需求以及预防缺乏，其上限（U-AMDR）用于预防慢性非传染性疾病。通常依据健康人群摄入量的中位数或参照国际组织数据、制定必需脂肪酸的适宜摄入量（Adequate Intake，AI）。AI和AMDR多采用脂肪供能占总能量百分比（%E）来表示。而对膳食中含量低、人体需要量也少的脂肪酸，如ARA、EPA和DHA，采用绝对量（g/d）来表示。

中国营养学会推荐成人膳食总脂肪 AMDR 为 20%E～ 30%E，饱和脂肪酸 U-AMDR 少于 10%E，n-6 多不饱和脂肪酸 AMDR 为 2.5%E～9%E，n-3 多不饱和脂肪酸 AMDR 为 0.5%E～2%E，EPA+DHA 的 AMDR 为 0.25～2g/d。

（2）膳食脂肪及脂肪酸的食物来源。膳食脂肪主要来源于动物的脂肪组织，以及坚果和植物的种子。天然食物中含多种脂肪酸，多以甘油三酯形式存在。动物脂肪如猪油、牛油、奶油所含饱和脂肪酸的比例高于植物油。大多数动物脂肪含 40%～60% 的饱和脂肪酸、30%～50% 的单烯酸及少量的多不饱和脂肪酸；而植物油则含 10%～20% 的饱和脂肪酸、80%～90% 的不饱和脂肪酸。多数植物油中含有较高的多不饱和脂肪酸，如红花油含 75% 的亚油酸，葵花籽油、豆油、玉米油中亚油酸含量在 50% 以上，一般植物油中 n-3 多不饱和脂肪酸（α－亚麻酸）含量较低，只有少数植物油中含量较高，如亚麻籽油约含 50%，紫苏油中约含 60%，核桃油中含量超过 12%。人体内的脂肪还可由碳水化合物和蛋白质转化而来。常见食物中脂肪含量见表 1-7。

表 1-7　常见食物中脂肪含量（mg/100g 可食部）

食物	脂肪含量	食物	脂肪含量	食物	脂肪含量	食物	脂肪含量
黄油	98.0	核桃干（胡桃）	58.8	羊肉干	46.7	北京烤鸭	38.4
奶油	97.0	花生酱	53.0	炸素虾	44.4	猪肉（肥瘦）	37.0
酥油	94.4	芝麻酱	52.7	香肠	40.7	肉鸡（肥）	35.4
猪肉（肥）	88.6	酱汁肉	50.4	巧克力	40.1	鸭蛋黄	33.8
松子仁	70.6	土豆片（油炸）	48.4	牛肉干	40.0	春卷	33.7
猪肉（肋条肉）	59.0	腊肠	48.3	维生素饼干	39.7	麻花	31.5

【知识链接】

小心餐桌上的隐形脂肪

餐桌上的脂肪可以分成两类：显性脂肪和隐形脂肪。显性脂肪就是那些眼睛能够清楚看到的脂肪，如盘子里的油，涂在面包上的黄油、奶酪，油炸食品表层的油，等等。但是，食物中很大部分脂肪是眼睛看不到的，如猪瘦肉中含脂肪 25% 左右，酥脆饼干中含脂肪 30% 左右，膨化食品中含脂肪 15% 左右，花生中含脂肪 40% 左右，等等。脂肪可以和蛋白质、淀粉融为一体而隐形。

因此，在控制膳食脂肪的时候，一方面，要在烹调时少放油，少食用油炸、油煎食品；另一方面，还要减少食用含有脂肪的动物肉类、起酥面包等食品。

1.2.3 碳水化合物——生命的燃料

【碳水化合物与健康】

碳水化合物（Carbohydrate），亦称糖类，是由C、H、O三种元素组成的有机化合物，因分子式中H、O之比恰好与水分子式中之比相同（2∶1）而得名。碳水化合物是绿色植物经光合作用的产物，是自然界中最丰富的能量物质。在人类膳食中，碳水化合物的摄入量远远超过了蛋白质和脂类，是人类膳食能量最主要的来源。

1. 碳水化合物的分类

碳水化合物种类繁多，不同的碳水化合物有着不同的化学结构、风味、来源。其根据分子结构的不同，可以分为糖（1～2个单糖）、寡糖（3～9个单糖）和多糖（≥10个单糖）三大类，详见表1–8。

表1–8 碳水化合物的分类和组成

分类	亚组	组成
糖（1～2个单糖）	单糖	葡萄糖、果糖、半乳糖
	双糖	蔗糖、乳糖、麦芽糖
	糖醇	山梨醇、甘露糖醇
寡糖（3～9个单糖）	异麦芽低聚寡糖	麦芽糊精
	其他寡糖	棉籽糖、水苏糖、低聚果糖
多糖（≥10个单糖）	淀粉	直链淀粉、支链淀粉、变性淀粉
	非淀粉多糖	纤维素、半纤维素、果胶、亲水胶质物

2. 碳水化合物的生理功能

（1）提供和储存能量。碳水化合物是人类最主要、最经济的能量来源，维持人体健康所需要的能量中，50%～65%由碳水化合物提供。1g碳水化合物在体内氧化可产生16.7kJ（4kcal）能量，同时产生二氧化碳和水。碳水化合物产生的能量与等量蛋白质相似，比等量脂肪低一些，其来源广，经济价值比脂肪和蛋白质低，并且在人体内释放能量较快，供能也快，能及时满足机体对能量的需要，且氧化产物也易于排出，对机体无害。另外，葡萄糖是神经系统和心肌的主要能源，也是肌肉活动时的主要燃料，对维持神经系统和心脏的正常供能、增强耐力、提高工作效率都有重要意义。

（2）构成机体组织。碳水化合物是构成机体组织的重要物质，并参与细胞的组成和多种活动。每个细胞都有碳水化合物，主要以糖脂、糖蛋白和蛋白多糖的形式存在，分布在细胞膜、细胞器膜和细胞质中。糖结合物还广泛存在于各组织中，如脑和神经组织中含大量糖脂，糖脂是细胞与神经组织的结构成分之一。

（3）节约蛋白质作用和抗生酮作用。机体需要的能量，主要由碳水化合物提供，当膳食中碳水化合物供应不足时，机体为了满足自身对葡萄糖的需要，则通过糖原异生作用将蛋白质转化为葡萄糖供给能量；而当摄入足够量的碳水化合物时，则能预防体内或膳食蛋白质消耗，不需要动用蛋白质来供能，即碳水化合物具有节约蛋白质作用。碳水化合物供应充足，体内有足够的腺嘌呤核苷三磷酸产生，也有利于氨基酸的主动转运和预防蛋白质消耗。

脂肪在体内分解代谢，需要葡萄糖的协同作用。当膳食中碳水化合物供应不足时，人体内脂肪或食物脂肪被动员并加速分解为脂肪酸来供应能量。在这一代谢过程中，脂肪酸不能彻底氧化而产生过多的酮体，包括丙酮、β－羟丁酸和乙酰乙酸，酮体不能及时被氧化而在体内蓄积，以致产生酮血症和酮尿症。膳食中充足的碳水化合物可以防止上述现象的发生，因此称为碳水化合物的抗生酮作用。

（4）帮助肝脏解毒。碳水化合物经糖醛酸途径代谢生成的葡萄糖醛酸，是人体内一种重要的结合解毒剂，在肝脏中能与许多有害物质如细菌毒素、酒精、砷等结合，以消除或减轻这些物质的毒性或生物活性，从而起到解毒作用。实验证明，如果体内肝糖原不足，则肝功能下降，肝脏解毒作用也显著减弱。所以保证充足碳水化合物的供给，使肝脏中有丰富的糖原，可以保护肝脏免受损害，保持正常的解毒作用。

3. 碳水化合物的参考摄入量及食物来源

（1）膳食参考摄入量。碳水化合物的可接受范围常基于能量的平衡和适宜比例。《中国居民 DRIs（2013 版）》建议我国 1 岁以上人群膳食总碳水化合物 AMDR 为 50%E～65%E，添加糖 AMDR 少于 10%E。

（2）碳水化合物的食物来源。膳食中碳水化合物的主要来源是粮谷类、薯类和豆类食物，粮谷类含 60%～80%、薯类含 15%～29%、豆类含 40%～60%。单糖和双糖的来源主要是蔗糖、糖果、甜食、糕点、甜味水果、含糖饮料和蜂蜜等。

【知识链接】

吃什么能使人活动更轻松

人在工作、活动时会增加能量消耗，而葡萄糖是人体获取能量最方便快捷的能源物质。在氧气供应充足的前提下，只要葡萄糖源源不断的供给，身体就能迅速而且不间断地获取能量，肌肉活动就能持续不断地进行。如果葡萄糖供应不足，就会耗尽肌肉中的糖原储备，并利用其他能源物质供能，结果使体力活动变得比较困难，使人耐力下降，活动持续时间缩短，而且易于疲劳。

如果体力活动很重要，并想要尽量持续较长时间，那么食物中充足的复合碳水化合物就显得尤为重要。碳水化合物能迅速为肌肉和大脑提供能量，防止身心疲劳。食物应该包括全麦、水果、牛奶、豆类和蔬菜等。例如，在体力活动之前 2 小时可选择 1 个 100g 的馒头、250mL 的豆奶，再加一些水果、蔬菜等。复合碳水化合物可使食物中葡萄糖缓慢释放，平稳吸收，使血糖保持平稳，因此其有利于增强耐力，预防身心疲劳。若体力活动超过 2 小时，活动过程中选择含有葡萄糖的饮料也能补充运动者的碳水化合物储备，增加耐力，使运动更持久。

1.2.4 维生素——生命的调节剂

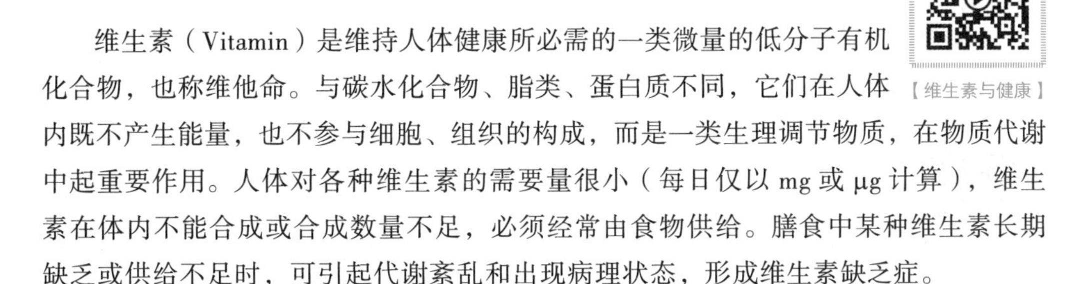
【维生素与健康】

维生素（Vitamin）是维持人体健康所必需的一类微量的低分子有机化合物，也称维他命。与碳水化合物、脂类、蛋白质不同，它们在人体内既不产生能量，也不参与细胞、组织的构成，而是一类生理调节物质，在物质代谢中起重要作用。人体对各种维生素的需要量很小（每日仅以 mg 或 μg 计算），维生素在体内不能合成或合成数量不足，必须经常由食物供给。膳食中某种维生素长期缺乏或供给不足时，可引起代谢紊乱和出现病理状态，形成维生素缺乏症。

（1）维生素的命名。维生素的名称开始时完全是按它们被发现的先后顺序，并在维生素之后加上英文大写字母 A、B、C、D 等来命名的，分别称为维生素 A、维生素 B、维生素 C、维生素 D 等。后来发现维生素 B 其实是多种维生素的复合体，经分离提纯后可得到多种维生素，因此以维生素 B_1、维生素 B_2、维生素 B_6、维生素 B_{12} 命名。另外，也有根据它们的化学结构特征或主要生理功能来命名的。例如，维生素 B_1，其化学结构特征为胺类，分子中又含有硫，因此称为硫胺素，又因为它可以防治脚气病，所以又称为抗脚气病维生素。

（2）维生素的分类。维生素的种类繁多，化学结构差别很大，生理功能也各不相同，营养学上通常根据溶解性质不同将它们分为脂溶性维生素和水溶性维生素两大类。脂溶性维生素溶于脂肪，不溶于水，水溶性维生素溶于水而不溶于脂肪，两类维生素的溶解性不同，在吸收、排泄、积存性、缺乏症出现时间等方面有着很大的差异（表 1–9）。

表 1–9 脂溶性维生素与水溶性维生素的异同点

比较项目	脂溶性维生素	水溶性维生素
包括内容	维生素 A、维生素 D、维生素 E、维生素 K	B 族维生素、维生素 C
化学组成	仅含碳、氢、氧	除含碳、氢、氧外，有的还有氮、钴、硫等元素
溶解性	溶于脂肪，即脂溶剂	溶于水
吸收、排泄	随脂肪经淋巴系统吸收，从胆汁中少量排出	经血液吸收、过量时，很快从尿中排出
积存性	摄入后，大部分积存在体内	一般在体内无非功能性的单纯积存
缺乏症出现时间	缓慢	较快
营养状况评价与毒性	不能通过尿进行分析评价，大剂量摄入（6 ～ 10 倍 RNI）后易引起中毒	大多数可以通过血或尿进行分析评价，几乎无毒性，除非极大剂量摄入

（3）维生素与其他营养素的相互关系。高蛋白膳食有利于维生素 B_2 的利用和保存。由于维生素 B_1、维生素 B_2 和烟酸与能量代谢有着密切的关系，因此其需要量是随着能

量需要量的增高而增加的。此外，动物实验表明，维生素E能促进维生素A在肝脏内的储存。因此，各种维生素之间、维生素与其他营养素之间保持平衡非常重要，否则，可引起或加剧其他营养素的代谢紊乱。例如，摄入高剂量维生素E（1g/d以上）可干扰维生素K的吸收。

【维生素A与健康】

1. 维生素A

（1）维生素A理化性质。维生素A又名视黄醇或抗干眼病维生素，是指所有具有视黄醇生物活性的化合物。维生素A分两大类：一类为类视黄醇物质，也称预先形成的维生素A，主要膳食来源为动物性食物中含有的视黄醇和视黄酰酯；另一类为维生素A原类胡萝卜素，是来自植物性食物的在体内可转换生成视黄醇的类胡萝卜素，是膳食视黄醇的前体物质。

维生素A与类胡萝卜素均溶于脂肪及大多数有机溶剂，不溶于水，对热和碱稳定。天然存在于动物性食品中的维生素A是相对稳定的，一般烹调和罐头加工不易破坏；油脂在氧化酸败过程中，其所含的维生素A会受到严重破坏，易受阳光、紫外线的氧化破坏。类胡萝卜素性质较维生素A活泼，加工和储存中很容易失活。当食物中有维生素C、维生素E、磷脂等抗氧化物质存在时，可以保护类胡萝卜素及维生素A免遭破坏。

（2）维生素A生理功能。维持正常视觉功能是最早被认识的维生素A的功能。视网膜上的杆状细胞含有的视紫红质，是由11–顺式视黄醛与视蛋白结合而成，其对暗光敏感。视紫红质感光后，11–顺式视黄醛转变为全反式视黄醛并与视蛋白分离，产生视觉电信号。解离后的全反式视黄醛在杆状细胞内被还原为全反式视黄醇，被转运到视网膜色素上皮细胞，与来自血浆的全反式视黄醇一起，开始复杂的异构化过程，参与重新合成视紫红质所需的11–顺式视黄醛的供应，维持暗光适应。因此要维持良好的暗光视觉，就需要源源不断地向杆状细胞供给充足的11–顺式视黄醛。维生素A缺乏时，11–顺式视黄醛供给减少，暗适应时间延长。

此外，维生素A还能维护上皮细胞的健康；促进生长发育和维护生殖功能；增强免疫和防癌抗癌作用；抗氧化作用，保护细胞免受氧化损伤。

（3）维生素A参考摄入量与食物来源。《中国居民DRIs（2013版）》修订了维生素A的当量表达单位，用视黄醇活性当量（Retinol Activity Equivalent，RAE）代替了以前版本中使用的视黄醇当量（Retinol Equivalent，RE）。

具体换算关系：

一个视黄醇活性当量（μg RAE）=1μg全反式视黄醇=2μg溶于油剂的纯品全反式β–胡萝卜素=12μg膳食全反式β–胡萝卜素=24μg其他膳食维生素A原类胡萝卜素

膳食RAE的计算方法：

RAE=膳食或补充剂来源全反式视黄醇（μg）+1/2补充剂纯品全反式β–胡萝卜素（μg）+1/12膳食全反式β–胡萝卜素（μg）+1/24其他膳食维生素A原类胡萝卜素（μg）

《中国居民 DRIs（2013 版）》制定的成人维生素 A 的推荐摄入量：男性为 800μg RAE/d，女性为 700μg RAE/d，孕妇（中、晚期）为 770μg RAE/d，成人可耐受最高摄入量为 3000μg RAE/d。

维生素 A 的膳食来源包括各种动物性食物中含有的预先形成的维生素 A（类视黄醇）和蔬菜、水果中含有的维生素 A 原类胡萝卜素两类。人体内不能合成维生素 A，需要通过膳食摄入这两类物质，满足机体的维生素 A 需要。

预先形成的维生素 A 主要来源于各种动物肝脏和其他脏器类肉品、蛋黄、鱼油、奶油和乳制品。膳食补充剂中的视黄醇也是重要的维生素 A 来源之一。富含维生素 A 原类胡萝卜素最突出的食物有胡萝卜、红心甜薯、菠菜、水芹、羽衣甘蓝、绿芥菜、南瓜、莴苣、西兰花等。

【知识链接】

蔬菜中的维生素 A 原类胡萝卜素需要多少油才能被吸收？

我国居民所需的膳食维生素 A 大部分通过食用富含维生素 A 原类胡萝卜素的蔬菜来获取。人们通常认为，蔬菜必须用大量的油来烹调，或者与肉类一起炖煮，才能充分吸收其中的维生素 A 原类胡萝卜素。

研究发现，蔬菜经过加工充分软化细胞壁之后，只需少量的油脂，如每餐 3～5g，即可保证维生素 A 原类胡萝卜素的吸收；而如果生吃蔬菜，则需要较多的油脂才能保证吸收率。因此，在充分烹熟，同一餐中又有其他含脂肪食物的前提下，蒸、煮、炖、焯拌等方法均可促进维生素 A 原类胡萝卜素的吸收，并不需要用大量油来炒。

2. 维生素 D

【维生素 D 与健康】

（1）维生素 D 理化性质。维生素 D 又名钙化醇或抗佝偻病维生素，为类固醇的衍生物。具有维生素 D 生物活性的主要有维生素 D_2（麦角钙化醇）及维生素 D_3（胆钙化醇）。维生素 D_3 是人体皮下组织中的 7-脱氢胆固醇，在日光中紫外线照射下转变而来的。维生素 D_2 是由植物中的麦角固醇经紫外线照射产生，其活性只有维生素 D_3 的 1/3。

维生素 D 的化学性质比较稳定，在中性及碱性溶液中能耐高温和氧化，130℃加热 90 分钟仍保持活性。通常的烹调加工和储存不会引起维生素 D 的损失，但易受紫外线照射和酸的破坏；脂肪的酸败也可引起维生素 D 的破坏，在维生素 D 油溶液中加入抗氧化剂后更稳定。

（2）维生素 D 生理功能。维生素 D 主要以 1，25-（OH）$_2$-D_3 的形式作用于小肠、肾、骨骼等靶器官，维持细胞内外钙浓度，调节钙磷代谢。维生素 D 能与甲状旁腺共同作用，维持血钙水平。当血钙水平低下时，可促进肠道主动吸收钙、肾脏对钙的重吸收以及从骨中动员钙；当血钙过高时，促进甲状旁腺产生降钙素，阻止骨骼钙动员，并增加钙、磷经尿中排出。维生素D促进骨、软骨及牙齿的钙化，并不断更新以维持生长。此外，维生素D对防止氨基酸从肾脏丢失也有重要作用。

（3）维生素D缺乏与过量。膳食供应不足或人体日光照射不足是维生素D缺乏的两大主要原因。热带、亚热带常年日光充足，一般不会发生维生素D缺乏；而温带、寒带及多雨、多雾的地区日照较少，容易发生维生素D缺乏。此外，维生素D缺乏常见于母乳喂养但未补充维生素D的婴儿，缺乏日光照射的老年人及肝脏、肾脏衰竭的患者。维生素缺乏，引起钙、磷吸收减少，血钙水平下降，骨骼钙化受阻，致使骨质软化、变形，婴儿会出现佝偻病，成年人易引起骨质软化或骨质疏松症，特别是孕妇、乳母和老年人。

食物来源的维生素D一般不会过量，而长期大剂量摄入维生素D制剂可产生不良影响，如血清钙、磷增高，可发展成动脉、心肌、肺、肾等软组织转移性钙化和肾结石。

（4）维生素D参考摄入量与食物来源。维生素D既可来自膳食也可由皮肤合成，因而较难估计膳食维生素D的供给量。《中国居民DRIs（2013版）》制定的成人维生素D的RNI为10μg/d，EAR为8μg/d。

人体维生素D的来源主要通过皮肤接触日光或从膳食中获得。经常晒太阳是人体廉价获得充足有效的维生素D的最好方法，成年人只要经常接触阳光，一般不会发生维生素D缺乏症。天然食物中维生素D含量均较低，其主要存在于深海鱼、肝脏、蛋黄和奶油等动物性食物及鱼肝油制剂中。母乳和牛乳是维生素D较差的来源，一般植物性食物含有维生素D极少。

【维生素E与健康】

3. 维生素E

（1）维生素E理化性质。维生素E又名生育酚或抗不育维生素，是所有具有α-生育酚生物活性化合物的总称。天然维生素E分为生育酚和生育三烯酚两类，共有8种化合物，即α、β、γ、δ-生育酚和α、β、γ、δ-生育三烯酚，活性各异，其中以α-生育酚活性最高。

α-生育酚是黄色油状液体，对热和酸稳定，对碱不稳定，对氧极为敏感，暴露在氧、紫外线的环境下，可被氧化破坏，维生素E是良好的天然抗氧化剂。油脂酸败会加速维生素E的破坏。食物中维生素E在一般烹调时损失不大，但油炸时其活性明显下降。

（2）维生素E生理功能。维生素E的基本功能是保护细胞和细胞内部结构完整，防止某些酶和细胞内部成分遭到破坏。

① 抗氧化作用。维生素E是一种很强的抗氧化剂，是氧自由基的"清道夫"。它与其他抗氧化物质以及抗氧化酶包括超氧化物歧化酶、谷胱甘肽过氧化物酶等一起构成体内抗氧化系统，保护生物膜及其他蛋白质免受自由基攻击。

② 预防衰老。随着年龄的增长，人体内脂褐质（俗称老年斑）不断增加，补充维生素E可减少细胞中脂褐质形成；维生素E还可改善皮肤弹性，减轻性腺萎缩，提高免疫能力。

③ 防癌抗癌。血液中含有高浓度的 α－生育酚，可以降低前列腺癌、胃癌和食管癌的发病风险。

④ 临床上常用维生素 E 治疗先兆流产、习惯性流产和肌肉不适、癫痫等疾病。

（3）维生素 E 缺乏与过量。维生素 E 广泛存在于食物中，很少缺乏。如果缺乏，可表现为视网膜蜕变、溶血性贫血、肌无力、神经退行性病变等。

在脂溶性维生素中，维生素 E 的毒性较低，但摄入大剂量维生素 E 有可能出现中毒症状，如肌无力、视觉模糊、复视、恶心、腹泻及维生素 K 的吸收和利用障碍。

（4）维生素 E 参考摄入量与食物来源。α－生育酚有两个来源，即天然的生育酚和人工合成生育酚。维生素 E 的活性可用 α－生育酚当量（α－Tocopherol Equivalent，α－TE）来表示。《中国居民 DRIs（2013 版）》制定的成人（含孕妇）维生素 E 的 AI 为 14mg α－TE/d，可耐受最高摄入量（Tolerable Upper Intake Level，UL）为 700mg α－TE/d。

天然维生素 E 广泛存在于各种油料种子及植物油中，如棉籽油、玉米油、花生油、芝麻油等，麦胚、坚果类、豆类、蛋类含量也较多，肉类、鱼类、果蔬类含量很少，动物油脂中维生素 E 含量普遍低于植物油，但鱼油中含量相对丰富。

4. 维生素 K

（1）维生素 K 理化性质。维生素 K 又名凝血维生素或抗出血维生素。它是一种黄色结晶体，耐热，易被光和碱所破坏。在空气中易缓慢氧化而分解，故需避光保存。

（2）维生素 K 生理功能和缺乏症。维生素 K 能促进肝脏凝血酶原的合成，参与凝血过程。如果缺乏维生素 K，将导致血中凝血酶原含量降低，出血凝固时间延长，还会出现皮下肌肉和胃肠道出血现象。

（3）维生素 K 与食物来源。《中国居民 DRIs（2013 版）》制定的成人维生素 K 的 AI 为 80μg/d。维生素 K 含量丰富的食物包括豆类、麦麸、绿色蔬菜、动物肝脏、鱼类等。此外，维生素 K 还来源于人体大肠内细菌的合成。

5. 维生素 B_1

（1）维生素 B_1 理化性质。维生素 B_1 又称硫胺素或抗脚气病维生素，呈白色针状结晶，在酸性环境（pH 值为 5.0 以下）中比较稳定，在中性和碱性环境中遇热容易破坏。例如，烹调食物时，加碱会造成维生素 B_1 损失。维生素 B_1 易溶于水，在淘米或蒸煮时，常溶于水而流失。

【维生素 B_1 与健康】

（2）维生素 B_1 生理功能和缺乏症。维生素 B_1 是构成脱羧酶的辅酶，在碳水化合物代谢中发挥重要作用；促进胃肠蠕动，帮助消化；维持神经系统的正常功能；维持心脏功能。

维生素 B_1 缺乏病又称脚气病。脚气病并非人们所说的那种因真菌感染引起的脚癣，而主要表现为神经－血管系统损伤。其早期症状为食欲不佳、便秘、恶心、抑郁、周围神经障碍、易兴奋及疲劳等。经常吃精白米面、酗酒、大量饮茶或有高温作业、妊娠、患肝肾疾病等特殊情况时，可能造成维生素 B_1 缺乏。

【知识链接】

维生素 B_1——抗脚气病维生素

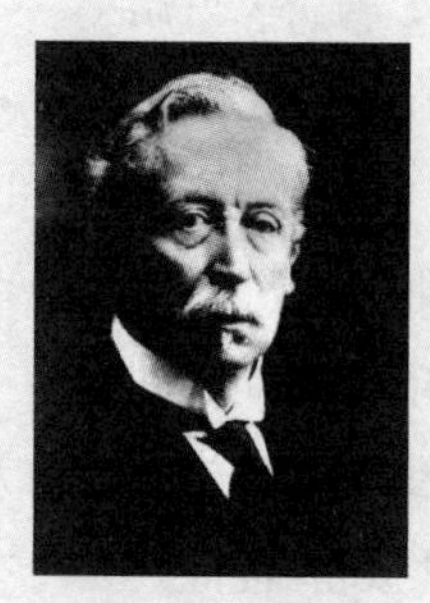
图1.7　克里斯蒂安·艾克曼

1883年，当时在荷兰统治下的印度尼西亚脚气病暴发，荷兰政府派医生克里斯蒂安·艾克曼等人到当地开展病因研究。患这种怪病的人主要感觉是身体疲乏，胳膊和腿如同瘫痪，最后死亡。当时，克里斯蒂安·艾克曼没有找到可能引起脚气病的病原菌。1890年，在他做实验的陆军医院里养的一些鸡，出现痉挛，颈部向后弯曲，症状与脚气病相似。在研究鸡病因过程中，意想不到的事情发生了，即原来在鸡患病前，负责喂鸡的人一直用医院患者吃剩的白米饭喂鸡，而后来接替他的人则用廉价的糙米喂鸡，想不到的是，鸡的病反而好了。克里斯蒂安·艾克曼意识到脚气病可能与米糠中的某种因子有关，1897年他终于证明鸡的多发性神经炎是缺乏某一种营养物质所致。后来他用米糠治愈了所有求诊的脚气病患者。克里斯蒂安·艾克曼医生（图1.7）也因此荣获了1929年诺贝尔生理学或医学奖。而米糠中的特殊物质，正是维生素 B_1。

（3）维生素 B_1 参考摄入量与食物来源。人体对维生素 B_1 的需要量与体内能量代谢密切相关，一般其供给量应按照总能量需要量推算。《中国居民DRIs（2013版）》制定的成人膳食维生素 B_1 的RNI，男性为1.4mg/d，女性为1.2mg/d。

维生素 B_1 广泛存在于天然食物中。含量丰富的食物有谷类、豆类及干果类。动物内脏（肝、心、肾），瘦肉，禽蛋中含量也较高。日常膳食中维生素 B_1 主要来自谷类食物，多存在于表皮和胚芽中，如果米、面碾磨过于精细，米过分水洗，烹调时弃汤，加碱，高温等均可造成维生素 B_1 损失。

【维生素 B_2 与健康】

6. 维生素 B_2

（1）维生素 B_2 理化性质。维生素 B_2 又称核黄素，为黄色粉末状结晶，其水溶液呈黄绿色荧光。在酸性及中性环境中对热稳定，在碱性环境中较易被热和紫外线破坏。有游离态和结合态两种形式，游离态的维生素 B_2 容易发生光裂解，结合态的则比较稳定。

（2）维生素 B_2 生理功能和缺乏症。维生素 B_2 以辅酶形式参与体内生物氧化反应与能量生成；参与烟酸和维生素 B_6 的代谢；参与体内抗氧化防御体系，预防癌变发生；参与药物代谢；提高机体对环境的应激适应能力。

膳食摄入不足、机体感染和酗酒是维生素 B_2 缺乏的主要原因。维生素 B_2 缺乏早期表现为疲倦，乏力，口腔疼痛，眼睛发痒、流泪、灼烧感，继而出现口腔和阴囊炎。常表现为下唇红肿、干燥、皲裂，舌色紫红、舌头肥大和“地图舌”，脂溢性皮炎，视力障碍，贫血及生长障碍。

（3）维生素 B_2 参考摄入量与食物来源。维生素 B_2 的需要量与机体能量代谢及蛋白质的摄入量有关，所以能量需要量增加、生长加速和创伤修复期，维生素 B_2 的供给量均应相应增加。《中国居民 DRIs（2013 版）》制定的我国成人膳食维生素 B_2 的 RNI，男性为 1.4mg/d，女性为 1.2mg/d，婴儿、儿童及孕妇、乳母的供给量适当增加。

维生素 B_2 广泛存在于动物性与植物性食物中，包括奶类、蛋类、肉类、谷类、蔬菜与水果中，动物性食物较植物性食物含量高。奶类和肉类提供相当数量的维生素 B_2，谷类和蔬菜是中国居民维生素 B_2 的主要来源，但谷类加工、烹调过程会损失一部分维生素 B_2。

7. 维生素 B_6

（1）维生素 B_6 理化性质。维生素 B_6 包括三种天然存在形式：吡哆醇、吡哆醛和吡哆胺，这三者性质相近且均具有维生素 B_6 活性。固态维生素 B_6 为白色结晶体，在空气和酸性溶液中稳定，在碱性溶液中易被破坏，各种形式对光均较敏感。

（2）维生素 B_6 生理功能和缺乏症。维生素 B_6 参与体内许多酶系反应，氨基酸、不饱和脂肪酸以及糖类代谢都与其有关；促进维生素 B_{12}、铁、锌的吸收；改善免疫功能，有利于淋巴细胞的增值。因此，维生素 B_6 在维护健康、治疗多种疾病中起着重要作用。

维生素 B_6 严重缺乏较少见，但轻度缺乏较多见，通常与其他 B 族维生素缺乏同时存在。维生素 B_6 缺乏可致眼、鼻与口腔周围皮肤脂溢性皮炎，并可扩展至面部、前额、耳后、阴囊等处。临床症状包括口炎、唇干裂、舌炎，个别还有神经精神症状，易受刺激、抑郁及神经错乱。其缺乏对婴幼儿的影响更明显，缺乏时婴儿会表现出烦躁、肌肉抽搐、惊厥、呕吐、腹痛及体重下降等症状，补充维生素 B_6 后症状即可消失。

（3）维生素 B_6 参考摄入量与食物来源。正常情况下，维生素 B_6 不易缺乏。《中国居民 DRIs（2013 版）》制定的成人维生素 B_6 的 RNI 为 1.4mg/d，EAR 为 1.2mg/d，孕妇和乳母需适当增加。

维生素 B_6 广泛存在于各种食物中，含量较高的为干果和鱼肉、禽肉类，其次为豆类、肝脏等。蔬菜和水果中含量较低。

8. 维生素 B_{12}

（1）维生素 B_{12} 理化性质。维生素 B_{12} 是唯一一种含有金属元素钴的维生素，又称钴胺素，为红色针状晶体，在弱酸性溶液（pH 值为 4.5～5.0）中最稳定，在强酸（pH 值 <2）或碱性溶液中易被破坏，日光、氧化剂和还原剂均能使其破坏。

（2）维生素 B_{12} 生理功能和缺乏症。维生素 B_{12} 在体内以辅酶形式参与体内生化反应。参与同型半胱氨酸甲基化转变为蛋氨酸；参与一碳单元代谢，可将 5– 甲基四氢叶酸脱甲基转变为四氢叶酸，以利于合成嘌呤和嘧啶。

维生素 B_{12} 缺乏时，导致叶酸利用率低，红细胞中 DNA 合成障碍，可诱发巨幼红细胞贫血；可引起高同型半胱氨酸血症，高同型半胱氨酸血症不仅是心血管疾病的危险因素，也可对脑细胞产生毒性作用，造成神经系统损害；可引起精神抑郁、记忆力下降、四肢震颤等神经症状。

（3）维生素 B_{12} 参考摄入量与食物来源。人体对维生素 B_{12} 的需要量极少，《中国居民 DRIs（2013 版）》制定的成人维生素 B_{12} 的 RNI 为 2.4μg/d，EAR 为 2.0μg/d。

膳食中维生素 B_{12} 来源于动物性食物，主要为肉类、动物内脏（尤其是肝脏）、鱼、禽、贝壳类及蛋类，乳及乳制品中含有少量。植物性食物中基本不含维生素 B_{12}。在一定条件下，人类肠道内的某些细菌可合成一部分，一般情况下不易缺乏。

【维生素 C 与健康】

9. 维生素 C

（1）维生素 C 理化性质。维生素 C 又称抗坏血酸或抗坏血病维生素，因能够治疗坏血病而得名。维生素 C 为无色无味的片状晶体，酸性环境下稳定，遇氧、热、光，碱性环境下不稳定，极易被氧化，特别是有氧化酶及铜、铁等金属离子存在时，易被氧化破坏。维生素 C 是维生素中最不稳定的一种。

（2）维生素 C 生理功能和缺乏症。维生素 C 有很强的还原性，参与机体的氧化还原过程，是机体新陈代谢不可缺乏的物质；它参与细胞间质的生成，维持牙齿、骨骼、血管、肌肉的正常生理功能；能促进抗体的形成，增强对疾病的抵抗力，促进伤口的愈合；对汞、铅、砷、苯等化学毒物和细菌毒素具有解毒作用；能降低血清胆固醇的水平，防止和减缓动脉粥样硬化；维生素 C 可将难以吸收的三价铁还原成易吸收的二价铁，还参与血红蛋白的合成，有利于治疗缺铁性贫血。

维生素 C 缺乏的典型症状是坏血病，其主要特征是身体多处出血，出现疲倦、虚弱、关节疼痛、牙龈出血、牙齿松动等症状，还会因毛细血管脆弱而引起皮下出血；婴幼儿则出现生长迟缓、烦躁和消化不良，以后逐渐出现齿龈萎缩、浮肿、出血，以及骨骼脆弱、坏死等症状。

【知识链接】

坏血病——船员们付出的惨痛代价

1519 年，葡萄牙航海家麦哲伦率领的远洋船队从南美洲东岸向太平洋进发。3 个月后，有的船员牙床破了，有的船员流鼻血，有的船员浑身无力，待船到达目的地时，原来的 200 多人，活下来的只有 35 人，对此人们找不出原因。1734 年，在开往格林兰的船上，有一个船员得了严重的类似上述的疾病，当时这种病无法医治，其他船员只好把他抛弃在一个荒岛上。待他苏醒过来，用野草充饥，几天后他的病症竟不治而愈了。1747 年，英国海军外科医生林德总结了前人的经验，建议海军和远征船队的船员在远航时要多吃些橘子和柠檬，从此船员中类似病症的患病率很低，这在当时简直就是奇迹。该病症就是由于长期缺乏维生素 C 而引起的坏血病。

（3）维生素 C 参考摄入量与食物来源。维生素 C 性质不稳定，食物中的维生素 C 在烹饪过程中易被破坏。《中国居民 DRIs（2013 版）》制定的成人维生素 C 的 RNI 为 100mg/d，预防非传染性慢性病的建议摄入量为 200mg/d，UL 为 2000mg/d。在高温、寒冷和缺氧条件下劳动或生活的人群，经常接触铅、苯和汞的人群，孕妇和乳母均应增加维生素 C 的摄入量。

维生素 C 广泛存在于新鲜的蔬菜及水果中，叶菜类含量比根茎类高，酸味水果含量比无酸味水果高。含量较丰富的果蔬有柑橘、柠檬、山楂(鲜)、枣(鲜)、樱桃、石榴、草莓、辣椒、菠菜、西红柿、油菜、圆白菜、菜花等。苋菜、苜蓿、刺梨、沙棘、猕猴桃和酸枣等维生素 C 含量尤为丰富。此外蔬菜烹调宜采用旺火快炒，可选择适当添加淀粉勾芡或加醋烹调以减少维生素 C 的损失。常见食物中维生素 C 含量见表 1–10。

表 1–10　常见食物中维生素 C 含量(mg/100g 可食部)

食　物	维生素 C 含量	食　物	维生素 C 含量
枣(鲜)	243	青椒(灯笼椒，柿子椒)	72
猕猴桃(中华猕猴桃)	62	西红柿	19
草莓	47	辣椒(尖，青)	62
柑	28	蒜苗(蒜薹)	35
山楂(鲜)	89	蕹菜(空心菜)	25
桂圆(鲜)	43	苋菜(青)	47
荔枝(鲜)	41	苋菜(紫)	30
柠檬	22	油菜	36
番石榴(广西)	68	韭菜	24
柿	30	白菜(大白菜)	28
杏	4	菠菜(赤根菜)	32
苹果	4	胡萝卜(红)	13
鸭梨	4	胡萝卜(黄)	16
绿豆芽	6	苦瓜	56
黄豆芽	8	冬瓜	18

10. 叶酸

(1)叶酸理化性质。叶酸最初是从菠菜叶子中分离提取而来的，因故得名，又称蝶酰谷氨酸、维生素 M。叶酸为淡黄色结晶粉末，微溶于水，但不溶于乙醇、乙醚等有机溶剂。叶酸在酸性溶液中对热不稳定，但在碱性和中性溶液中对热稳定。

【叶酸与健康】

(2)叶酸生理功能和缺乏症。天然存在的叶酸大多是还原形式的叶酸，即二氢叶酸和四氢叶酸，但只有四氢叶酸才具有生理功能，在人体内许多重要的生物合成中作为一碳单位的载体发挥重要功能。叶酸参与嘌呤和胸腺嘧啶的合成，进一步合成 DNA 和 RNA；参与血红蛋白及重要的甲基化合物合成，如肾上腺素、胆碱、肌酸等。因此，叶酸为许多生物和微生物生长所必需。

叶酸严重缺乏时，典型性临床表现是巨幼红细胞贫血，红细胞比正常的大而少，并且发育不全。怀孕早期缺乏叶酸可引起胎儿神经管畸形，主要表现为脊柱裂和无脑畸形，以及中枢神经系统发育异常。叶酸缺乏可形成高同型半胱氨酸血症，进而引起动脉硬化和心血管疾病。

（3）叶酸参考摄入量与食物来源。膳食叶酸参考摄入量通常以膳食叶酸当量（Dietary Folate Equivalent，DFE）表示。天然食物中叶酸的生物利用率仅为50%，而叶酸补充剂与膳食混合后，生物利用率为85%，是纯天然食物叶酸利用率的1.7倍。因此，当叶酸补充剂与天然食物混合摄入时，应以DFE计算叶酸摄入量，其计算公式为：

膳食叶酸当量DFE（μg）= 膳食叶酸（μg）+1.7× 叶酸补充剂（μg）

《中国居民DRIs（2013版）》制定的成人叶酸的RNI为400 μg DFE/d，孕妇为600 μg DFE/d，乳母为550 μg DFE/d。成人EAR为320 μg DFE/d，UL为1000 μg DFE/d。

动物肝脏、豆类、酵母、坚果类、绿叶蔬菜及水果富含叶酸。叶酸在食物储存和烹调过程中可损失50%～70%，最高可达90%。当食物中维生素C含量较高时，叶酸的损失相对减少。

【知识链接】

补充叶酸预防出生畸形

胚胎发育早期的叶酸不足可能引起神经管畸形，包括脊柱裂、无脑畸形等。

除了神经管畸形，叶酸缺乏还可能与其他出生畸形有关，如先天愚型、先天性心脏病等。但其中的机制还有待进一步研究。美国自从1996年提倡在孕前补充叶酸，出生畸形率逐年下降。

育龄妇女在准备孕育之前3个月，应开始补充叶酸400 μg DFE/d，直至孕期前3个月，以减少出生畸形的风险。除了补充叶酸，还应多摄入富含叶酸的各种食物，特别是绿叶蔬菜。

【烟酸与健康】

11. 烟酸

（1）烟酸理化性质。烟酸又称尼克酸，在体内以烟酰胺形式存在，烟酸和烟酰胺总称为维生素PP。烟酸为无色针状晶体，味苦；烟酰胺晶体呈白色粉状，两者均溶于水及酒精。烟酸和烟酰胺性质较稳定，在酸、碱、光、氧或加热条件下均不易被破坏，是维生素中最稳定的一种。烟酸在一般烹调加工中损失极小，但洗涤时随水流失。

（2）烟酸生理功能和缺乏症。烟酸以尼克酰胺的形式在体内构成辅酶Ⅰ和辅酶Ⅱ，在细胞生物氧化过程中起着重要的递氢作用，参与体内物质和能量代谢；是胰岛素的辅助因子，维持正常的血糖水平；能降低胆固醇、蛋白浓度及扩充血管，预防心血管疾病。

烟酸缺乏引起的全身性疾病称为癞皮病，是一种典型的膳食性缺乏症，最常见的体征是皮肤、口、舌、胃肠道黏膜及神经系统的变化。其典型症状是对称性皮炎、腹泻和痴呆，即所谓的“3D”症状。烟酸缺乏常与维生素B_1、维生素B_2缺乏同时存在。

（3）烟酸参考摄入量与食物来源。烟酸除了可以直接从食物中摄取，还可在体内由色氨酸转化而来。膳食烟酸的参考摄入量以烟酸当量（Niacin Equivalent，NE）表示。

烟酸当量（mg NE）= 烟酸（mg）+1/60 色氨酸（mg）

《中国居民 DRIs（2013 版）》制定的我国成人膳食烟酸的 RNI，男性为 15mg NE/d，女性为 12mg NE/d，UL 为 35mg NE/d。

烟酸及烟酰胺广泛存在于各种食物中，烟酸和烟酰胺在动物肝脏、瘦肉、鱼及坚果中含量丰富；乳和蛋中的烟酸含量虽低，但色氨酸含量较高，可在体内转化为烟酸。谷类中的烟酸 80%～90% 存在于它们的种子皮中。

【知识链接】

为什么只有以玉米为主食地区的人群才容易患上癞皮病?

19 世纪早期，癞皮病流行于美洲国家以玉米为主食的人群当中。我国西北地区的贫困人群中也曾流行该病。玉米与癞皮病联系在一起，主要有 3 个原因。首先，玉米中的烟酸以结合形式存在，人体的吸收利用率极低；其次，玉米蛋白质中色氨酸含量较低，不能有效合成烟酸；最后，玉米中含有过多的亮氨酸，这种氨基酸会干扰色氨酸转变成烟酸。

为了使玉米中的烟酸变成游离状态，建议以玉米为主食的人煮粥时加入碱，但付出的代价就是损失维生素 B_1 和维生素 B_2。不过，玉米中这两种维生素含量较高，在得不到动物性食物和其他烟酸来源的情况下，两害相权衡，仍以加碱煮粥有利。

1.2.5 矿物质——生命的构造

存在于人体中的碳、氢、氧、氮元素组成有机化合物，其余元素统称为矿物质（Mineral），亦称无机盐或灰分。其中在体内含量大于体重 0.01% 的矿物质称为常量元素，包括钙、磷、钠、钾、硫、氯、镁；凡体内含量小于体重 0.01% 的矿物质均称为微量元素。

矿物质占人体体重的 4%～5%，具有构成身体组织和调节生理功能的作用。矿物质在人体内不能合成；由于新陈代谢，每天都有一定数量的矿物质通过各种途径排出人体，因而必须通过膳食给予补充。调查发现，我国居民比较容易缺乏的矿物质主要为钙、铁、碘、锌。下面介绍几种较为常见的矿物质。

【钙与健康】

1. 钙

钙（Calcium）是人体内含量最丰富的矿物质元素，占成人体重的 1.5%～2.0%，为 1000～1200g。

（1）钙的生理功能。钙是构成骨骼和牙齿的主要成分，人体中 99% 的钙集中在骨骼和牙齿中，其余 1% 的钙存在于软组织、细胞外液和血液中。人体缺钙，对儿童会造成佝偻病等骨骼发育不良症状，对成年人则造成软骨病、骨折等疾病。钙对肌肉收缩、心肌功能、神经肌肉正常传导具有重要作用，如血钙降低会引起神经肌肉兴奋性增强而产生手足抽搐（俗称抽风）。钙还对体内多种酶具有激活作用，如激活凝血酶原，参与血液凝固。

（2）钙缺乏与过量。我国居民钙缺乏比较普遍，许多人每日钙摄入量不足推荐摄入量的50%。儿童长期缺乏钙和维生素D可引起生长发育迟缓，骨软化、骨骼变形，严重者可导致佝偻病，出现“X”形腿或“O”形腿、肋骨串珠、鸡胸等症状。中老年人随年龄增长，骨骼逐渐脱钙，尤其绝经妇女因雌激素分泌减少，骨质丢失加快，易引起骨质疏松症；缺钙者易患龋齿，影响牙齿质量。

过量钙摄入可能增加肾结石的危险性（草酸、蛋白质和植物纤维易与钙结合形成结石相关因子）。钙与一些矿物质存在相互干扰，钙明显抑制铁吸收，高钙膳食会降低锌的利用率，钙与镁之比大于5可导致镁缺乏；长时间摄入过量钙与碱，会引起乳碱综合征，即高钙血症、碱中毒和肾功能障碍。

（3）影响钙吸收的因素。钙的吸收主要是在十二指肠和小肠上段的主动吸收，在小肠下段是被动扩散吸收。膳食中钙的消化率波动比较大，在20%～60%不等，受很多因素的影响。

① 不利于钙吸收的因素包括：谷物（如荞麦、燕麦等）中的植酸，某些蔬菜（如菠菜、茭白、竹笋、苋菜等）中的草酸，过多的膳食纤维（糖醛酸残基）、碱性磷酸盐、脂肪等，它们均可与钙形成难溶的盐类，不利于钙的吸收。膳食中蛋白质摄入过高，会增加肾小球滤过率，降低肾小球对钙的再吸收，使钙排出增加。

② 促进钙吸收的因素包括：维生素D可通过激活肠道黏膜细胞内的钙离子结合蛋白而促进肠道中钙的吸收；蛋白质消化过程中释放的氨基酸（赖氨酸、色氨酸、组氨酸、精氨酸、亮氨酸）可与钙形成可溶性钙盐而促进钙的吸收，其中赖氨酸的作用特别明显；乳糖经肠道细菌发酵，与钙形成乳酸钙复合物而增加钙的吸收；增加肠道酸度有利于钙盐的溶解，促进钙吸收；膳食中适当的钙磷比例（成年人1∶1，儿童1.5∶1）有利于钙吸收；机体缺钙时吸收率也较高。

人体对钙的需要量影响钙的消化吸收。婴幼儿、青少年、孕妇、乳母对钙的需要量较高，钙的吸收率就高于其他人群，可达50%～70%；可随着年龄增长吸收率逐年下降，普通成人为20%左右，老年人为15%左右。体力活动、运动等对骨骼强度的提高，增加了机体对钙的需要量，可间接促进钙在肠道的吸收。

（4）钙的参考摄入量与食物来源。我国居民膳食以谷类食物为主，蔬菜摄入也较多，植物性食物中草酸、植酸及膳食纤维等含量较多，会影响钙的吸收。《中国居民DRIs（2013版）》中除婴幼儿采用AI外，将其他年龄段和生理状态人群的膳食钙参考摄入量修订为RNI。成人钙的RNI为800mg/d，UL为2000mg/d。婴幼儿、青少年、孕妇、乳母、老年人均需适当增加钙的供给量。

钙的食物来源，要考虑钙的含量与吸收率两个因素。乳类和乳制品含钙量高，而且含有乳糖、氨基酸、维生素D等有利于钙吸收的物质，是人类膳食钙的最佳来源。此外，小鱼、小虾、海带、紫菜、芝麻酱等都是良好的钙源。绿色蔬菜和豆类钙的含量虽然高，但应去除草酸和植酸的干扰才能被吸收。含钙丰富的常见食物见表1-11。

表1-11　含钙丰富的常见食物（mg/100g 可食部）

食物名称	含量	食物名称	含量	食物名称	含量
牛奶	104	河虾	325	黑芝麻	780
全脂牛乳粉	676	泥鳅	299	芝麻酱	1170
酸奶	118	红螺	539	花生仁（炒）	284
鸡蛋	48	河蚌	306	菠菜	66
鸡蛋黄	112	鲜海参	285	苜蓿	713
虾皮	991	海带（干）	348	芥蓝（甘蓝菜）	128
虾米	555	黄豆	191	雪里蕻	230
发菜	875	黑豆	224	苋菜（绿）	187
紫菜	264	豆腐	164	芹菜（茎）	80

【知识链接】

哪些食物中的钙容易吸收？

牛奶、酸奶、奶酪等乳制品中含有大量的钙，同时也含有维生素D。这些钙为可溶分散状态，不含植酸、草酸、单宁等妨碍钙吸收的因素。乳制品食用方便，每次可摄入250g，被公认为食物中最好的钙来源。

相比较而言，虾皮含钙量最高，但难以在胃中完全磨碎消化；豆腐和芝麻酱等食品中含钙量高，但它们不含有维生素D，同时可能含有少量植酸等妨碍吸收的因素；绿叶蔬菜也是钙的良好来源，但不少蔬菜中含有草酸，钙的吸收率在各品种之间差异较大。

充足的日光照射，或者补充维生素D，可以提高植物性食物中钙的利用率。对于有涩味的叶菜，焯水后食用可以减少草酸对钙吸收的影响。

2. 钠

钠（Sodium）是人体必需的另一重要的常量元素，成人体内钠含量为77～100g，其中44%～50%存在于细胞外液，40%～47%存在于骨骼，细胞内液含量较低，仅占9%～10%。

【钠与健康】

（1）钠的生理功能。

① 调节体内水分与渗透压。钠主要存在于细胞外液，是细胞外液中的主要阳离子，约占阳离子总量的90%，与对应的阴离子构成渗透压，并通过对细胞外液渗透调节的维持来保持细胞内外水分的恒定。

② 维持体液的酸碱平衡。钠在肾小管重吸收时与H^+交换，清除体内酸性代谢产物，维持pH值和碳酸盐正常浓度，保持体液的酸碱平衡。

③ 维持血压正常。钠调节细胞外液容量以维持血压。人群调查与干预研究证实，膳食钠摄入与血压有关。为防止高血压，WHO 建议每日钠的摄入量小于 2.3g，约相当于食盐 6g。

④ 增强神经肌肉兴奋性。钠、钾、钙、镁等离子的浓度平衡，可以维护神经肌肉的应激性，满足需要的钠可增强神经肌肉的兴奋性。

（2）钠缺乏与过量。钠在一般情况下不易缺乏，但当禁食、少食、高温、重体力劳动、胃肠疾病等出现时，易缺乏。钠的缺乏在早期症状不明显，会出现倦怠、无神，甚至起立时昏倒。重度失钠时，可出现恶心、呕吐、血压下降、视力模糊、心率加速、脉搏细弱、疼痛反射消失，甚至出现淡漠、木僵、昏迷、外周循环衰竭、休克，可因急性肾功能衰竭而死亡。钠摄入量过多是高血压的重要因素，在高血压家族人群中，较普遍存在对食盐敏感的现象。

（3）钠的参考摄入量与食物来源。我国居民成年人钠的 AI 为 1500mg/d（约相当于食盐 3.8g），预防非传染性慢性病的建议摄入量为 2000mg/d（约相当于食盐 5.1g）。钠普遍存在于各种食物中，但天然食物中钠含量不高。一般动物性食物钠含量高于植物性食物，人体钠主要来源于食盐、含钠的调味品（如酱油、味精、鸡精等）、盐渍或腌制肉或烟熏食品、酱咸菜类、发酵豆制品、咸味休闲食品等。

【铁与健康】

3. 铁

铁（Iron）是人体必需的微量元素之一，成人体内含铁 4～5g。铁以功能性铁和储存铁两种形式存在于体内，功能性铁主要存在于血红蛋白中，储存铁主要以铁蛋白和含铁血黄素形式存在于肝、脾和骨髓中。

（1）铁的生理功能。铁参与血红蛋白的组成，在人体内的主要生理功用是参与体内氧的运送和组织呼吸过程；维持正常的造血功能；构成细胞色素和含铁酶，参与能量代谢；参与维持正常的免疫功能。

（2）影响铁吸收的因素。膳食中铁的吸收率与铁在食物中的存在形式有很大的关系。膳食中的铁分为血红素铁和非血红素铁两类：血红素铁主要存在于动物性食物中，此类型的铁不受植酸、草酸等的影响，直接被肠黏膜上皮细胞吸收，因而吸收率较高，可达 20%～25%；非血红素铁（三价铁）主要存在于植物性食物中，需在胃中经过胃酸作用使之游离，并还原为二价铁后方能吸收，并受植酸、草酸、磷酸（与铁形成不溶性盐）等因素影响，因而吸收率较低。

胱氨酸、赖氨酸、组氨酸等氨基酸及乳糖、维生素 C 等可促进铁的吸收，其中维生素 C 能将三价铁还原为二价铁，有利于铁吸收；另外，肉、禽、鱼类食物中含有一种肉类因子，能促进非血红素铁的吸收；维生素 A、叶酸、维生素 B_{12}、维生素 B_2 等营养素对铁的吸收起到重要协助作用。

植物中的多酚类化合物，茶、咖啡以及菠菜中的某些酚类，明显抑制铁的吸收；蛋类中存在一种卵黄高磷蛋白，可干扰铁的吸收。

（3）铁缺乏与过量。长期膳食铁供给不足，可引起人体内铁缺乏或导致缺铁性贫血，多见于婴幼儿、孕妇及乳母。铁缺乏的儿童易烦躁、体力下降、注意力与学习能力降低，成人则冷漠、呆板。当血红蛋白继续降低，则出现面色苍白，口唇黏膜和眼结膜苍白，有疲劳乏力、头晕、心悸、指甲脆薄、反甲等现象；少年儿童会出现身体发育受阻、体力下降、注意力与记忆力调节过程障碍、学习能力降低等现象。铁缺乏还可出现抵抗感染能力下降、免疫反应缺陷等。铁缺乏还会增加铅的吸收。

铁过量可致中毒，急性中毒常见于误服过量铁剂，多见于儿童，主要症状为消化道出血，且死亡率很高。慢性铁中毒可发生于消化道吸收的铁过多和肠道外输入过多的铁。多种疾病如心脏病、肝脏疾病、糖尿病及某些肿瘤等与体内铁的储存过多也有关。铁过量损伤的主要靶器官是肝脏，可致肝纤维化、肝硬化、肝细胞癌。

（4）铁的参考摄入量与食物来源。《中国居民 DRIs（2013 版）》制定的成人膳食铁的 RNI，男性为 12mg/d，女性为 20mg/d，孕中期和乳母为 24mg/d，孕晚期为 29mg/d；UL 为 42mg/d。

铁广泛存在于各种食物中，但分布不均衡，且吸收率相差极大。一般动物性食物的铁含量和吸收率均较高，因此膳食中铁的良好来源主要为动物肝脏、动物全血、畜禽肉类、鱼类。蔬菜、乳及乳制品中含铁量不高，且生物利用率低。

4. 锌

【锌与健康】

锌（Zinc）是人体必需的微量元素之一。锌在人体内的含量仅次于铁，正常人体内锌含量为 2.0～2.5g，主要存在于肌肉、骨骼、肝、肾、视网膜、前列腺等组织中。

（1）锌的生理功能。锌是金属酶的组成成分或酶的激活剂，人体内约有 200 多种含锌酶；锌通过酶参与核酸、蛋白质的合成，促进人体生长发育；增强机体免疫力；维持正常人的味觉；加快伤口愈合。

（2）影响锌吸收的因素。植物性食物中含有的植酸、鞣酸和纤维素等均不利于锌的吸收；而动物性食物中的锌生物利用率较高，维生素 D 可促进锌的吸收。

（3）锌缺乏与过量。锌缺乏在人群中普遍存在，特别是在发展中国家更为严重。而在不同的人群中，婴儿、儿童、孕妇和育龄妇女是锌缺乏的高危人群。我国居民锌缺乏的发生率，孕妇为 30%，儿童为 50%。儿童缺锌可引起生长发育停滞，出现性器官及第二性征发育不全；孕妇严重缺锌可使胚胎出现畸形，出生后锌缺乏可导致侏儒症的发生；锌缺乏还会导致味觉障碍、偏食、厌食或异食、皮肤粗糙和上皮角化、性功能低下和精子数量减少、伤口愈合困难、免疫力下降等。

锌在正常摄入量内一般不会发生中毒。成人一次摄入 2g 以上的锌会发生锌中毒，主要是对胃肠道的直接影响，导致上腹疼痛、腹泻、恶心、呕吐。长期补充大剂量的锌可发生其他慢性影响，包括贫血、免疫功能下降等。

（4）锌的参考摄入量与食物来源。《中国居民DRIs（2013版）》制定的成人膳食锌的RNI，男性为12.5mg/d，女性为7.5mg/d，孕期为9.5mg/d，乳母为12.0mg/d；UL为40mg/d。

锌在食物中普遍存在，但含量差异很大，吸收利用率也不相同。一般动物性食物含锌丰富且吸收率较高，牡蛎和鲱鱼含量最高，红色肉类、动物内脏类为锌的极好来源；干酪、虾、燕麦、花生酱、花生等为良好来源，干果类、谷类胚芽和麦麸也富含锌。一般植物性食物含锌较低，过细的加工可导致大量的锌丢失。另外，植物性食物中含有的植酸、鞣酸和纤维素等均不利于锌的吸收；未发酵的面食，植酸含量高。

【碘与健康】

5. 碘

碘（Iodine）是人体必需的微量元素之一。成人体内含碘25～50mg，其中20%存在于甲状腺内，其余存在于肌肉、皮肤、骨骼、血浆、肾上腺和中枢神经系统、胸腺等组织中。地方性甲状腺肿和克汀病（呆小症）是世界性营养疾病，统称为碘缺乏病，我国远离海洋的内陆地区仍是该病的流行区。

（1）碘的生理功能。碘在人体内主要参与甲状腺素的合成，其生理功能主要通过甲状腺素的生理作用显示出来。甲状腺素具有参与能量代谢，促进代谢和体格发育，促进脑发育、垂体激素作用等生理功能。

（2）碘缺乏与过量。缺碘可引起甲状腺肿大，且低碘时碘摄入越少，甲状腺肿患病率越高。妊娠前及整个妊娠期缺碘可导致脑蛋白合成障碍，使脑蛋白含量减少，直接影响胎儿智力发育，严重时可发生以神经肌肉功能障碍为主要表现的克汀病。在胚胎期、婴儿期、儿童期，若碘缺乏可致其生长发育受阻，侏儒症很重要的一个病因就是缺碘。且缺碘对大脑神经的损伤是不可逆的。

碘强化措施是防治碘缺乏的重要途径，我国从1995年开始实施食盐加碘来预防和控制碘缺乏病，经多年实践已取得良好的防治效果。

长期高碘摄入可导致高碘性甲状腺肿，只要限制高碘食物即可防治。

（3）碘的参考摄入量与食物来源。《中国居民DRIs（2013版）》制定的成人膳食碘的RNI，男性为120μg/d，孕期为230μg/d，乳母为240μg/d；UL为600μg/d。

人体所需的碘可从饮用水、食物和食盐中获得。最理想的食物来源是海产品，如海带、紫菜、发菜、鲜海鱼、海虾、海蜇、海参等。动物性食物的碘含量高于植物性食物。

【硒与健康】

6. 硒

硒（Selenium）是人体必需的微量元素。成人体内硒总量为14～20mg，广泛分布于人体各组织器官和体液中，肾脏和肝脏中含量最丰富。

（1）硒的生理功能。硒是构成含硒蛋白与含硒酶的成分。硒具有抗氧化作用，通过消除脂质过氧化物，阻断活性氧和自由基的致病作用，起到延缓衰老乃至预防某些慢性病发生的功能；保护心血管和心脏健康；维持正常免疫功能；补硒可使肝癌、肺癌、前列腺癌和结直肠癌的发生率和死亡率明显降低。

（2）硒缺乏与过量。我国科学家首先证实缺硒是发生克山病的重要原因。在我国，从东北到西南的一条很宽的土壤低硒地带，粮食及饮用水中硒含量不能满足人体需要，因而形成地方性克山病，其主要症状为心肌扩大、心功能不全、心力衰竭、心律失常、心动过速或过缓，严重时可影响到生命。另外，地方性大骨节病也与缺硒有关。

硒过量与生活地区土壤中硒含量过多有关。20 世纪 60 年代，我国湖北省恩施县和陕西省紫阳县曾发生过吃高硒玉米而引起急性中毒的病例。硒中毒时，可出现头痛，指甲和毛发变脆、干燥、易断裂等，神经系统也会出现功能障碍，如肢体麻木、抽搐，甚至瘫痪。

【知识链接】

克山病

克山病是一种死亡率很高的心肌疾病，最早于 1907 年在黑龙江的克山县发现。1935 年，此病在当地及邻近地区暴发流行，造成大量妇女、儿童死亡，严重时病死率可达 80%。当时因为不知道此病的病因，就按地名称为克山病。20 世纪 70 年代早期，我国克山病研究小组开始了针对克山病的研究，发现硒缺乏是发生克山病的一个主要原因，并且通过补服硒盐可以降低这种疾病的发生率。

（3）硒的参考摄入量与食物来源。《中国居民 DRIs（2013 版）》制定的成人膳食硒的 RNI 为 60μg/d，孕期为 65μg/d，乳母为 78μg/d；UL 为 400 μg/d。

食物中的硒含量与水土关系很大，但总体而言，海产品和动物内脏中含硒最为丰富，其次是肉类和种子类食物，水果、蔬菜中含硒较低。缺硒或高硒地区的居民可以通过与其他地区交换食物来获得适宜数量的硒。

7. 氟

正常人体内含氟（Fluorine）总量为 2～3g，约有 96% 积存于骨骼及牙齿，少量存于内脏、软组织及体液。人体内的氟含量与环境和膳食中的氟含量有关，高氟地区人群体内的氟含量高于一般地区人群。

【氟与健康】

（1）氟的生理功能。氟对维持骨骼和牙齿结构稳定性具有重要作用。氟可部分取代骨骼中羟磷灰石晶体中的羟离子，成为骨盐的组成成分，适量氟有利于钙和磷的利用，促进骨的形成和增强骨质坚硬性，加速骨骼生长。还可以防治龋齿，氟可与牙釉质的羟磷灰石作用，在牙齿表面形成一层坚硬且抗酸性腐蚀的氟磷灰石保护层，可抑制糖发酵，减少酸性物质生成，起到防治龋齿的作用。

（2）氟缺乏与过量。在水源性低氟地区，龋齿的发病率较高。氟缺乏还可能影响骨骼的形成，研究发现，氟摄入不足可引起老年人骨质疏松发病率增加。

摄入过量的氟可引起急性或慢性氟中毒。氟的急性中毒主要发生在特殊的工业环境中；慢性中毒主要发生在高氟地区，因长期饮用含氟高的饮用水而引起。氟中毒会造成牙齿和骨骼的损害，表现为牙齿失去光泽，出现白垩色、黄色、棕褐色或黑色斑点，牙齿变脆，易于碎落，称为氟斑牙；氟中毒对骨骼的危害是引起氟骨症，临床表现性为腰腿及关节疼痛、脊柱畸形、骨软化或骨质疏松等。

（3）氟的参考摄入量与食物来源。氟的需要量为每天 1～2mg，人体每日摄入的氟大约 65% 来自水，30% 来自食物。《中国居民 DRIs（2013 版）》制定的成人膳食氟的 AI 为 1.5mg/d，UL 为 3.5mg/d。

一般情况下，动物性食物的含氟量高于植物性食物，海洋动物的含氟量高于淡水及陆地动物；鲱鱼和茶叶的氟含量很高。饮用水是氟的主要来源，饮用水中的氟含量取决于环境中的氟含量。

1.2.6 水和膳食纤维——生命之源和生命绿洲

【水与健康】

1. 水——生命的温床

水是构成生命最重要的营养素，被认为是具有生命迹象的首要特征。水也是人体最主要的成分，成年男性含水量约为体重的 59%，女性约为 50%，且随年龄的减小，体内含水量增高，新生儿可达 80%。对生命而言，断水比断食物更危险，如断水 5～10 天，失水超过 20% 时就可能死亡；如断食而只饮水时可生存数周，断食至体脂和蛋白质耗尽 50% 时才会死亡。虽然水本身不能提供能量，但对生命具有重要作用。

（1）水的生理功能。

① 水是构成细胞和体液的重要组成成分。水广泛分布于组织细胞内外，构成人体的内环境。各组织器官的含水量相差很大，如血液中含水量达 80% 以上，肌肉含水 70%，脂肪组织含水 10%。

② 水参与人体代谢。水的溶解力很强，并有较大的电解力，可使水溶物质以溶解状态和电解质离子状态存在；水具有较大的流动性，在消化、吸收、循环、排泄过程中，可协助加速营养物质的运送和废物的排泄，使人体代谢和生理化学反应得以顺利进行。

③ 水可以调节人体体温。水的比热较大，1g 水升高或降低 1℃需要约 4.2J 的能量，一定量的水可吸收代谢过程中产生的能量，使体温不至于显著升高。水的蒸发热也大，在 37℃体温的条件下，每蒸发 1g 水可带走 2.4kJ 的能量。因此，经皮肤蒸发水分散热是维持人体体温恒定的重要途径。

④ 水有润滑作用。在关节、胸腔、腹腔和胃肠道等部位，都存在一定量的水分，对器官、关节、肌肉、组织能起到缓冲、润滑和保护的作用。

（2）水在体内的平衡、缺乏与过量。正常情况下，水在体内维持一个动态平衡，即人体每日摄入的水量和排出的水量大体相等。体内不储存多余的水，但也不能缺少水。人体内水的来源包括饮水、食物中的水及内生水三大部分。通常成人每日饮水量约1200mL，食物中含水量约1000mL，人体内生水约300mL。其中饮水包括饮料，是人体水的主要来源。酒精饮料、茶、咖啡等虽然也是水的来源，但这些饮料具有利尿作用，可以促进水从肾脏排出。固体食物中的水是人体水的另一个重要来源，但不同种类的固体食物含水量相差比较大，蔬菜、水果中水分的含量比较高，而植物的种子、硬果类食物水分的含量比较少。内生水又称代谢水，主要来源于蛋白质、脂肪和碳水化合物代谢时产生的水。

人体内的水主要经肾脏排出，约占60%；其次是经皮肤、肺和粪便排出。皮肤以出汗的形式排出体内的水，出汗分为非显性和显性两种，前者为不自觉出汗，很少通过汗腺活动产生；后者为汗腺活动的结果。一般成年人经非显性出汗排出的水量为300～500mL，婴幼儿非显性失水也较多。在特别情况下，胃肠道炎症引起的呕吐、腹泻，可发生大量失水，需要及时补水。

水摄入不足或丢失过多，均可引起体内失水。失水达体重2%时，会感到口渴、尿少、食欲下降、消化功能减弱；失水达体重10%时，会导致严重的代谢紊乱、烦躁不安、眼球内陷、皮肤失去弹性、体温升高、脉搏加速等症状；失水超过20%时，可引起死亡。

水摄入量超过肾脏排出能力可引起急性水中毒，并可导致低钠血症。这种情况多见于有基础疾病，如肾脏病、肝病、充血性心力衰竭等，正常人极少见水中毒。运动员大量出汗后饮水过多、过急，可能造成危险的低钠血症。

（3）水的适宜摄入量与食物来源。人体对水的需要量主要受代谢、性别、年龄、身体活动水平、温度、膳食等因素的影响，故水的需要量变化很大。《中国居民DRIs（2013版）》建议我国成人饮水适宜摄入量AI男性为1.7L/d，女性为1.5L/d；根据饮水量占总水摄入量的比例（56%），我国成人总水适宜摄入量，男性为3.0L/d，女性为2.7L/d。如果在高温或进行中等以上身体活动的时候，需要适当增加水的摄入量。倡导健康饮水已成社会风尚。

每日摄入的水来源于饮水及食物水，其中饮水为白开水与饮料的饮用量之和。食物水来自主食、菜、零食和汤，包括食物本身所含的水分和烹调过程中加入的水。常见含水分较多（≥80%）的食物主要有液态奶、豆浆、蔬菜类、水果类以及汤类和粥类等。每日从不同类的食物中获得的水分是膳食水摄入的重要组成部分。

2. 膳食纤维——肠道清道夫

膳食纤维（Dietary Fiber）是不被人体消化的糖类物质，对人体有着显著的益处。自然界中有千种以上的膳食纤维。

【膳食纤维与健康】

（1）膳食纤维的生理功能。膳食纤维之所以被称为“第七大营养素”，是因为它有以下特殊的生理功能。

① 促进排便。膳食纤维可组成大肠容积物的核心，吸水膨胀，使肠道容积物体积增加，刺激肠壁产生便意，促进肠道蠕动，加快粪便从肠道排出的速度，具有通便作用。容易便秘的人应该多摄入蔬菜、水果等富含膳食纤维的食物；但对消化功能较差、腹泻、肠炎患者应减少膳食纤维的摄入。

② 降血脂，预防心血管疾病。膳食纤维可减少肠壁对胆固醇和甘油三酯的吸收，同时可加快胆固醇和胆汁酸从粪便中排出，有降低血胆固醇和血脂的作用，从而达到预防动脉粥样硬化及冠心病的目的。

③ 预防肠道癌症。膳食纤维可抑制厌氧菌，促使嗜氧菌的生长，使具有致癌性的代谢物减少；同时膳食纤维的通便作用能减少粪便在肠道内的停留时间，防止致癌物质与易感的肠黏膜之间的长时间接触，从而减少癌变的可能性。

④ 防止能量过剩和肥胖。膳食纤维有很强的吸水能力或结合水的能力，可增加饱腹感，从而减少摄入食物和能量，有利于控制体重，防止肥胖。

⑤ 维持血糖平衡，防治2型糖尿病。膳食纤维能延缓肠道中糖类的吸收，降低餐后血糖升高的幅度，降低血胰岛素水平或提高机体胰岛素的敏感性，对2型糖尿病的防治有一定效果。

⑥ 预防胆结石。膳食纤维可增加粪便胆汁酸的排泄，减少胆汁酸的再吸收，改变食物的消化速度和消化液的分泌，预防胆结石。

【知识链接】

结肠癌与膳食纤维

美国康奈尔大学的坎贝尔教授，在中国调查完成了一个关于癌症的研究报告。随访几年后发现，中国人的结肠癌发病率很低，而美国人、英国人、瑞典人及芬兰人的发病率却很高。在仔细分析被调查者的饮食习惯后，坎贝尔教授发现中国人习惯于吃膳食纤维含量高的米饭与蔬菜类，且食物中脂肪含量低；相反的，上述四个国家居民则长期摄入“三高一低”（高能量、高蛋白、高脂肪、低膳食纤维）的食物，加之又缺少运动，日积月累，使他们在健康上付出了沉重的代价——患结肠癌的危险性大增。

那么移民美国20年的华人，他们的饮食习惯已经西化，其结肠癌的发病率又如何呢？有调查研究发现，其患结肠癌的危险性比国内居民高3～5倍，这与其饮食习惯改变，以“三高一低”食物为主，膳食纤维摄入很少有很大关系。

（2）膳食纤维的参考摄入量与食物来源。《中国居民DRIs（2013版）》建议我国成人膳食纤维的AI为25～30g/d，并鼓励全天谷物的1/3为全谷物食物，蔬菜水果摄入达到500g以上。此推荐量的下限是对肠功能起到有益作用的量，上限为不因其摄入较多而对身体有害的量（膳食纤维摄入过多会影响蛋白质、碳水化合物等的吸收及钙、铁、锌等元素的吸收利用）。

膳食纤维主要来源是植物性食物，如全谷类、豆类、水果、蔬菜及土豆；坚果和种子中的含量也很高。全谷类食物中主要的纤维来源于谷物表皮。谷类中的纤维素、半纤维素、低聚糖等膳食纤维常常同时存在，而精加工的谷类食品则含量较少。由于蔬菜和水果中的水分含量较高，因此其含量就相对较少。表 1–12 是常见食物中总膳食纤维含量。

表 1–12　常见食物中总膳食纤维含量（g/100g 可食部）

食物名称	总膳食纤维含量	食物名称	总膳食纤维含量	食物名称	总膳食纤维含量
稻米（粳）	0.6	黄豆	12.5	小白菜	0.6
稻米（籼）	1.0	绿豆	9.6	包心菜	1.5
稻米（糙）	3.5	芸豆	19.0	芥菜	1.1
糯米	2.8	蚕豆	14.5	菠菜	2.6
小麦粉（全麦）	12.6	豌豆	5.6	花椰菜	2.4
小麦粉（标准）	3.9	豆腐	0.5	橙、橘	2.4
小麦粉（精白）	2.7	红薯	3.0	苹果	1.9
麦麸	42.2	土豆	1.6	梨	2.6
大麦粉	17.3	胡萝卜	3.2	桃	1.6
燕麦片	10.3	白萝卜	1.8	西瓜	0.4
玉米面	11.0	大白菜	1.0	黄瓜	1.0

1.3 能量——生命活动的动力

一切生物都需要能量来维持生命活动。人类为了维持生命、生长、繁殖后代和从事各种体力活动，每天都必须通过摄取食物来获取能量。食物能量最终来源是太阳能，植物利用太阳能，通过光合作用，把二氧化碳、水和其他无机物转变成有机物，供生命之所需，并将生命过程的化学能直接或间接保持在腺苷三磷酸的高能磷酸键中。

如果长期摄入能量不足，则会导致生长发育迟缓、消瘦、活力消失，甚至死亡。如果摄入能量过剩，多余的能量将转化为脂肪储存在体内，长期如此，将导致超重、肥胖及相关的慢性病，如糖尿病、血脂异常、心脑血管疾病、某些退行性疾病等。能量摄入不足或过多都会影响机体健康，准确估算人体的能量需要量至关重要。

1.3.1 能量概述

【能量与健康】

1. 能量单位

国际上通用的能量单位是焦耳（J）、千焦耳（kJ）和兆焦耳（MJ）。1J

指用 1 牛顿的力把 1kg 物体移动 1m 的距离所消耗的能量。营养学以前习惯使用的能量单位是卡（cal）和千卡（kcal）。1kcal 指在 1 个标准大气压下，1L 纯净水由 15℃升高到 16℃所需要的能量。两种能量单位的换算公式为：

1 cal=4.184 J　1kcal=4.184kJ　1000kcal=4.184 MJ=4184kJ

1 J=0.239 cal　1kJ=0.239kcal　1MJ=1000kJ=239kcal

2. 产能营养素及其产能系数

食物中的碳水化合物、脂肪和蛋白质三种营养素，在体内氧化后释放能量，称为产能营养素。把 1g 产能营养素在体内氧化产生的能量值称之为产能系数。每 1g 碳水化合物、脂肪和蛋白质在体外燃烧时分别释放 17.15kJ（4.10kcal）、39.54kJ（9.45kcal）、23.64kJ（5.65kcal）的能量。在体内氧化时，碳水化合物和脂肪与体外燃烧的最终产物都是 CO_2 和 H_2O，因此，两者所产生的能量相近；而蛋白质在体内不能完全氧化，除了 CO_2 和 H_2O 等产物，还有尿素、尿酸等含氮有机物，这些代谢产物的能值为 5.44kJ，因此 1g 蛋白质在体内氧化释放的能量只有 18.2kJ（4.35kcal），为体外燃烧释放能量的 77%。

食物中的营养素在体内消化过程中并不能 100% 被吸收，一般混合膳食中碳水化合物、脂肪、蛋白质三者的消化率分别为 98%、95%、92%，三大营养素在体内氧化，实际产生的能量如下。

碳水化合物：17.15kJ × 98% ≈ 16.81kJ（4kcal）

脂肪：39.54kJ × 95% ≈ 37.56kJ（9kcal）

蛋白质：（23.64−5.44）kJ × 92% ≈ 16.74kJ（4kcal）

每 1g 酒精在体内产能约为 29.29kJ（7kcal）；每 1g 有机酸在体内产能约 12.55kJ（3kcal）；不可利用的碳水化合物（膳食纤维）虽然不能在小肠内消化吸收，但可在大肠内发酵，产生短链脂肪酸进而生成能量，每 1g 膳食纤维在体内产能约 8kJ（2kcal）。

三大营养素的特性见表 1–13。

表 1–13　三大营养素的特性

特　性	碳水化合物（1g）	脂肪（1g）	蛋白质（1g）
食物能值（体外燃烧）/kJ（kcal）	17.15（4.10）	39.54（9.45）	23.64（5.65）
消化率 /（%）	98	95	92
产能系数（体内氧化）/kJ（kcal）	16.81（4.0）	37.56（9.0）	16.74（4.0）
供能特点	优先使用，快速供能	供能速度较慢，需要有碳水化合物的参与才能彻底氧化供能	碳水化合物不足，或蛋白质过剩时才用来供能
供能组织	所有组织均能用作能源	大脑神经系统和红细胞不能用脂肪作为能源	所有组织均能用作能源

食物所含能量的计算公式如下。

食物所含能量（kcal）= 蛋白质含量 ×4 + 脂肪含量 ×9 + 碳水化合物含量 ×4

【例题 1–1】某全脂牛奶产品 100g 中含有 3.1g 脂肪、2.9g 蛋白质和 4.6g 乳糖，那么 100g 全脂牛奶中含有多少能量？有多少来自脂肪和蛋白质？

解：（1）100g 全脂牛奶中含有的能量 =2.9×4+3.1×9+4.6×4=57.9（kcal）≈242.3（kJ）

（2）来自脂肪的能量占总能量的比例 =3.1×9÷57.9×100%≈48.2%

（3）来自蛋白质的能量占总能量的比例 =2.9×4÷57.9×100%≈20.0%

3. 营养素的等能值

营养素可按其所含能量彼此替代，即不论是蛋白质、脂肪或碳水化合物，作为能源都是为了满足能量的需要，可以互相替代，如：

1g 脂肪 =2.27g 碳水化合物 =2.27g 蛋白质

1g 碳水化合物 =1g 蛋白质 =0.44g 脂肪

这只是从能量的角度，而且也只能在一定范围内才是合理的。从物质和能量整个情况来看则是不恰当的。必需氨基酸的发现首先动摇了上述“等能定律”。因为必需氨基酸作为蛋白质的组成成分，它不能在体内合成，故不能用碳水化合物和脂肪替代。脂肪也只能在一定范围内替代碳水化合物。大脑每天实际需要的能量为 100～120g 葡萄糖。脂肪并无糖的异生作用，蛋白质虽能异生葡萄糖，但产生 100～120g 葡萄糖需要 175～200g 蛋白质，很不经济。碳水化合物在很大程度上可替代脂肪，但必需脂肪酸仍需由脂肪供给。

1.3.2 人体的能量消耗

人体能量需要与消耗是一致的。正常成人每日的能量消耗主要用于基础代谢、身体活动以及食物热效应。婴幼儿、儿童和青少年，孕妇和泌乳的乳母，康复期的患者，等等，其一天的能量摄入中还有一部分用于组织增长和特殊的生理变化中。

1. 基础代谢

（1）基础代谢的概念。基础代谢又称基础能量消耗，是指维持人体最基本生命活动所必需的能量消耗，为人体能量消耗的最主要部分，一般占人体总能量消耗的 60%～70%。基础代谢的定义是基于 10～12 小时空腹和良好的睡眠、清醒仰卧、恒温条件下（一般为 22～26℃），无任何身体活动和紧张的思维活动，全身肌肉放松时所需的能量消耗。此时机体处于维持机体最基本的生命活动状态，能量消耗仅用于维持体温、呼吸、心跳、各器官组织和细胞生理功能等最基本的生命活动。这种状态下测定的能量消耗值比一般休息状况下低，但高于睡眠时的能量消耗。

（2）基础代谢率的影响因素。基础代谢率（Basal Metabolic Rate，BMR），是指人体处于基础代谢状态下，每小时每千克体重（或每平方米体表面积）的能量消耗，常用单位是 kJ/（kg · h）或 kJ/（m^2 · h）。BMR 是表示基础代谢水平的常用指标。对健康成年人来说，BMR 大概占每日能量消耗的 2/3，其水平保持基本稳定。BMR 受到多种因素的影响，如身体组成和营养状况等，详见表 1–14。

表 1–14 影响 BMR 的因素

影响因素	对 BMR 的作用
年龄	年龄越小，BMR 越高。婴幼儿的 BMR 非常高，青春期会出现一个代谢活跃的阶段。随着年龄增长，基础代谢水平不断下降。老年人 BMR 明显下降，主要是由于体内去脂组织减少，体脂增加
体型	体表面积大者，散发热能也多。身高和体重是影响 BMR 的重要因素，在同样的体重下，瘦高者 BMR 高，矮胖者 BMR 低，因为前者体表面积大，散热较多
身体成分（性别）	身体成分中去脂组织的比例越大，则 BMR 越高；脂肪组织的比例越大，则 BMR 越低。女性体内的脂肪组织的比例高于男性，去脂组织低于男性，因此在同一年龄、同一体表面积的情况下，男性的 BMR 高于女性
生理状况	未成年人和孕妇的 BMR 高，因为需要大量合成新的身体组织
体温	体温升高时，BMR 上升。发烧时会消耗更多的能量
环境温度	寒冷或炎热时均会提高 BMR
节食 / 饥饿	降低 BMR
营养不良	降低 BMR
应激反应	应激会提高 BMR，疾病也是一种应激，使 BMR 升高
激素	甲状腺功能亢进时，BMR 升高；功能低下时，BMR 降低
吸烟和药物	吸烟时摄入的尼古丁提高 BMR，咖啡因和其他兴奋性药物也会提高 BMR
睡眠	睡眠状态时人体的能量消耗低于非睡眠时

【知识链接】

为什么有的人减肥之后吃得不多还会反弹?

饥饿和营养不良会降低人体的基础代谢率。如果减肥时急于求成，一味少吃，会使体内的肌肉组织分解，用于基础代谢的能量消耗比减肥前明显降低。在这种情况下，即使吃的和减肥前一样多，甚至少一些，人体仍然会处于能量正平衡状态，从而增加体脂肪的含量。

研究表明，营养不良而瘦弱的厌食症患者，体重恢复到正常水平之后，其体内的脂肪含量高于同样体重的正常人。也就是说，“瘦体重”低于正常人，因而基础代谢率也会低于正常人。这就意味着在摄入同样能量时，他们将比正常体重的人容易胖。

2. 身体活动

身体活动消耗的能量占人体总能量消耗的15%～30%，是影响人体总能量消耗的最重要部分，也是人体控制能量消耗、保持能量平衡和维持健康最重要的部分。

肌肉越发达者，活动时消耗能量越多。体重越重者，做相同的运动所消耗的能量也越多。活动时间越长、强度越大，消耗能量越多。

中国营养学会在制定《中国居民DRIs（2013版）》时，将我国成年人身体活动水平（Physical Activity Level，PAL）分为三级，即轻体力活动水平（PAL 1.5）、中体力活动水平（PAL 1.75）和重体力活动水平（PAL 2.0）（表1–15），但如果有明显的体育运动或重体力休闲活动者，PAL增加0.3。

表1–15 我国成年人身体活动水平（PAL）分级

活动水平	PAL	生活方式	从事的职业或人群
轻	1.5	静态生活方式/坐位工作，很少或没有重体力的休闲活动，静态生活方式/坐位工作，有时需走动或站立，但很少有重体力的休闲活动	办公室职员或精密仪器机械师、实验室助理、司机、学生、装配线工人
中	1.75	主要是站着或走着工作	家庭主妇、销售人员、机械师、交易员
重	2.0（+0.3）	重体力职业工作或重体力休闲活动方式，体育运动量较大或重体力休闲活动次数多且持续时间较长	建筑工人、农民、林业工人、矿工、运动员

注：有明显体育运动量或重体力休闲活动者（每周4～5次，每次30～60分钟），PAL增加0.3。

用BMR与PAL的乘积来计算人体的能量消耗量或需要量。但在工作中能量消耗不能代替一整天的能量消耗，因不同个体业余生活不同，能量消耗会有很大的差别。

如果将职业劳动和业余活动的各个细节分类，再分别按每种动作持续的时间做总的累计，就可以得到人体在特定时间内总的能量消耗量。

3. 食物热效应

食物热效应又称食物特殊动力作用，是人体摄食过程中引起的额外能量消耗，是人体在摄食后对营养素的一系列消化、吸收、合成、代谢转化过程中的能量消耗，同时引起体温升高和散发热量。食物热效应的高低与食物营养成分、进食量和进食频率有关。

不同食物的热效应因食物成分而异。蛋白质的食物热效应最大，消耗蛋白质需要消耗能量的20%～30%，碳水化合物为5%～10%，脂肪的食物热效应最低，为0%～5%，这与营养素消化吸收后转变成腺苷三磷酸的量以及转变成组织成分时消耗的能量有关。

摄食越多，能量消耗也越多；进食快者比进食慢者食物热效应高。

4. 特殊生理阶段的能量消耗

特殊生理阶段包括孕期、哺乳期和婴幼儿、儿童、青少年等阶段。孕期额外能量消耗主要包括胎儿生长发育和孕妇子宫、乳房、胎盘的发育及母体脂肪的储存以及这些组织的自身代谢等；哺乳期乳母产生乳汁及乳汁自身含有的能量等也需要额外的能量消耗。婴幼儿和青少年阶段生长发育额外能量的消耗，主要指机体生长发育中合成新组织所需的能量，如出生后1～3月龄，能量需要量约占总能量需要量的35%；2岁时，约占总能量需要量的3%；青少年时期约占总能量需要量的1%～2%。

1.3.3 能量需要量及食物来源

1. 能量需要量

人体能量需要量受到年龄、性别、生理状态和劳动强度等因素的影响。能量摄入量与消耗量之间的平衡状态是保持健康的基本要素。健康成人的膳食能量需要量(Estimated Energy Requirement，EER)见附录。

我国成人膳食中碳水化合物提供的能量应占总能量的50%～65%、脂肪占20%～30%、蛋白质占10%～15%为宜。年龄越小，脂肪供能比应适当增加，但成年人脂肪摄入量不宜超过总能量的30%。

2. 能量的食物来源

能量主要来源于食物中的碳水化合物、脂肪和蛋白质，正常条件下，碳水化合物是主要能量来源，其次是脂肪，蛋白质的主要作用不是供能。碳水化合物与脂肪在很大程度上可以相互转化，并具有对蛋白质的节约作用。碳水化合物、脂肪、蛋白质普遍存在于各种食物中，谷薯类含有丰富的碳水化合物，是最经济最主要的膳食能量来源；油脂类富含脂肪；动物性食物则富含蛋白质与脂肪；蔬菜和水果能量含量较少，属于能量密度较低的食品。

【知识链接】

能量摄入不足——非洲饥饿儿童

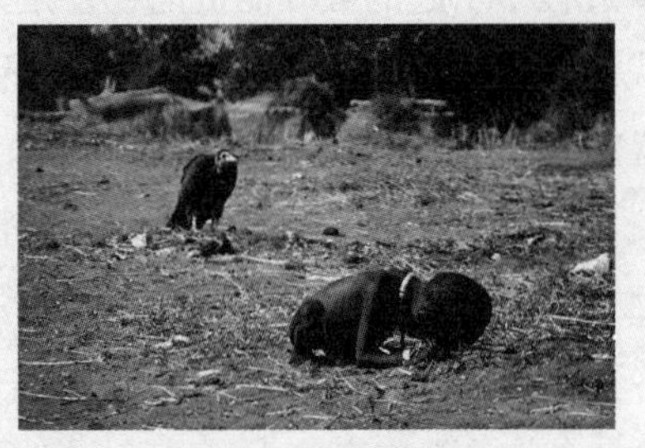

图1.8《饥饿的苏丹》

在非洲贫瘠的土地上，因为战争、饥荒和贫穷，许多儿童没有食物吃，一个个瘦得皮包骨头，可清楚地数出肋骨，甚至饥饿到没有力气来驱赶身上的蚊子和苍蝇。贫穷和灾难导致人们缺乏食物，进而又导致人体能量的摄入量不能满足生命的需要。长期的能量摄入不足，致使儿童明显矮小、消瘦、体弱无力，严重者为“皮包骨”。图1.8是名为《饥饿的苏丹》的摄影作品，饥饿无力的小女孩震撼了世人。

本章小结

本章学习营养学的基础知识，概念和术语较多。本章介绍了食物消化、吸收的概念，消化系统的组成，营养素的吸收，烹饪与消化的关系及营养代谢物质的排泄；人体所必需的七大类营养素的生理功能、缺乏症与过多症、参考摄入量及食物来源；能量的单位、产能系数、人体的能量消耗、能量需要量及食物来源。在学习时要注意知识点之间的区别和联系，掌握营养素缺乏与过量对健康的影响；能够将本章基础知识应用于生活实践，建立平衡膳食与合理营养的基本理念。

习　题

1. 名词解释

消化与吸收，必需氨基酸，完全蛋白质，氨基酸模式，蛋白质互补作用，必需脂肪酸，反式脂肪酸，矿物质，膳食纤维，产能系数，基础代谢

2. 思考题

（1）蛋白质的质量是如何评价的？有哪些主要的评价指标？

（2）蛋白质的食物来源有哪些？哪些食物当中的蛋白质属于优质蛋白质？

（3）对于不常吃动物性食物的人来说，如何搭配食物才能得到充足、优质的蛋白质供应？

（4）食物中的脂肪酸怎么分类？哪些脂肪酸在健康方面特别值得重视？

（5）如果想要控制食物中的脂肪和胆固醇摄入量，则分别采取哪些措施？

（6）淀粉和膳食纤维有什么功效？为什么推荐在膳食中必须摄入这些复杂的碳水化合物？

（7）某老年妇女每日能量需要为7536kJ（1800kcal），营养师建议她每日能量的55%来自碳水化合物，其中单双糖不超过总能量的5%。那么她每日应当吃多少淀粉？最多吃多少白糖？

（8）维生素和三大产能营养素在营养作用上有什么主要区别？

（9）脂溶性维生素和水溶性维生素在性质上有什么主要差异？

（10）从食物中获取维生素和服用维生素药片效果一样吗？

（11）骨骼的健康与哪几种矿物质元素有关系？它们各有什么作用？

（12）影响钙、铁吸收利用的因素有哪些？钙、铁、锌、碘、硒缺乏症是怎样的？

（13）矿物质和维生素这两类营养素有什么不同特点？

（14）为什么减肥时加强运动最为重要？它是通过哪几个途径对人体的能量支出发生影响的？

（15）检查自己和家人的日常饮食习惯，按照本章中学到的各类营养素的食物来源、缺乏表现以及需求量的影响因素，判断自己和家人是否缺乏营养素？应如何改进？

3. 综合训练题

请到大型超市进行以下几个方面的调查。

（1）各种烹调用油的原料是什么？它们的脂肪酸构成怎样？

（2）各种蛋糕、面包、饼干和方便面，它们的脂肪来源于哪些配料？含量有多少？

（3）超市哪些食品中加入了与氢化植物油有关的配料？哪些食品可能含有反式脂肪酸？

（4）营养补充品中以补充蛋白质和氨基酸为主要作用的产品有多少种？它们的原料和成分都是什么？广告宣传中该产品有什么样的功效？这些说法是否恰当？

（5）号称含有蛋白质的营养型饮料有多少种？它们的蛋白质含量分别是多少？如果每日饮用一瓶这种饮料，能给人体提供多少蛋白质？占一日需要量的百分之多少？

（6）在超市中找出6种宣称富含钙的食品，了解其钙的含量和存在形式，就其可能的吸收利用率、促进因素和妨碍因素进行讨论。

02 食物的营养价值

导入案例

日本饮食的基础是植物性食物，以白米饭为主，并辅以各式各样的寿司、饭团。此外，乌冬面也是日本人喜欢的主食。以谷类为主的主食，能为人体提供大量的碳水化合物和蛋白质，同时不含胆固醇，含少量脂肪，不会给人体增加负担。

【日本长寿膳食特点】

在日本，豆腐是大酱汤里必需的原料。日本人还吃发酵的豆类，如纳豆、味噌等。这些豆类食品能很好地补充钙质，降低胆固醇。

虽然日本的生鱼片全球著名，但日本人平时吃得最多的还是烤鱼。日本烤鱼不加油，用文火长时间烤制，能更好地保留脂肪酸、蛋白质、维生素和矿物质。

除了新鲜蔬菜，日本人还大量食用裙带菜等海藻，吃法以醋拌菜居多。这些海藻含有大量的可溶性膳食纤维、多聚糖以及丰富的矿物质，对于降低胆固醇、排除身体毒素、补充营养都非常有益。而适量吃醋，还能软化血管、降低血压。

食物是人类赖以生存的物质基础，是各种营养素的主要来源。食物种类繁多，按其来源可分为两大类：植物性食物（及其制品）和动物性食物（及其制品）。《中国居民膳食指南》中将食物分为五类。第一类为谷薯类，包括谷类（包含全谷物）和薯类，主要提供碳水化合物、蛋白质、膳食纤维及B族维生素。第二类为蔬菜和水果类，主要提供膳食纤维、矿物质、维生素C、胡萝卜素、维生素K及有益健康的植物化学物。第三类为动物性食物，包括畜、禽、鱼、蛋、奶类，主要提供蛋白质、脂肪、矿物质、维生素A和B族维生素。第四类为大豆类和坚果类，包括大豆、其他干豆类及花生、核桃、杏仁等坚果类，主要提供蛋白质、脂肪、膳食纤维、矿物质、B族维生素和维生素E。第五类为纯能量食物，包括动植物油、淀粉、食用糖和酒类，主要提供能量。植物油还可提供维生素E和必需脂肪酸。

食物的营养价值是指某种食物所含营养素和能量能满足人体营养需要的程度。一般情况下，食物含有的营养素种类、数量和相互比例越接近人体的生理需要，被消化吸收和利用的程度就越高，营养价值也就越高；反之则营养价值越低。

影响食物营养价值的因素很多。第一，某些食物本身存在的一些抗营养因素影响其营养价值。例如，生大豆中含抗胰蛋白酶，生鸡蛋中含抗生物素蛋白和抗胰蛋白酶，菠菜含草酸，高粱含单宁，等等。这些因素如不消除，就会降低食物的营养价值。第二，食物的营养价值还受储存、加工和烹调等因素的影响，如米、面过于精细加工将损失大量的B族维生素，水果罐头会因工艺特殊损失大量的维生素C，油脂长期高温加热使必需脂肪酸、脂溶性维生素损失，等等。第三，食物的产地、品种、收获季节等因素也会影响其营养价值。

每种食物都有其独特的营养价值，除了母乳对4个月以内婴儿属于营养全面的食物，没有哪种食物能够完全满足人体对所有营养素的需要，因此，食物多样、平衡膳食，对满足机体的营养需要极其重要。

2.1 各类食物的营养价值

2.1.1 植物性食物的营养价值

1. 谷类及薯类食物的营养价值

【谷物食品与健康】

谷类包括大米、小麦、玉米、小米、高粱、大麦等。薯类包括土豆、甘薯、木薯等。我国居民膳食以大米和小麦为主，称为主食，其他的称为杂粮。

我国居民膳食中，谷类占膳食的构成比例较大，提供50%～60%的能量和50%～55%的蛋白质，也是一些矿物质与B族维生素的重要来源。

（1）谷类的结构与营养素分布。

谷类种子形态不一样，其基本结构是相似的，如图2.1所示，基本都是由谷皮、糊粉层、胚乳和谷胚四部分组成。

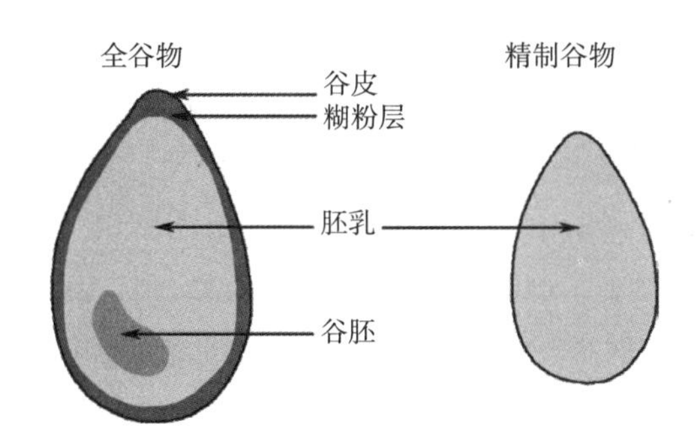

图2.1 谷类种子的结构图

谷皮为谷粒的最外层，主要由纤维素、半纤维素等组成，含有一定量的蛋白质、脂肪、维生素及较多的矿物质。糊粉层介于谷皮与胚乳之间，含丰富的蛋白质、脂肪、矿物质和B族维生素，但在碾磨加工时，易与谷皮同时混入糠麸中而流失，造成营养素的损失。胚乳是谷类的主要部分，含大量淀粉和一定量的蛋白质及少量的脂肪、矿物质和维生素。谷胚是种子发芽的部分，富含脂肪、蛋白质、矿物质、B族维生素和维生素E，其质地较软而有韧性，加工时易与胚乳分离，与糊粉层一起混入糠麸而损失。

（2）谷类的主要营养成分及特点。

谷类中的营养素种类和含量因谷类的种类、品种、产地、施肥及加工方法的不同而有差异。

① 蛋白质。谷类是人体蛋白质的重要来源：蛋白质含量一般为7%～12%。但谷类蛋白质的必需氨基酸组成不合理，通常赖氨酸为第一限制氨基酸，有些谷类的苏氨酸、色氨酸、苯丙氨酸、蛋氨酸也偏低，故谷类蛋白质的营养价值低于动物性食物。为提高谷类蛋白质的营养价值，常采用赖氨酸强化，或利用食物蛋白质互补原理将谷类与豆类等含赖氨酸丰富的食物混合食用。例如，精面粉加0.3%的赖氨酸，或加入适量大豆粉，或与蛋类、鱼类、奶类、肉类等动物性食物混食，其蛋白质的利用率都可显著提高。

② 脂类。谷类脂肪含量较低，一般为1%～4%，燕麦含量较高，约为7%，主要集中在糊粉层和谷胚中，在谷类加工中，易转入糠麸中。脂肪主要为不饱和脂肪酸，质量较好，如玉米胚芽油中不饱和脂肪酸含量达80%以上，主要为亚油酸和油酸，其中亚油酸占油脂总量的50%以上。另外，从米糠中提取的米糠油，不饱和脂肪酸含量高达80%以上。谷类脂肪中还含有少量卵磷脂和植物固醇，具有降低血胆固醇和防止动脉硬化等作用。

③ 碳水化合物。碳水化合物是谷类的主要成分，主要为淀粉，含量为70%～80%。谷类淀粉是人类最广泛、最经济的能量来源。依据结构和葡萄糖分子聚合方式的不同，谷类淀粉分为直链淀粉和支链淀粉两种，两者的比例因品种不同而有差异，并直接影响谷类食物的风味及营养价值，如普通玉米淀粉约含26%的直链淀粉，而糯玉米、黏高粱和糯米淀粉几乎全为支链淀粉。由于分子结构的差别，直链淀粉较易溶于水，黏性差，容易出现“老化”现象，形成难消化的抗性淀粉。而支链淀粉黏性大，容易“糊化”，其血糖［生成］指数比直链淀粉大。直链淀粉可以被体内淀粉酶水解为麦芽糖，而支链淀粉只有约50%能被水解，因此，几乎全为支链淀粉的糯米较难消化。

另外，谷皮中含丰富的膳食纤维，加工越精细，膳食纤维损失越多，全谷类食物是膳食纤维的重要来源。

④ 矿物质。谷类矿物质含量为1.5%～3%，主要为磷、钾、镁、钙、铁，多以植酸盐形式存在，消化吸收较差，若用酵母菌发酵，则可降低其干扰作用而提高钙、铁等的吸收率。矿物质主要分布于谷皮和糊粉层中，加工容易损失。

⑤ 维生素。谷类是膳食中B族维生素的重要来源，如维生素B_1、维生素B_2、烟酸、泛酸和维生素B_6等。但玉米中的烟酸为结合型，不易被人体利用，因此，在制作玉米制品时可加0.6%的小苏打使其转化为游离型以提高利用率。玉米和小米含少量胡萝卜

素，玉米和小麦胚芽中含有较多的维生素E。谷类的维生素主要存在于糊粉层和胚芽中，因此，加工得越精细，其损失就越多。

【知识链接】

只吃粮食类主食，会发生蛋白质缺乏吗?

不少传统快餐食品以粮食为主要原料，如方便面、阳春面、拉面、烙饼等。人们吃了这些食物，往往就不再吃菜肴，也没有肉类、蛋类。其中的营养素绝大部分来自面粉。由于面粉中含有10%左右的蛋白质，故这种吃法短期内不会造成蛋白质营养不良。但对于儿童来说，经常以这类食品为正餐，不利于生长发育。

很多女士拒绝吃主食，这样便不能从粮食中获得蛋白质，一日中减少20～40g蛋白质供应。长此以往，会造成轻度的蛋白质营养不良，损害身体健康。

（3）谷类加工食品的营养价值。

谷类通过加工可以生产出各种产品，包括面包、饼干、点心等，它们是加工食品的重要组成部分，其主要成分是碳水化合物。加工食品选取的原料多为精加工的面粉或米粉，微量营养素损失较多。针对某些营养素不足而生产的营养强化食品已面世。

（4）薯类食物的营养价值。

薯类包括土豆、红薯、芋头、山药等，淀粉含量为8%～29%，膳食纤维含量丰富，蛋白质和脂肪含量较低，含一定量的维生素和矿物质。薯类不仅可作为主食，还具有蔬菜的营养价值。

2. 豆类及其制品的营养价值

【豆类与健康】

豆类一般分为大豆类和其他豆类。大豆按种皮颜色不同分为黄、黑、青、褐和双色大豆五种，其中黄豆产量最高、分布最广。大豆蛋白质、脂肪含量高而碳水化合物含量则较低。其他豆类包括豌豆、蚕豆、绿豆、小豆和赤豆等，其碳水化合物含量高而蛋白质含量较大豆低，脂肪含量则很少。

豆制品是由大豆或其他豆类作为原料制作的发酵或非发酵食品，如豆酱、豆腐、豆浆、豆腐干等，是膳食中优质蛋白质的重要来源。

（1）大豆的营养价值。

① 蛋白质。大豆蛋白质含量高达35%～40%，其他豆类蛋白质含量约为20%，大豆蛋白质的氨基酸模式较好，具有较高的营养价值，属于优质蛋白质。其赖氨酸含量较多，但蛋氨酸含量较少，与谷类食物混合食用可弥补谷类蛋白质的不足，因此，大豆是谷类的理想互补食品。

② 脂类。大豆脂肪含量为15%～20%，以黄豆和黑豆较高，其他豆类小于2%。不饱和脂肪酸高达85%，其中亚油酸最多，占不饱和脂肪酸总量的52%～57%，其次是油

酸，占32%～36%，亚麻酸占2%～10%。此外，大豆油中还含有1.64%的磷脂及少量的大豆固醇（可抑制胆固醇吸收）。大豆油的天然抗氧化能力较强，是营养价值很高的一种食用油。

③ 碳水化合物。大豆碳水化合物含量为25%～30%，其中一半为可供利用的阿拉伯糖、半乳聚糖和蔗糖，淀粉含量较少；另一半为人体不能消化吸收的寡糖，存在于大豆细胞壁，如棉籽糖和水苏糖。低聚糖在大肠内成为细菌的营养素来源，细菌在肠道内生长繁殖过程中能产生过多的气体而引起肠胀气。

④ 其他。大豆含有丰富的维生素和矿物质，相比较谷类而言，胡萝卜素和维生素E含量较高，维生素B_1、维生素B_2和烟酸等B族维生素的含量比谷类多数倍。干豆类几乎不含维生素C，但经发芽后，其含量明显提高。大豆的矿物质含量在4%左右，其中钙、磷、铁含量较为丰富，明显多于谷类，其中铁为7～8mg/100g。

除了营养物质，大豆还含有多种有益健康的活性物质，如大豆异黄酮、大豆皂苷、大豆固醇、大豆低聚糖等。其中大豆异黄酮具有防止胆固醇在血管中沉积、防止动脉粥样硬化、抗骨质疏松、改善更年期症状的作用。因此大豆也被称为“豆中之王”“田中之肉”“绿色的牛乳”，是数百种天然食物中受营养学家推崇的食物之一。

【知识链接】

哪些豆类食品中含有大豆异黄酮?

大豆异黄酮属于植物多酚类物质，具有抗氧化作用和弱雌激素活性。它对预防妇女绝经期的骨质疏松和不适感，以及预防心血管疾病、乳腺癌和前列腺癌均有益处。

大豆异黄酮只存在于黄豆、黑豆等大豆类中，制作豆腐可使部分大豆异黄酮随黄浆水流失，而发酵可使大豆异黄酮从糖苷形式转化为游离形式，提高吸收率。食物中大豆异黄酮的主要来源是整粒大豆、豆粉、豆浆、水豆腐、豆豉、大豆豆酱、酱豆腐等。

（2）其他豆类的营养价值。

其他豆类的蛋白质含量低于大豆，但高于谷类，为20%～25%；碳水化合物含量较高，为50%～60%，主要以淀粉形式存在；脂类含量比较低，为1%～2%。其他营养素与大豆近似，也是营养价值较高的食物。

（3）豆制品的营养价值。

豆制品包括发酵豆制品和非发酵豆制品，前者如腐乳、豆豉、臭豆腐；后者如豆腐、豆浆、豆腐干、干燥豆制品（如腐竹等）。淀粉含量高的豆类还可制作粉丝、粉皮等。大豆虽然蛋白质丰富，脂肪质量优良，但大豆中存在一些干扰营养素消化吸收的因子，而大豆在加工的过程中经过浸泡、加热、脱皮、碾磨等多道工序，减少了大豆中这些因子的含量，使大豆中各种营养素的利用率都得到了很大提高。

3. 蔬菜的营养价值

【蔬菜与健康】

蔬菜富含人体所必需的维生素、矿物质和膳食纤维。水分和酶类含量较多，脂肪和蛋白质含量很低。富含多种植物化学物，能够产生多种对人体健康有益的生物学作用。

蔬菜按其结构和可食部位不同，分为叶菜类、根茎类、瓜茄类、鲜豆类、发芽类和菌藻类。所含营养素因其种类不同，差异较大。

（1）蛋白质。大部分蔬菜蛋白质含量很低，一般为1%～2%，鲜豆类平均可达4%。香菇和蘑菇的蛋白质含量可达20%以上，必需氨基酸含量较高，且组成均衡。

（2）脂类。蔬菜脂肪含量极低，除鲜豆类外，大多数蔬菜脂肪含量不超过1%。

（3）碳水化合物。蔬菜碳水化合物含量一般为4%左右。蔬菜所含碳水化合物包括单糖、双糖、淀粉及膳食纤维。含单糖和双糖较多的蔬菜有胡萝卜、西红柿、南瓜等。叶菜类和根茎类蔬菜中含有较多的纤维素和半纤维素，膳食纤维对人体健康的益处近年来已经得到广泛认可。另外，蘑菇，香菇和银耳等菌藻类中的多糖物质，具有提高免疫和抗肿瘤作用。

（4）矿物质。蔬菜中含有丰富的钙、磷、铁、钾、钠、镁、铜等矿物质，其中以钾含量最多，钙、镁含量也较丰富，是我国居民膳食矿物质的重要来源，且对机体的酸碱平衡起到重要作用。一般绿叶蔬菜含钙、铁比较丰富，如菠菜、雪里蕻、油菜、苋菜等。但蔬菜中存在草酸及膳食纤维，影响了矿物质特别是一些微量元素的消化吸收，如钙、锌等的消化吸收。草酸是一种有机酸，能溶于水，加热易挥发，水焯和爆炒均可以将其破坏。含草酸较高的蔬菜主要有菠菜、苋菜、鲜竹笋等。

（5）维生素。新鲜蔬菜含丰富的维生素C、维生素B_2和叶酸。蔬菜中维生素含量与品种、鲜嫩程度和颜色有关，一般叶部含量较根茎部高，嫩叶比枯老叶高，深色菜叶比浅色菜叶高。蔬菜中青椒、菜花、雪里蕻、苦瓜、芥菜、油菜及小白菜等维生素C含量较高。维生素B_2和叶酸在绿叶菜中含量较多。

（6）芳香物质、色素及酶类。蔬菜中含有多种芳香物质，其油状挥发性化合物称为精油，主要成分为醇、酯、醛、酮、烃等。芳香物质赋予食物香味，能刺激食欲，有利于人体的消化吸收。

蔬菜中含有多种色素，如胡萝卜素、叶绿素、花青素、番茄红素等，使得蔬菜的颜色五彩缤纷，且对人体的食欲具有一定的调节作用，在烹饪过程中还用于配菜。

另外，一些蔬菜中还含有酶类、杀菌物质和一些具有特殊功能的物质。如萝卜中含有淀粉酶，生食萝卜有助于消化；大蒜中含有植物杀菌素和含硫的香精油，生食大蒜可以预防肠道传染病，并有刺激食欲的作用；大蒜和洋葱能降低胆固醇；苦瓜有降低血糖的作用。

【知识链接】

蔬菜对减肥有帮助吗?

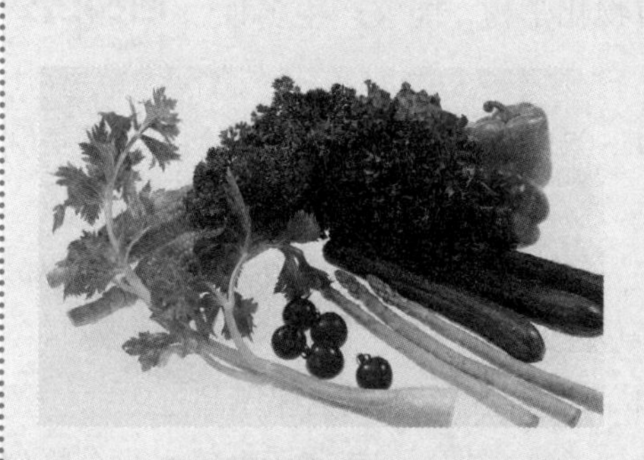

图 2.2 丰富的蔬菜品种

绝大多数蔬菜（图 2.2）的脂肪、蛋白质和淀粉含量非常低，都是典型的低能量食物，除非在烹调中加入大量油脂，否则多摄入蔬菜不会引起增肥问题。相反，蔬菜体积较大，水分多而膳食纤维丰富，在胃肠中有一定填充作用，增加蔬菜摄入量有利于降低食物中的能量密度，达到“吃得多而不发胖”的效果。

生吃蔬菜时，由于其细胞壁尚未软化，所以产生的饱腹感较强，因此人们很难摄入大量的生蔬菜。烹熟的蔬菜当时产生的饱腹感不及生蔬菜，但可提供更多的膳食纤维和营养成分，饱腹感维持时间较长。因此，减肥时应当同时增加生蔬菜和熟蔬菜的摄入量。

常见的蔬菜制品有酱腌菜，在加工过程中会造成营养素的损失，尤其是维生素 C 损失较大，但对矿物质及部分植物化学物的影响不大。蔬菜制品还有冷冻蔬菜，如冷冻豌豆、玉米粒、胡萝卜粒、茭白、各类蔬菜拼盘等，较好地保留了蔬菜原有的感官性状，给居民提供了方便。

4. 水果的营养价值

水果种类很多，根据果实的性状分为仁果类、核果类、浆果类、柑橘类和瓜果类。水果的营养价值与蔬菜虽有许多相似之处，但也各有特点。新鲜水果含水分多，营养素含量相对较低，蛋白质及脂肪含量均不超过 1%。

（1）碳水化合物。水果所含碳水化合物为 6%～28%，主要是果糖、葡萄糖和蔗糖，还富含纤维素、半纤维素和果胶。水果含糖比蔬菜多，会因其种类和品种不同而有较大差异：仁果类（如苹果、梨）碳水化合物以果糖为主，核果类（如桃、李、杏等）及柑橘类以蔗糖为主，浆果类（如葡萄、草莓、猕猴桃等）以葡萄糖和果糖为主。水果在成熟过程中，淀粉逐渐转化为可溶性糖，甜度增加。例如，香蕉未成熟时淀粉含量为 26%，成熟的香蕉其含量只有 1%，而糖的含量则从 1% 上升到 20%。因此，水果的风味与成熟度有一定的关系。

（2）矿物质。水果中含有人体所需的各种矿物质，如钾、钙、镁、磷、钠、铁、锌、铜等，钾、钙、镁、磷含量较多，属于理想的碱性食物。

（3）维生素。新鲜水果中含维生素 C 和胡萝卜素较多，维生素 B_1、维生素 B_2 含量不高。鲜枣、山楂、柑橘、草莓、猕猴桃中维生素 C 含量较高，仁果类水果中维生素 C 含量不高；哈密瓜、沙棘、柑橘等水果中胡萝卜素含量很高，详见表 2-1。

表 2-1 常见水果的维生素 C 和胡萝卜素的含量（以 100g 可食部计）

水果名称	维生素 C 含量 /mg	胡萝卜素 含量 /μg	水果名称	维生素 C 含量 /mg	胡萝卜素 含量 /μg
枣（鲜）	243	240	西瓜	6	450
枣（干）	14	10	红富士苹果	2	60
酸枣	900	—	莱阳梨	3	—
沙棘	204	3840	酸梨	14	—
草莓	47	30	蜜桃	4	10
柠檬	22	—	黄桃	9	90
柑橘	19	1660	李子	5	150
芦柑	19	520	杏	4	450
菠萝	18	20	红玫瑰葡萄	5	—
哈密瓜	12	920	紫葡萄	3	60

注：—表示未检测。

（4）有机酸与色素。水果中的酸味与有机酸有关，主要有苹果酸、柠檬酸、酒石酸。仁果类及核果类含苹果酸较多，而葡萄主要为酒石酸。在同一种水果中，往往是数种有机酸同时存在。水果中的有机酸具有增加食欲、保护维生素 C 的作用。

富含色素是水果的另一大特色，它赋予水果多种颜色。使水果呈紫红色的色素是花青素，它能溶于水，在果皮中含量高，果肉中也有一定含量。使水果呈黄色的色素主要是胡萝卜素，胡萝卜素可部分转化为对人体具有生理活性的视黄醇。西瓜、西红柿中主要是番茄红素。水果的许多色素成分都对人体具有一定的生理功能，如抗氧化的功能等。

【知识链接】

吃水果代餐能帮助减肥吗?

减肥期间，用水果替代一餐是常见的做法。这种做法的主要依据是水果所含的能量较低，替代正餐可以减少能量摄入，从而导致一日能量达到负平衡，促进体脂肪的分解。

水果（图 2.3）的主要能量来源是糖分，蛋白质和脂肪含量低，适合用来替代主食。但长期以水果代餐将导致蛋白质摄入不足，降低基础代谢，不利于长期维持健康的体重。因此，水果代餐时，只代一餐为好。如果代两餐，则要额外补充蛋白质类食物，如牛奶、酸奶、豆浆等。

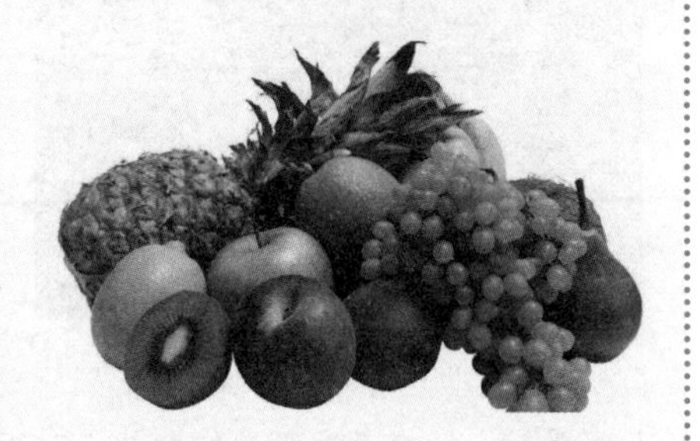

图 2.3 丰富的水果品种

需要注意的是，水果减肥的前提是减少正餐食物和其他零食。如果在不减少正餐食量的同时再摄入大量水果，可能会增加一日总能量而导致体重增加。

5. 坚果的营养价值

坚果是指富含油脂的种子类食物，如花生、瓜子、核桃、腰果、松子、杏仁、开心果等，其特点是高能量、高脂肪，所含脂肪中不饱和脂肪酸的含量较高，同时富含维生素E，对预防与营养相关的慢性病有益。

（1）蛋白质。坚果的蛋白质含量为12%～25%，因坚果中有些必需氨基酸含量相对较低，从而影响蛋白质的生物学价值，如核桃的蛋氨酸和赖氨酸含量不足。

（2）脂类。坚果中油脂含量可高达44%～70%，以不饱和脂肪酸为主。例如，核桃脂肪含量为60%以上，其中亚油酸为47%～73%，并富含亚麻酸和油酸；榛子脂肪含量为50%～66%，其中不饱和脂肪酸的比例很高。

（3）碳水化合物。坚果的碳水化合物含量依不同种类而异，含量较高的如栗子为77.2%，其他较低，如核桃为9.6%、榛子为14.7%。

（4）微量营养素。坚果中的矿物质比较丰富，含有大量的维生素E和硒等具有抗氧化作用的营养成分。例如，核桃、榛子、栗子等富含维生素E、B族维生素和丰富的钾、钙、锌、铁等矿物质元素，榛子的钾、钙、铁和锌等矿物质含量高于核桃、花生等，为矿物质的极佳膳食来源。葵花籽仁和花生仁中维生素B_1的含量分别为1.89mg/100g和0.72mg/100g，是常见食物中含量较高的，葵花籽仁中维生素B_6的含量高达1.25mg/100g，核桃仁为0.73mg/100g。

【知识链接】

怎样吃坚果才有预防心血管疾病的作用？

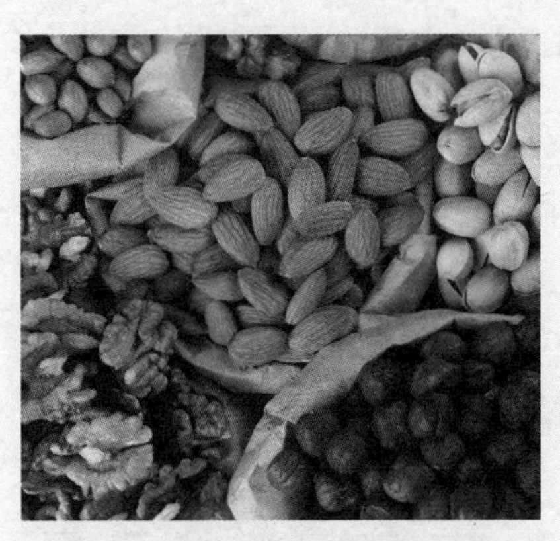

图2.4 丰富的坚果品种

研究证实，每日食用少量坚果和油脂可以有效降低心血管疾病的风险。这些坚果包括大杏仁、核桃、花生、澳洲坚果等（图2.4）。这种效果可能与其中的单不饱和脂肪酸、维生素E、膳食纤维、钾、镁、多种B族维生素、植物多酚等因素的复合作用有关。推荐平均每周50～70g（平均每天10g左右）的坚果食用量。

由于坚果含脂肪很高，不加节制地食用坚果可能促进肥胖的发生。因此，建议早餐时或上午食用坚果，尽量避免在晚餐后把坚果作为零食。

最后，还应考虑坚果的含盐量和加工方式问题。如果坚果产品经过油炸，或烤制过度，或放入过多的食盐，都会降低其营养价值。这样的产品，当然也不会有帮助预防疾病的作用。所以食用原味坚果为首选。

【动物性食物营养特点】

2.1.2 动物性食物的营养价值

【知识链接】

动物性食物与人类健康

很多出家人只吃素食，他们的身体一般很健康，又长寿，所以一些人就觉得吃素食很健康。其实这是一种错觉。出家人得病的也有很多，不过确实比我们普通人要少，但这并不全是吃素的功劳，而是因为出家人饮食禁忌很多，要忌辛辣、忌烟酒，忌一切有刺激性的东西，这是很多人做不到的。

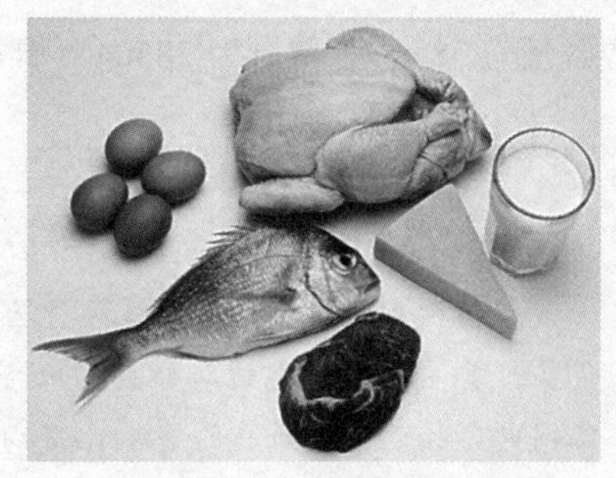

图 2.5　各种动物性食物

中国居民平衡膳食宝塔推荐健康成人每日食用畜禽肉类 40～75g，水产品 40～75g，蛋类 40～50g。在每天的膳食中，应保证一定量的动物性食物（图 2.5）的摄入，才能保证身体的健康。

我国居民尤其城市居民的肥胖、血脂异常、高血压、糖尿病等慢性疾病患病率较高，且增高趋势明显。我国居民膳食中动物性食物多数以畜肉为主，畜肉消费尤以猪肉最多，膳食中脂肪供能比达 35%；粗粮、蔬菜及水果的摄入量在减少，谷类食物供能比仅为 47%；每人每天钙的平均摄入量仅 391mg，占推荐摄入量的 41%。以上不合理的食物消费方式与慢性病产生不无关系。

1. 畜禽肉类食物的营养价值

【动物性食物（畜禽肉类）与健康】

畜肉是指猪、牛、羊、马等牲畜的肌肉、内脏及其制品；而禽肉指鸡、鸭、鹅等的肌肉、内脏及其制品。畜禽肉类主要提供优质蛋白质、脂肪酸、矿物质和维生素。营养素的分布因动物的种类、年龄、肥瘦程度及部位的不同而差异较大。畜禽肉类食物的消化率高，饱腹作用强，经过烹调加工可制成美味佳肴，是我国居民日常喜食的动物性食物的主要来源。

（1）蛋白质。畜禽肉中蛋白质大部分存在于肌肉组织中，含量为 10%～20%，属于优质蛋白质。蛋白质含量因畜禽的种类、年龄、肥瘦程度及部位的不同而差异较大，如猪肉蛋白质的平均含量为 13.2%，猪里脊肉为 20.2%，猪五花肉为 7.7%，牛肉和鸡肉为 20%，鸭肉为 16%，鹅肉为 18%。

畜禽的内脏如肝、心等蛋白质含量较高；皮肤和筋腱主要为结缔组织，主要含胶原蛋白和弹性蛋白，由于缺乏色氨酸和蛋氨酸等人体必需氨基酸，为不完全蛋白质，因此蛋白质利用率低，其营养价值也低，可与其他优质蛋白质食物搭配食用。

（2）脂类。畜禽肉中脂肪含量因畜禽的种类、年龄、肥瘦程度及部位不同而差异较大，如猪肥肉脂肪含量高达 90%，猪前肘为 31.5%，猪里脊肉为 7.9%，牛五花肉为 5.4%，瘦牛肉为2.3%。畜肉类脂肪含量以猪肉最高，其次是羊肉，牛肉和兔肉较低；与畜肉不同的是，禽肉类脂肪含量相对较少，而且熔点低（23～40℃），易于消化吸收，并含有20%的亚油酸，营养价值较高。在禽肉中鸭和鹅肉的脂肪含量较高，鸡和鸽子次之。

畜肉类脂肪以饱和脂肪酸为主，其主要成分是甘油三酯，还含有少量软磷脂、胆固醇和游离脂肪酸。畜类内脏含较高的胆固醇，猪肝为288mg，猪肾为354mg，牛肝为297mg。禽类内脏中的胆固醇也比较高，特别是肝脏中，如每100g鸡肝（土鸡）中胆固醇含量为385mg，鹅肝为285mg，鸭肝为313mg。

【知识链接】

为什么说白肉比红肉健康?

禽肉被称为“白肉”，与被称为“红肉”的畜肉相比，在脂肪含量和质量方面具有优势。其主要特点是饱和脂肪酸含量略低，而不饱和脂肪酸含量较高，与人体的脂肪酸比例更为相近，对血脂的影响比畜肉少。

禽类的脂肪品质虽然较好，但其含量也值得关注。过高的脂肪摄入量会增加肥胖，而肥胖会对心脏健康产生不良影响。禽类的脂肪含量与品种和饲养方法有关。肥育动物的脂肪含量较高，如烤鸭所用的鸭肉脂肪含量可高达40%。普通肥育鸡的脂肪含量为10%～20%，散养鸡、乌骨鸡的脂肪含量只有5%以下。

（3）碳水化合物。畜禽肉中的碳水化合物以糖原的形式存在于肌肉和肝脏中，含量极少。

（4）矿物质。畜禽肉中矿物质含量为0.8%～1.2%，瘦肉中的含量高于肥肉，内脏高于瘦肉。畜禽肉和动物血中铁含量丰富，且主要以血红素铁的形式存在，其吸收受食物其他因素的影响较小，生物利用率高，是膳食铁的良好来源。牛肾和猪肾中硒含量较高，是其他一般食物的数十倍。此外，畜肉中还含有较多的磷、硫、钾、钠、铜等。禽肉中也含钾、钙、钠、镁、磷、铁、锰、硒、硫等，其中硒的含量高于畜肉。

（5）维生素。畜禽肉可提供多种维生素，其中主要以B族维生素和维生素A为主，尤其内脏含量较高，其中肝脏的含量最为丰富，特别富含维生素A和维生素B_2。维生素A的含量以牛肝和羊肝最高，维生素B_2则以猪肝含量最丰富。此外，禽类的肌肉中维生素E的含量比较高，因而其抗氧化酸败的作用比畜类要好。

（6）含氮浸出物。畜禽肉中含有能溶于水的含氮浸出物，包括肌凝蛋白原、肌肽、肌酸、肌酐、嘌呤、尿素和游离氨基酸等非蛋白含氮浸出物及无氮浸出物，是使肉汤具有鲜味的主要成分。成年动物其含量高于幼年动物。禽肉的质地较畜肉细嫩而含氮浸出物多，故禽肉炖汤的味道较畜肉汤味更鲜美。

2. 畜禽肉类制品的营养价值

肉类制品是以畜禽肉为原料，经加工而成的，包括腌腊制品、酱煮制品、熏烧烤制品、干制品、香肠、火腿和肉类罐头等。腌腊制品、干制品因水分减少，蛋白质、脂肪、矿物质的含量增加，但易出现脂肪氧化以及B族维生素的损失。酱煮制品饱和脂肪酸的含量降低，B族维生素也有所损失，但游离脂肪酸的含量升高。制作熏烧烤制品时，含硫氨基酸、色氨酸和谷氨酸等因高温而分解，营养价值降低。香肠因品种不同，营养价值特点也各异。肉类罐头的加工过程因含硫氨基酸，B族维生素受损。

肉类制品有其独特的风味，有的也属于方便食品（如香肠、罐头），有其特定的市场需求。有的肉类制品含有危害人体健康的因素，如腌腊、熏烧烤、油炸等制品中亚硝胺类或多环芳烃类物质的含量增加，应控制其摄入量，尽量食用鲜畜禽肉类。

3. 水产品的营养价值

水产品种类繁多，可分为鱼类、甲壳类和软体类。根据来源，鱼类有海水鱼和淡水鱼之分，海水鱼又分为深海鱼和浅海鱼。

（1）蛋白质。鱼类中的蛋白质含量因鱼的种类、年龄、肥瘦程度及捕获季节等不同而差异较大，一般为15%～25%，属于优质蛋白质，含有人体必需的各种氨基酸，尤其富含亮氨酸和赖氨酸。鱼类肌肉纤维细短，水分含量多，组织柔软细嫩，较畜禽肉类更易消化，其营养价值与畜禽肉类相近。存在于鱼类结缔组织和软骨中的蛋白质主要是胶原蛋白和黏蛋白，煮沸后成为溶胶，是鱼汤冷却后形成凝胶的主要物质。此外，鱼翅中蛋白质含量可达到80%以上，但主要为胶原蛋白和弹性蛋白，缺乏色氨酸，因此营养价值并不高。

河蟹、对虾、章鱼的蛋白质含量为17%，软体动物的蛋白质含量约为15%，其酪氨酸和色氨酸的含量比牛肉和鱼肉高。

（2）脂类。鱼类脂肪含量低，一般为1%～10%，主要分布于皮下和内脏周围，肌肉组织中含量很少。鱼的种类不同，脂肪含量差异也较大，如鳕鱼仅为0.5%，草鱼为5.2%，而鳀鱼可高达12.8%。蟹、河虾等脂肪含量约2%，软体动物的脂肪含量平均为1%，蟹类的脂肪主要存在于蟹黄中。

鱼类脂肪多由不饱和脂肪酸组成（占80%），熔点低，消化率可达95%。一些深海鱼类脂肪含长链多不饱和脂肪酸，其中含量较多的有二十碳五烯酸和二十二碳六烯酸，具有调节血脂、防治动脉粥样硬化、辅助抗肿瘤等作用。鱼类胆固醇含量一般约为100mg/100g，但鱼子中含量较高，如鲳鱼子含量为1070mg/100g。虾和蟹肉中胆固醇含量不高，但每100g虾子中胆固醇可高达896mg，蟹黄中高达466mg。

【知识链接】

哪些鱼是DHA的良好来源?

很多父母听说DHA能够使孩子聪明，于是经常给孩子吃鱼，特别是吃昂贵的深海鱼，希望获得足够多的DHA。实际上，河鱼和海鱼一样含有DHA。其中鲈鱼、鲑鱼、鲶鱼、鳜鱼、鳙鱼、鲟鱼、黄鳝、罗非鱼、泥鳅、黑鱼等均含有DHA。

DHA存在于鱼的脂肪部位，吃同样的鱼，DHA含量相近时，则含脂肪较高的鱼带来的DHA较多。在常吃的淡水鱼中，以鳗鱼脂肪含量最高，达10%，而鳗鱼脂肪中DHA含量达6%，堪称DHA最丰富的来源之一。鲶鱼、黄鳝和泥鳅也是比较好的来源。

在海鱼中，DHA含量的多少与价格毫无关系。廉价的大黄鱼、小黄鱼、橡皮鱼、沙丁鱼、秋刀鱼等都是DHA的良好来源，而昂贵的鳕鱼肉和鲑鱼肉中含量却并不高。

（3）碳水化合物。鱼类碳水化合物的含量低，约为1.5%，主要以糖原的形式存在。有些鱼不含碳水化合物，如草鱼、青鱼、鳜鱼、鲈鱼等。其他水产品中，海蜇、牡蛎和螺蛳等含量较高，可达6%～7%。

（4）矿物质。鱼类矿物质含量为1%～2%，磷、钙、钠、氯、钾、镁含量丰富。钙的含量较畜禽肉高，是人体所需钙的良好来源。深海鱼类含碘丰富，远远高于淡水产品。此外，鱼类含锌、铁、硒也较丰富。

河虾中钙含量高达325mg/100g，锌含量也较高；河蚌中锰含量高达59.6mg/100g；鲍鱼、河蚌和田螺中铁含量较高。软体动物中矿物质含量为1.0%～1.5%，其中钙、钾、铁、锌、硒和锰含量丰富，如生蚝中锌含量高达71.2mg/100g，螺蛳中锌为10.2mg/100g。

（5）维生素。鱼类是维生素 B_2 的良好来源，维生素E、维生素 B_1 和烟酸的含量也较高。黄鳝中维生素 B_2 含量较高，为0.98mg/100g，河蟹和海蟹分别为0.28mg/100g和0.39mg/100g。鱼类，特别是海水鱼的肝脏是维生素A和维生素D的重要来源，因而常作为生产药用鱼肝油的原料。但有些鱼体内含有硫胺素酶，新鲜鱼如不及时加工处理或食用时，鱼肉中的维生素 B_1 则会被鱼体内含有的硫胺素酶分解破坏，通过加热可破坏此酶。

软体动物维生素的含量与鱼类相似，但维生素 B_1 含量较低。另外贝类食物中维生素E含量较高。

（6）含氮浸出物。鱼类含有较多的其他含氮物质，如游离氨基酸、肽、嘌呤类、胺类等，是鱼汤的腥味物质。氧化三甲胺是鱼类鲜味的重要物质，三甲胺则是鱼腥味的重要物质。

4. 乳类及乳制品的营养价值

【知识链接】

牛奶与人类健康

“不好意思，活这么久！”这是111岁高龄的日本宫崎县老人田锅友时说的一句名言。他于2007年获得了“吉尼斯世界纪录”证书。田锅老人的长寿秘诀非常简单：滴酒不沾，从不吸烟，坚持每天喝一杯牛奶；每餐主要吃蔬菜，很少吃油腻食物。无独有偶，在保加利亚著名的长寿村——莫斯利安村，居民都有长期饮酸牛奶，吃酸乳酪等牛奶制品的习惯。村中的百岁老人比例非常高。

乳类包括人乳和动物乳（如牛乳、羊乳和马乳等）。乳类是一种营养素齐全、容易消化吸收的优质食品，能满足初生幼仔迅速生长发育的全部需要，也是健康人群及特殊人群（如婴幼儿、老年人等）的理想食品。乳制品是以乳类为原料经浓缩、发酵等工艺制成的产品，如乳粉、酸乳、炼乳等。

（1）乳类的营养价值。

① 蛋白质。牛乳中蛋白质含量比较恒定，为2.8%～3.3%，主要由酪蛋白（79.6%）、

乳清蛋白（11.5%）和乳球蛋白（3.3%）组成。酪蛋白属于结合蛋白，与钙、磷等结合，形成酪蛋白胶粒，并以胶体悬浮液的状态存在于牛乳中。乳清蛋白对热不稳定，加热时发生凝固并沉淀。乳球蛋白与机体免疫有关。牛乳蛋白质消化率为87%～89%，为优质蛋白质。

牛乳、羊乳与人乳中主要营养素含量比较见表2–2，人乳较牛乳蛋白质含量低，且酪蛋白比例低于牛乳，以乳清蛋白为主。利用乳清蛋白改变牛乳中的酪蛋白与乳清蛋白的构成比例，使之接近人乳的蛋白质构成，可生产出适合婴幼儿生长发育需要的配方奶粉。

表2–2　不同乳中主要营养素含量比较（每100g）

营养素	人乳	牛乳	羊乳
水分/g	87.6	89.8	88.9
蛋白质/g	1.3	3.0	1.5
脂肪/g	3.4	3.2	3.5
碳水化合物/g	7.4	3.4	5.4
能量/kJ	272	226	247
钙/mg	30	104	82
磷/mg	13	73	98
铁/mg	0.1	0.3	0.5
视黄醇当量/μg RAE	11	24	84
硫胺素/mg	0.01	0.03	0.04
核黄素/mg	0.05	0.14	0.12
尼克酸/mg	0.20	0.10	2.10
抗坏血酸/mg	5.0	1.0	—

注：—表示未检出。

② 脂类。乳类中脂肪含量一般为3.0%～5.0%，主要为甘油三酯，少量磷脂和胆固醇。乳脂肪以微粒分散在乳浆中，呈高度乳化状态，易消化吸收，吸收率高达97%。乳脂肪中脂肪酸组成复杂，油酸占30%，亚油酸和亚麻酸分别占5.3%和2.1%，短链脂肪酸含量也较高，这是乳脂肪风味良好且易于消化的原因。

③ 碳水化合物。乳类中碳水化合物含量为3.4%～7.4%，主要形式为乳糖，人乳中乳糖含量最高，羊乳居中，牛乳最低。乳糖有调节胃酸、促进胃肠蠕动和促进消化液分泌的作用，还能促进钙的吸收和促进肠道乳酸杆菌繁殖，抑制腐败菌的生长，对肠道健康具有重要意义。

④ 矿物质。乳类中矿物质含量丰富，富含钙、磷、钾、镁、钠、硫、锌、锰等。牛乳含钙104mg/100g，以酪蛋白钙的形式存在，吸收率高，且牛乳中的各种氨基酸、乳糖、维生素D也有利于钙的消化吸收，因此，牛乳是供给人体钙的最好食物来源，人一生

的各个年龄段都可以常饮牛奶，这对改善我国居民的钙缺乏状况有着非常重要的意义。

与牛乳相比，人乳中矿物质含量比较低，更适合婴儿发育不完全的肾脏。人乳中钙含量低于牛乳，但消化率远远高于牛乳，人乳中酪蛋白含量低，钙、磷比例更适合婴儿的需要，且人乳中乳糖含量高也有利于钙的吸收，因此，人乳更适合婴儿的喂养。

⑤ 维生素。牛乳中含有人体所需的各种维生素，其含量与饲养方式和季节有关，如放牧期牛乳中维生素A、维生素D、胡萝卜素和维生素C含量，较冬春季在棚内饲养明显增多。牛乳中维生素D含量较低，但夏季日照多时，其含量有一定的增加。牛乳是B族维生素的良好来源，特别是维生素B_2。

人乳中的维生素含量也有这种规律，即与食物中维生素的组成有比较大的关系。

【知识链接】

喝脱脂奶好还是喝全脂奶好？

很多人都购买脱脂奶，认为全脂奶中乳脂肪饱和度较高，不利于健康。但脱脂奶也有不利之处。牛奶中几乎全部维生素A和维生素D都存在于乳脂肪中，共轭亚油酸、神经鞘磷脂等成分也在乳脂肪中。250g牛奶脱脂后只能减少6g脂肪，数量有限，因此，对于不需要控制血脂的人来说，喝全脂奶可能是更好的选择。

从补钙的角度来说，由于牛奶中的钙存在于水中，因此喝脱脂奶不妨碍增加钙的摄入，只是要额外再补充维生素D，或多做阳光下的户外活动，多摄入绿叶菜和豆类，补足维生素D和维生素K，才能让钙充分发挥健骨作用。

（2）乳制品的营养价值。

乳制品因加工工艺的不同，营养素含量有很大差异。

① 巴氏杀菌乳、灭菌乳和调制乳。巴氏杀菌乳是仅以生牛（羊）乳为原料，经巴氏杀菌等工序制得的液体产品。灭菌乳又分为超高温灭菌乳和保持灭菌乳，前者是以生牛（羊）乳为原料，添加或不添加复原乳，在连续流动的状态下，加热到至少132℃并保持很短时间的灭菌，再经无菌灌装等工序制成的液体产品；后者则是以生牛（羊）乳为原料，添加或不添加复原乳，无论是否经过预热处理，在灌装并密封之后都经灭菌等工序制成的液体产品。调制乳是以不低于80%的生牛（羊）乳或复原乳为主要原料，添加其他原料或食品添加剂或营养强化剂，采用适当的杀菌或灭菌等工艺制成的液体产品。这三种形式的产品是目前我国市场上流通的主要液态乳，除了维生素B_1和维生素C有损失，营养价值与新鲜生牛（羊）乳差别不大，但调制乳因其是否进行营养强化而差异较大。

② 发酵乳。发酵乳指以生牛（羊）乳或乳粉为原料，经杀菌、发酵后制成的pH值降低的产品。其中以生牛（羊）乳或乳粉为原料，经杀菌、接种嗜热链球菌和保加利亚乳杆菌发酵制成的产品称为酸乳。

风味发酵乳指以80%以上生牛（羊）乳或乳粉为原料，添加其他原料，经杀菌、发酵后 pH 值降低，发酵前或后添加或不添加食品添加剂、营养强化剂、果蔬、谷物等制成的产品。以 80% 以上生牛（羊）乳或乳粉为原料，添加其他原料，经杀菌、接种嗜热链球菌和保加利亚乳杆菌发酵前或后添加或不添加食品添加剂、营养强化剂、果蔬、谷物等制成的产品称为风味酸乳。

发酵乳经过乳酸菌发酵后，乳糖部分转变为乳酸，蛋白质凝固、游离氨基酸和肽增加，脂肪不同程度地水解，形成独特的风味，且蛋白质的生物价提高、叶酸含量增加一倍，因此营养价值更高。酸乳更容易消化吸收，还可刺激胃酸分泌。发酵乳中的益生菌可抑制肠道腐败菌的生长繁殖，防止腐败胺类产生，对维护人体的健康有重要作用，尤其适合乳糖不耐受的人。

5. 蛋类及其制品的营养价值

蛋类主要指禽类的蛋，包括鸡蛋、鸭蛋、鹅蛋、鹌鹑蛋、鸽蛋等。食用最普遍、销量最大的是鸡蛋。蛋制品是以蛋类为原料加工制成的产品，如皮蛋、咸蛋、糟蛋、冰蛋、全蛋粉、干蛋白、干蛋黄粉等。

（1）蛋的结构。

各种禽类蛋大小不一，但结构相似，由蛋壳、蛋黄和蛋清三部分组成。以鸡蛋为例，蛋壳占全蛋质量的 11%～13%，主要由碳酸钙构成。蛋壳表面附着有水溶性胶状黏蛋白，对微生物进入蛋内和蛋内水分及二氧化碳过度向外蒸发起保护作用。蛋壳的颜色由白色到棕色，与蛋的品种有关，与蛋的营养价值关系不大。蛋清包括两层，外层为中等黏度的稀蛋清，内层是包围在蛋黄周围的胶质样稠蛋清。蛋黄由无数富含脂肪的球形细胞组成，为浓稠、不透明、半流动黏稠物，表面包围有蛋黄膜，由两条韧带将蛋黄固定在蛋中央。蛋黄的颜色受禽类饲料成分的影响。

（2）蛋类的组成成分及其营养价值。

蛋类的宏量营养素含量稳定，微量营养素含量受品种、饲料、季节等多方面的影响。蛋类各部分的主要营养素含量见表 2–3。

表 2–3 蛋类各部分的主要营养素含量（每 100g）

营养素	全蛋	蛋清	蛋黄
水分 /g	74.1	84.4	51.5
蛋白质 /g	13.3	11.6	15.2
脂肪 /g	8.8	0.1	28.2
碳水化合物 /g	2.8	3.1	3.4
钙 /mg	56	9	112
铁 /mg	2.0	1.6	6.5
视黄醇当量 /μg RAE	234	—	438
硫胺素 /mg	0.11	0.04	0.33

续表

营养素	全蛋	蛋清	蛋黄
核黄素 /mg	0.27	0.31	0.29
尼克酸 /mg	0.2	0.2	0.1

注：—表示未检出。

① 蛋白质。蛋类蛋白质含量为 13%～15%，蛋清中较低，蛋黄中较高。鸡蛋蛋白的必需氨基酸种类齐全，比例也符合人体需要，生物价在 95 以上，是蛋白质生物价最高的食物。

【知识链接】

鸡蛋应当加热到什么程度再吃?

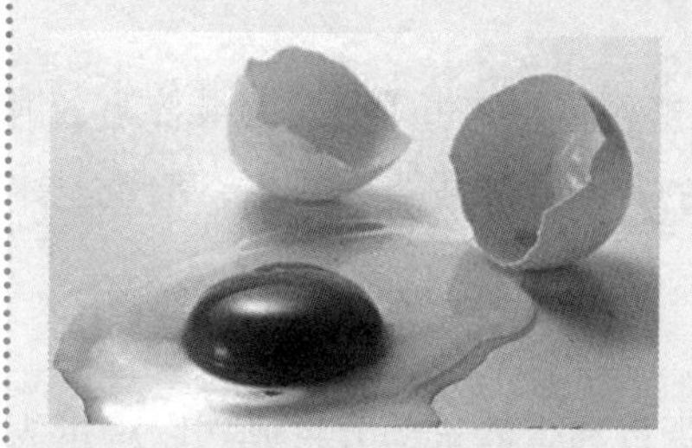

图 2.6 生鸡蛋

由于多种抗营养因子的存在，因此生鸡蛋（图 2.6）中蛋白质和维生素的吸收利用率都很低。长期吃生鸡蛋可导致生物素缺乏，引起脱发、皮肤损害等症状。这些抗营养因子基本上都存在于蛋清当中，蛋黄生吃或熟吃时的蛋白质吸收率相差不大。因此，在鸡蛋烹调时，应等到蛋清凝固后再加以食用。但蛋黄是否凝固，则主要看个人口味，吃溏心蛋不妨碍健康。人们要求蛋黄凝固的主要理由是担心其中的禽流感病毒等安全性问题，而不是营养吸收问题。

② 脂类。蛋清中含脂肪极少，98% 的脂肪集中于蛋黄中，呈乳化状，分散成细小颗粒，故易被消化吸收。蛋黄所含的脂肪中甘油三酯占 62%～65%（其中油酸约占 50%，亚油酸约占 10%），磷脂占 30%～33%，固醇占 4%～5%。蛋黄是磷脂的良好食物来源，主要是卵磷脂和脑磷脂，还有神经鞘磷脂，其中卵磷脂具有降低血胆固醇，并促进脂溶性维生素吸收的作用。蛋黄胆固醇含量较高，其中鹅蛋黄胆固醇含量最高，达到 1696mg/100g。鸡蛋黄可达 1510mg/100g，以游离胆固醇为主，易被人体消化吸收。成人每天 1 个鸡蛋，既对血清胆固醇无明显影响，又可发挥禽蛋的营养作用。

③ 碳水化合物。蛋类含碳水化合物较少，蛋清中主要是甘露糖和半乳糖，蛋黄中主要是葡萄糖，多以与蛋白质结合形式存在。

④ 矿物质。蛋类的矿物质主要存在于蛋黄中，蛋清中含量极低。其中以钙、磷、钾、钠、铁、镁、锌、硒含量较多，如钙为 112mg/100g，磷为 240mg/100g。蛋黄中铁含量虽然较高，但是非血红素铁，并与卵黄高磷蛋白结合，生物利用率仅为 3% 左右。另外，将鲜蛋加工成糟蛋，会使蛋内含钙量大大增加。

⑤ 维生素。蛋类维生素种类相对齐全，含量也较为丰富，主要集中在蛋黄中，其中维生素 A、维生素 D、维生素 E、维生素 B_2、维生素 B_6 含量丰富，缺乏的维生素是维生素 C。蛋类维生素含量受品种、季节、饲料、光照时间等因素的影响。生鸡蛋中含有抗生物素和抗胰蛋白酶，前者妨碍生物素的消化吸收，后者抑制胰蛋白酶的活性，但高温

加热可破坏这两种抗营养因子，因此，从营养学的角度蛋类不宜生食。

（3）蛋制品的营养价值。

新鲜蛋类经特殊加工制成风味特异的蛋制品，如皮蛋、咸蛋和糟蛋等。蛋制品的宏量营养素与鲜蛋相似，但不同加工方法对一些微量营养素的含量产生影响，如皮蛋在加工过程中加入碱和食盐，使矿物质含量增加明显，但B族维生素受到破坏，且会增加铅（铅对人体是一种有害元素）的含量，对维生素A、维生素D的含量影响不大。咸蛋在腌制中使用了食盐，钠含量增加明显，因此不宜多食，尤其是高血压和肾脏病患者，此外腌制中蛋内含水量下降，钙含量上升明显。糟蛋是用鲜鸭蛋经糯米酒糟糟渍而成，在糟渍过程中蛋壳中的钙盐渗入蛋内，钙含量比鲜蛋高10倍左右，因此是一种营养价值很高的蛋制品。

2.1.3 其他食物的营养价值

1. 食用油脂的营养价值

食用油脂按其来源可分为植物油和动物油。植物油是从植物的果实、种子、胚芽中得到的油脂，常用的有大豆油、菜籽油、花生油、玉米油、芝麻油、棉籽油、米糠油、棕榈油等；动物油主要来自动物的体脂、乳脂。

食用油脂提供人体所需的脂类，主要成分为甘油三酯，另外还含有少量的游离脂肪酸、磷脂、胆固醇及脂溶性维生素A、维生素D、维生素E、维生素K、胡萝卜素等。一般认为，植物油的营养价值高于动物油。

（1）甘油三酯。甘油三酯是油脂中最主要的营养素，经过精制的油脂，甘油三酯的含量可达到98%以上，因而，油脂是能量密度很高的一种食物原料。由于来源不同，组成甘油三酯的脂肪酸在饱和程度及必需脂肪酸的含量等方面有很大区别。

① 脂肪酸的饱和程度。植物油中的脂肪酸以不饱和脂肪酸的含量为多，例如，芝麻油的不饱和脂肪酸的含量可达到78%，大豆油可达到86%以上，葵花籽油可达到87%左右，而黄油、牛油、猪油等动物脂肪中不饱和脂肪酸的含量一般在30%～53%。

动物脂肪中饱和脂肪酸含量比较高，特别是含有16～22个碳原子的饱和脂肪酸较多，其中软脂酸和硬脂酸的含量更多；但鱼油是个例外，鱼油的不饱和脂肪酸含量比较高。

脂肪酸的不饱和程度及它在不同油脂中的含量直接影响到油脂的熔点：不饱和脂肪酸含量越高，脂肪的熔点越低；饱和脂肪酸越高，则脂肪的熔点越高。脂肪的熔点又与消化率有直接的关系：熔点低于人体体温的油脂，消化率可达97%～98%，植物油脂的熔点一般都低于体温；高于体温的油脂，其消化率为90%左右，动物脂肪多属于这一类；少数动物由于生长环境的特殊性，其脂肪的熔点高于人体体温，因而其消化率很低。

② 必需脂肪酸的含量。必需脂肪酸是人体必需，但不能自身合成，必须通过食物供给的一种不饱和脂肪酸，主要为亚油酸和 α－亚麻酸。它们在脂肪中的分布有很大差别，植物油中的含量最高，远远高于动物油中的含量；在植物油中，棉籽油、大豆油、玉米油中的含量高于其他植物油；动物油中禽类脂肪的必需脂肪酸含量高于畜类脂肪；而畜类脂肪中，猪油中的必需脂肪酸含量又高于牛油和羊油。以亚油酸为例，在常见食用油脂中的含量见表 2–4。

表 2–4 常见食用油脂中的亚油酸含量（单位：%，占总脂肪的比例）

食用油脂	亚油酸含量	食用油脂	亚油酸含量	食用油脂	亚油酸含量
棉籽油	55.6	米糠油	34	羊油	2
大豆油	52.2	菜籽油	14.2	鸡油	24.7
玉米油	47.8	茶油	7.4	鸭油	19.5
芝麻油	43.7	猪油	6.3	黄油	3.6
花生油	37.6	牛油	3.9		

（2）磷脂。许多植物油中含有一定的磷脂，以大豆油的含量最高，其他植物油，如玉米油、棉籽油中的含量也比较高。几种植物油中磷脂的含量见表 2–5。但植物油经过精制后，磷脂的含量就会明显下降。

表 2–5 几种植物油中磷脂的含量（单位：%，占总脂肪的比例）

食用油脂	磷脂含量	食用油脂	磷脂含量
玉米油	1.2 ～ 2.0	大豆油	1.1 ～ 3.2
小麦油	0.08 ～ 2.0	花生油	0.3 ～ 0.4
米糠油	0.5	棉籽油	0.7 ～ 0.9

（3）固醇。油脂中含有一定量的固醇，动物油中以胆固醇为主，牛油中胆固醇的含量为 135mg/100g，鸭油为 83mg/100g，羊油为 107mg/100g，猪油为 93mg/100g。而植物油中则以植物固醇为主，植物油经过精制后，植物固醇的含量会下降。

（4）维生素。油脂中维生素含量的高低也是评价油脂营养价值的一项重要指标。一般情况下，植物油中含有丰富的维生素 E，而动物的储备脂肪中几乎不含有脂溶性维生素，维生素 A 和维生素 D 只存在于动物的肝脏和奶油中。

【知识链接】

橄榄油——“植物油中的皇后”

脂肪摄入量过高，人们患心脏病、癌症和糖尿病的危险性越高，可居住在希腊克里特岛的居民脂肪摄入量高，心脏病发病率却非常低，同处欧洲的芬兰人，他们心脏病发病率却是克里特岛居民的 30 倍。同时，克里特居民消化系统疾病、肥胖症、白内障、阿尔茨海默病、风湿与类风湿性关节炎等的发病率也极低。为此感到不解的科学家们，一次又一次对其进行了一系列的研究，终于发现原来这一切都归功于神奇的橄榄油。

橄榄油（图 2.7）是克里特岛的特产，有数千年食用历史。它是一种果油，也是一种纯天然的果汁，是世界上唯一以天然状态被食用的植物油，特制橄榄油是唯一从天然新鲜果实中用物理方法直接榨出的油，不经任何热处理和化学处理，完全保存了各种天然营养成分及其活性，含有丰富的单不饱和脂肪酸、维生素 E 等，是富含天然抗氧化剂的食品之一。单不饱和脂肪酸有降低血脂的作用，维生素 E 具有抗氧化、抗动脉粥样硬化、延缓衰老和维持正常的免疫功能等作用。单不饱和脂肪酸与多不饱和脂肪酸不同的地方是，其在降低总胆固醇、有害胆固醇时，不降低有益胆固醇。由于橄榄油独特的食用保健作用和美容价值，因此被世界医学界和营养学界誉为“液体黄金”“植物油中的皇后”。

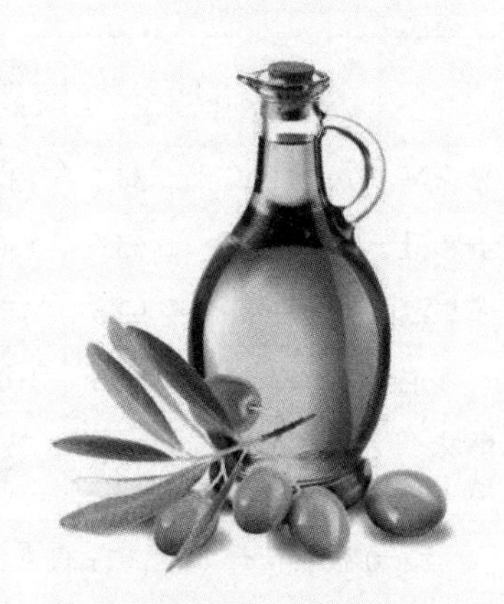
图 2.7　橄榄油

2. 常用调味品的营养价值

与人们生活关系密切的调味品主要有酱油、醋、糖、食盐、味精等，它们在调节和改善食品的色、香、味、形方面起着重要作用。

3. 酒类的营养价值

酒是一种含乙醇的饮料，有些酒类也是烹饪中常用的调味品。在人类发展的文明史中，酒与人类结下了不解之缘，并形成了独特的“酒文化”。酒的种类很多，其中酒精的含量和其他营养素的组成各不相同，根据工艺过程的不同，可分为发酵酒、蒸馏酒和露酒。各种酒的营养素组成和含量见表 2–6。

表 2–6　各种酒的营养素组成和含量（以 100g 可食部计）

名称	酒精 /［%（v/v）］	水 /g	能量 /kJ	蛋白质 /g	脂肪 /g	碳水化合物 /g	维生素 B_2/mg	钙 /mg	铁 /mg	锌 /mg
啤酒	4.3	92.9	159	0.4	0	3.1	0.02	7	0.1	0.19
葡萄酒	11.0	89.6	282	0.1	0	1.2	0.01	6	0.4	0.04
黑加仑	8.0	92.1	214	Tr	0.2	1.2	0.01	8	0.5	0.45
花雕酒	16.5	78.8	517	1.0	0	6.5	Tr	58	0.3	0.26
黄酒	10.0	—	266	1.6	—	—	0.05	41	0.6	0.52
二锅头	56.0	51.8	1413	Tr	0	0	0.02	0	—	0.03
汾酒	53.0	54.7	1327	Tr	0	0	0.01	0	0	Tr

续表

名称	酒精/[%（v/v）]	水/g	能量/kJ	蛋白质/g	脂肪/g	碳水化合物/g	维生素B_2/mg	钙/mg	铁/mg	锌/mg
茅台酒	53.0	54.7	1327	Tr	0	0	Tr	Tr	0.2	0.04
五粮液	52.0	55.6	1301	Tr	0	0	Tr	Tr	0	0.03
苹果酒	—	92.5	152	Tr	0	2.6	Tr	8	0.5	Tr
马提尼	—	64.0	1017	0	0	2.0	0	1	0	0.01
酸味威士忌	—	76.9	498	0	0	13.4	0.01	0	0	0.06

注：0代表估计零值，Tr代表微量，—代表未检测。

2.2 食物营养价值评价

2.2.1 食物营养价值评价基础知识

食物所含有的能量和营养素的种类及数量不同，其营养价值也不同。另外，食物在生产、加工和烹饪过程中其营养素含量也会发生变化，从而改变其营养价值。对食物营养价值进行评价有利于合理安排膳食。

【食物营养价值的评价及常用指标】

1. 食物营养价值的评价及常用指标

食物营养价值的评价主要从营养素的种类及含量、营养素质量、营养素在烹调加工中的变化等几个方面进行。另外，食物中植物化学物的含量和种类也可以作为食物营养价值评价的依据。

（1）营养素的种类及含量。当评价食物的营养价值时，应对其所含营养素的种类及含量进行分析确定。食物中所提供营养素的种类和营养素的相对含量越接近于人体需要或组成，该食物的营养价值就越高。食物所含营养素不全或某些营养素含量很低，或营养素之间的比例不当，或不易被人体消化吸收，都会影响食物的营养价值。例如，动物的肝脏可以提供给人体的营养素有蛋白质、脂类、碳水化合物及多种矿物质和维生素，营养素的种类比较齐全；食用油脂所含的营养素主要有甘油三酯，营养素的种类单调，属于纯能量营养素，其营养价值低于动物肝脏；谷类蛋白质缺乏赖氨酸，而肉类蛋白质所含必需氨基酸齐全，因此谷类蛋白质的营养价值比肉类蛋白质的营养价值低。

食物品种、部位、产地和成熟程度也会影响食物中营养素的种类和含量。

食物营养素的含量可通过检索《中国食物成分表》来确定，食物成分表中的营养素含量是指100g可食部食物的含量。如果食物中某种营养素含量比较高，也可以称这种食物的某种营养素的密度比较高。营养素密度可以用如下公式进行计算：

$$\text{营养素密度}=\frac{\text{一定量食物提供的营养素含量}}{\text{相应营养素推荐摄入量}}$$

同样，也可以对食物中的能量密度进行计算：

$$\text{能量密度}=\frac{\text{一定量食物提供的能量值}}{\text{能量推荐摄入量}}$$

（2）营养素质量。在评价食物的营养价值时，食物所含营养素的质和量同样重要。食物质的优劣体现在所含营养素被人体消化吸收利用的程度，其消化率和利用率越高，其营养价值就越高。

如同等质量的蛋白质，因其所含必需氨基酸的种类、数量、比值不同，其促进生长发育的效果就会有差别。

营养质量指数（Index of Nutrition Quality，INQ）是常用的评价食物营养价值的指标，是在营养素密度的基础上提出的，其含义是某食物中营养素能满足人体营养需要的程度（营养素密度）与该食物能满足人体能量需要的程度（能量密度）的比值。其公式如下：

$$\text{INQ}=\frac{\text{营养素密度}}{\text{能量密度}}=\frac{\text{一定量食物提供的营养素含量}\div\text{相应营养素推荐摄入量}}{\text{一定量食物推荐的能量值}\div\text{能量推荐摄入量}}$$

INQ结合能量和营养素对食物进行综合评价，能直观、综合地反映食物能量和营养素需求的情况。

INQ=1，表示该食物提供营养素的能力与提供能量的能力相当，二者满足人体需要的程度相等，为“营养质量合格食物”。

INQ<1，表示该食物提供营养素的能力小于提供能量的能力，长期食用此食物，会发生该项营养素不足或能量过剩的危险，为“营养价值较低的食物”。

INQ>1，表示该食物提供营养素的能力大于提供能量的能力，为“营养质量合格食物”，特别适合体重超重和肥胖者选择。

INQ的优点在于它可以根据不同人群的需求来分别计算，同一食物对不同人群的营养价值是不同的，INQ可对食物中的营养素进行全面评价，因此，INQ常用作评价食物营养价值的最直观指标。

【例题2–1】某葡萄干面包，查其外包装上的营养标签数值，在营养成分表一栏查得100g面包的能量为1088kJ，维生素B_2含量为0.06g，其他营养素成分见表2–7。请计算表格中各营养素的INQ值。

表 2–7 某葡萄干面包中的其他营养素成分

能量 / 营养素	RNI（或 AI）	面包		能量 / 营养素	RNI（或 AI）	面包	
		含量(100g)	INQ			含量(100g)	INQ
能量 /kJ	10030	1088		维生素 A/μg RAE	800	0	
蛋白质 /g	75	6.6		维生素 B_1/mg	1.5	0.05	
脂肪 /g	66 ～ 80	3.7		维生素 B_2/mg	1.5	0.06	
碳水化合物 /g	360	50.1		钙 /mg	800	42	
钠 /mg	2200	478		铁 /mg	15	1.2	

解：该面包的能量密度 =1088 ÷ 10030≈0.108

该面包的维生素 B_2 密度 =0.06 ÷ 1.5=0.04

100g 面包维生素 B_2 营养质量指数（INQ）=0.04 ÷ 0.108≈0.37

其他营养素的营养质量指数依次类推，填入表 2–8。

表 2–8 面包中各营养素的营养质量指数

能量 / 营养素	RNI（或 AI）	面包		能量 / 营养素	RNI（或 AI）	面包	
		含量(100g)	INQ			含量(100g)	INQ
能量 /kJ	10030	1088		维生素 A/μg RAE	800	0	0
蛋白质 /g	75	6.6	0.81	维生素 B_1/mg	1.5	0.05	0.31
脂肪 /g	73	3.7	0.47	维生素 B_2/mg	1.5	0.06	0.37
碳水化合物 /g	360	50.1	1.29	钙 /mg	800	42	0.49
钠 /mg	2200	478	2.01	铁 /mg	15	1.2	0.74

（3）营养素在烹调加工中的变化。过度加工一般会引起某些营养素的损失，但某些食物经过加工制作，可提高营养素的利用率，如将大豆制成各种豆制品。因此，食物加工处理应选用适当的加工技术。

（4）食物血糖［生成］指数。不同食物来源的碳水化合物进入机体后，因其消化吸收的速率不同，对血糖水平的影响也不同，可用食物血糖［生成］指数（Glycemic Index，GI）来评价食物碳水化合物对血糖的影响，从而反映食物营养价值的高低。

（5）食物抗氧化能力。人体不断地进行生物氧化反应会生成氧自由基，同时氧自由基也不断地被体内的防御系统清除，因此氧自由基在体内会保持一种动态平衡。如果体内的氧自由基产生过多或清除能力下降，会损坏体内的生物大分子，破坏细胞的结构和功能，促使疾病的发生发展。而食物中抗氧化的成分进入人体后，可以防止体内产生过多自由基，还可以提升清除自由基的能力，有助于增强机体抵抗力和预防与营养相关的慢性病，所以这类抗氧化物质含量高的食物的营养价值也较高。因此，食物的抗氧化能力也是评价食物营养价值的重要内容。

食物中抗氧化的成分包括抗氧化营养素和植物化学物，前者如维生素 E、维生素 C、硒、铜、铁、锌等，后者如类胡萝卜素、生物类黄酮、番茄红素、多酚类化合物等。

（6）食物中的抗营养因子。在进行食物营养评价时，还要考虑抗营养因子。如禽蛋中的抗生物素因子，植物性食物中的植酸、草酸、单宁等。这些抗营养因子的存在，影响到人体对食物中营养素的消化和吸收，在烹调过程中应尽量除去，这样才有利于提高食物的营养价值。

2. 评价食物营养价值的意义

（1）全面了解各种食物的天然组成成分，包括所含营养素种类、生物活性成分、抗营养因子等；发现各种食物的主要缺陷，并指出改造或开发新食品的方向，解决抗营养因子问题，以充分利用食物资源。

（2）了解食物加工及烹调过程中食品营养素的变化和损失，采取相应的有效措施来最大限度地保存食物中的营养素，提高食物营养价值。

（3）指导人们科学地选购食物和合理调配膳食，以达到合理营养、促进健康、增强体质、预防疾病及延年益寿的目的。

3. 中国食物成分表的应用

【中国食物成分表】

食物成分表是描述食物成分及其含量数据的表格。一个国家或地区的食物成分表包括了当地常用食物和有健康意义的数据。食物成分数据是一个国家了解人群营养状况、评价膳食营养质量、设计和实施营养改善计划必需的基础资料，也是农业、食品工业、商业等部门发展食物生产及加工、优化和改进国民膳食结构的重要依据。我国广大营养工作者常用的工具书有《中国食物成分表（2002 版）》《食物营养成分速查手册》。

《中国食物成分表（2002 版）》包括了 21 类 1506 种食物的 31 项营养成分（含胆固醇）数据、657 种食物的 18 种氨基酸数据、441 种食物的 32 种脂肪酸数据、171 种食物的叶酸数据、130 种食物的碘数据、114 种食物的大豆异黄酮数据，另外附录部分收录了 208 种食物的血糖［生成］指数数据。

（1）食物成分表中的食物分类和编码。

从方便使用的角度，一个食物成分数据库所包括的食物应是越多越好。但是，由于人力、物力、财力等方面的限制，没有一个国家或地区的食物成分表能覆盖其可能获得的所有食物。可食用的食物虽近万种，但其中 200～300 种食物的消费量就达到食物总消费量的 90%。食物分类的目的是方便使用者查找，并提供准确可靠的食物成分数据。国际组织尚没有统一分类，《中国食物成分表（2002 版）》的食物分类在采用国际食品数据系统网络方法的基础上，又结合我国食品标准分类的相关情况，将所有食物分为21种食物类，见表2–9；对于每种食物类中的食物，根据其属性的不同又分为不同的亚类。

表2–9 《中国食物成分表（2002版）》中食物的分类

序号	食物类名称	序号	食物类名称	序号	食物类名称	序号	食物类名称
1	谷类及制品	7	坚果、种子类	13	婴幼儿食品	19	油脂类
2	薯类、淀粉及制品	8	畜肉类及制品	14	小吃、甜饼	20	调味品
3	干豆类及制品	9	禽肉类及制品	15	速食食品	21	药食两用食物及其他
4	蔬菜类及制品	10	乳类及制品	16	饮料类		
5	菌藻类	11	蛋类及制品	17	含酒精饮料		
6	水果类及制品	12	鱼虾蟹贝类	18	糖、蜜饯类		

此外，为适应计算机处理字符的方法，加速处理速度，于是把食物种类化繁为简，对食物进行编码，使每类食物对应唯一编码，在食物一般营养成分表中相同的食物，为相同的编码。采取6位数字编码方法，前2位数字是食物的类别编码，第3位数字是食物的亚类编码，最后3位数字是食物在亚类中的排列序号。若一类食物中不设定亚类，其食物的亚类编码为“0”。具体食物编码可见食物成分表。

例如：编码为“06–1–101”的食物（苹果），即：

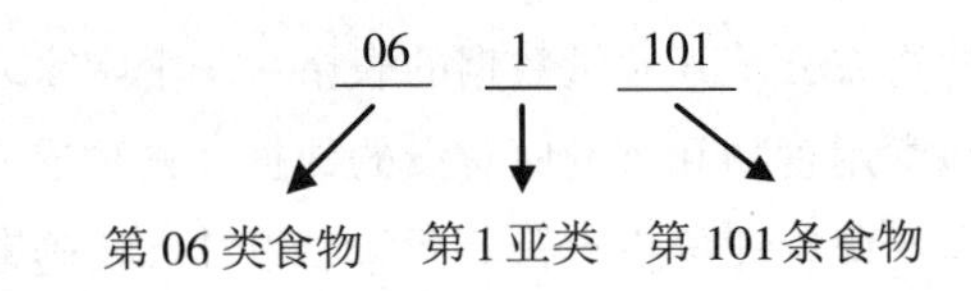

（2）营养成分的表达。

食物成分的表达方式，依赖于营养学科的发展和食物化学分析方法的改进。

① 食物的描述。食物的描述应该包括食物的类别、科学名称、别名、产地、加工方法、物理状态等，其目的是便于使用者参考和裁定其可用性。

《中国食物成分表（2002版）》中对食物的描述有学名、别名、俗名等，在食物的名称中也常使用标注“部位”和地区的说明。例如，小麦粉（富强粉、特一粉），赤小豆（小豆、红小豆）等。

② 食物成分的表达。

a. 度量单位的表达。各类食物成分数据最常用的标准是以每100g可食部食物计。对于液体食物，有的使用每100mL来表示。

生的食物指市场购得的市品、采集的鲜品。食物的可食部是按照居民通常的加工、烹调方法和饮食习惯，去掉其中不可食用的部分后，剩余的可食部分。“食部”一栏中的系数表示市品去掉部分不可食用的部分后，剩余的可食用部分占市品的百分比。

计算公式为：

$$食物的可食部（食部）（\%）=\frac{可食部分的质量}{生的食物的总质量}\times 100\%$$

计算每100g市品食物中营养成分的含量，可用下列公式：

$$X=A\times（EP/100）$$

其中，X 为100g市品中某营养素含量；

A 为食物成分表中每100g可食部食物中该营养素的含量；

EP为食物成分表中可食部比例。此值因运输储藏和加工处理等的不同而不同。

【例题2-2】某小学校学生午餐食谱（平均每人每日）的食物原料之一为蚕豆240g，请计算其可提供的主要营养素的含量。

解：查食物成分表：100g鲜蚕豆可食部31%，蛋白质8.8g、脂肪0.4g、碳水化合物19.5g、膳食纤维3.1g。

计算：

（1）可食部质量：鲜蚕豆可食部31%，240g可食部质量=240g×31%=74.4g；

（2）蛋白质：74.4÷100×8.8g≈6.5g

脂肪：74.4÷100×0.4g≈0.3g

碳水化合物：74.4÷100×19.5g≈14.5g

膳食纤维：74.4÷100×3.1g≈2.3g

b. 成分单位的表达见表2-10。

表2-10 成分单位的表达

食物成分	单位
能量	kcal、kJ
水分、蛋白质、脂肪、碳水化合物、膳食纤维、灰分	g
硫胺素、核黄素、尼克酸、维生素C、维生素E、钙、磷、钾、钠、镁、铁、锌、铜、锰、胆固醇	mg
胡萝卜素、视黄醇、碘、硒	μg
维生素A	μg RE

c. 数值的表达。一般食物成分数据库中的数值类别和说明见表2-11。

表2-11 数值类别和说明

数值类别	说　明
分析数值	是实验室直接测定的数据，可以追踪到数据的原始资料，从而知道分析方法。在成分表中占据90%以上，因此无特殊标示

续表

数值类别	说　　明
缺失值	由于不可能对所有营养素进行分析，所以没有测定的数值为缺失值。数值缺失时标示为“—”。一般缺失值绝不能认为是零值
未检出	低于目前应用的检测方法的检出线或未测出，用 Tr 表示。食物中并不含有某种物质时，用“0”表示
估计值	在某些情况下，用相似食物代替缺失的分析值称为估计值，估计值可以是文献资料的值。这些数值需要有标记
计算值	能量，碳水化合物，蛋白质，胡萝卜素转化为维生素 A，维生素 E 转化为 α－维生素 E 当量等都是计算值。这些数值的计算方法为世界通用并已经在使用说明中描述，所以也无标记

【知识链接】

使用《中国食物成分表》的注意事项

（1）制订食谱时，要认真按《中国食物成分表》的食物编码和分类查询食物的成分。食物成分表中没有的，可以用相似食物代替，但是要注明。

（2）一些食物有科学名称和地方俗名之分，要做到认真区分和查询，避免混淆。

（3）制订食谱时，尽量使用食物原料的质量查询其营养素的含量，因为有些食物在加工的过程中，会因为加工方法的不同，使得营养素产生很大的差异，例如，煮面条，会由于加水量的差异，使成品营养素的含量差异很大。

（4）食物成分表中数据的获得主要是采集有代表性的食物或食品，所检测的食物样品不一定是现在居民所消费的同种食品。因此，表中的数据与消费食物的营养素含量之间可能有一定的差距。

2.2.2　预包装食品的营养评价——营养标签解读

食品营养标签是预包装食品标签中向消费者提供食品营养信息和特性的说明，包括营养成分标示、营养声称和营养成分功能声称，是预包装食品标签很重要的一部分。预包装食品标签为食品包装上的文字、图形、符号及一切说明物，包括食品名称、生产厂家、生产批号、生产日期和保质期等，如图 2.8 所示。

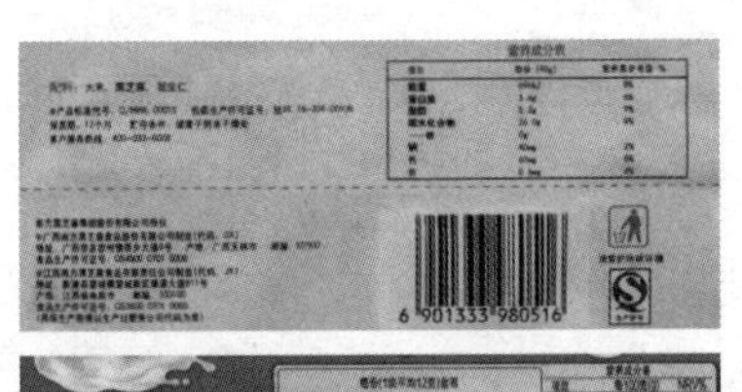

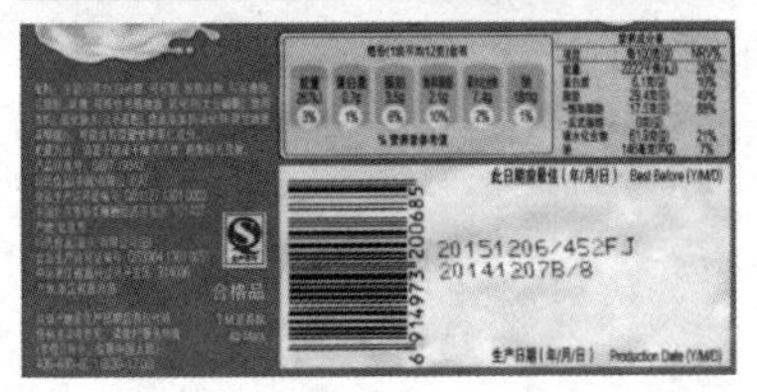

图 2.8　预包装食品标签

根据国家营养调查结果，我国居民既有营养不足的问题，也有营养过剩的问题，特别是脂肪、钠（食盐）、胆固醇的摄入较高，是引发慢性病的主要因素。实施营养标签标准，要求预包装食品必须标示营养标签内容，一是有利于宣传普及食品营养知识，指导居民科学选择膳食；二是有利于促进居民合理平衡膳食，保持身体健康；三是有利于规范企业正确标示营养标签，科学宣传有关营养知识，促进食品产业健康发展。

【知识链接】

修改食品营养标签，帮助人们做出更健康的选择

2014 年，米歇尔·奥巴马与美国食品药品监督管理局共同提出了食品营养标签改革方案，这是美国食品营养标签实施 20 年以来面临的首次大幅修改。

米歇尔一直呼吁美国人健康地饮食和运动，其中包括发起抗击儿童肥胖问题的“让我们行动”计划。营养标签改革方案是该计划的一部分，帮助美国的父母为他们家庭做出更加健康的选择。

美国人口肥胖率近年来一直居高不下。据美国的统计，尽管美国 2～5 岁的儿童肥胖率史无前例地下降了 43%，但美国人的肥胖率仍然高达 35.7%。由于肥胖容易诱发多种慢性疾病，所以美国联邦政府希望通过营养标签改革方案缓解美国肥胖率过高的问题。

根据营养标签改革方案，新的营养标签将以更大、更醒目的字体显示能量含量，还会首次显示人工添加糖的含量，这也是在提醒消费者过多地摄入能量和人工添加糖容易导致肥胖等问题。

新的营养标签更实际地描述食品的营养成分，帮助美国人解决购买食品时的困惑。比如，1 个食品容器包含多少份量，1 个份量含有多少能量，等等。

根据改革方案，500g 的苏打汽水将被视为 1 个份量，而不是现在的 2.5 个份量。冰激凌包装盒上的半杯的份量将被修改成 1 杯。新营养标签还增加钾、维生素 D 含量的描述，并继续保留脂肪总量、饱和脂肪酸、反式脂肪酸含量的描述。

1. 营养成分标示

营养成分标示是一个标准化的食品营养成分表，直接以数据形式显示某一食品中所含有的营养成分含量。《预包装食品营养标签通则》（GB 28050—2011）规定，预包装食品应当在标签上强制标示 4 种营养成分和能量（“4+1”）的含量值及其占营养素参考值（Nutrient Reference Values，NRV）百分比。“4”是指蛋白质、脂肪、碳水化合物、钠，“1”是指能量。如食品配料含有或生产过程中使用了氢化油脂和（或）部分氢化油脂，在营养成分表中还应标示出反式脂肪酸含量。

（1）营养成分定义和计算。

原则上，营养成分的定义应与相应的分析方法相匹配，但实际上由于技术和认识上的不足，能量和某些营养素采用了计算或换算的方法，下面简要说明。

① 能量及其折算。能量指食品中蛋白质、脂肪、碳水化合物、膳食纤维等产能营养素在人体代谢产生能量的总和。营养标签上标示的能量主要由计算法获得，即蛋白质、脂肪、碳水化合物、膳食纤维等产能营养素的含量，乘各自相应的能量系数（表 2-12）并进行加和。能量值以千焦（kJ）为单位标示。

$$能量=17kJ/g\times 蛋白质(g)+37kJ/g\times 脂肪(g)+17kJ/g\times 碳水化合物(g)+29kJ/g\times 乙醇(g)+13kJ/g\times 有机酸(g)+8kJ/g\times 膳食纤维(g)$$

表2–12 食品中产能营养素的能量系数

成分	能量系数（kJ/g）	成分	能量系数（kJ/g）
蛋白质	17	乙醇（酒精）	29
脂肪	37	有机酸	13
碳水化合物	17	膳食纤维*	8

注：*包括膳食纤维的单体成分，如不消化的低聚糖、不消化的淀粉、抗性糊精也按照8kJ/g折算。

② 蛋白质及其含量。蛋白质是含氮的有机化合物，以氨基酸为基本单位组成。食品中的蛋白质含量可通过下面的公式计算，还可通过食品中各氨基酸含量的总和来确定。

$$蛋白质(g/100g) = 总氮量(g/100g)\times 蛋白质折算系数$$

对于原料复杂的加工或配方食品，统一使用折算系数6.25。不同食品中蛋白质折算系数见表2–13。

表2–13 不同食品中蛋白质折算系数

食 品	折算系数	食 品	折算系数
全小麦粉	5.83	核桃、榛子等	5.30
麦糠麸皮	6.31	鸡蛋（全）	6.25
麦胚芽	5.80	蛋黄	6.12
麦胚粉	5.70	蛋白	6.32
燕麦	5.83	肉类和鱼类	6.25
大麦、黑麦粉	5.83	动物明胶	5.55
小米	6.31	乳及乳制品	6.38
玉米	6.25	酪蛋白	6.40
大米及米粉	5.95	人乳	6.37
巴西果	5.46	大豆	5.71
花生	5.46	其他豆类	6.25
杏仁	5.18	其他食品	6.25

注：引自《中国食物成分表（2002）》。

③ 脂肪及其含量。由于检测方法的不同，脂肪可用粗脂肪或总脂肪表示，在营养标签上均可标示为“脂肪”。

a. 粗脂肪，指食品中不溶于水而溶于有机溶剂（乙醚或石油醚）的化合物的总称。除了甘油三酯，还包括磷脂、固醇、色素等。

b. 总脂肪，通过测定食品中单个脂肪酸含量并折算脂肪酸甘油三酯总和获得的脂肪含量。

④ 碳水化合物及其含量。碳水化合物是单糖、寡糖、多糖等的总称，是提供能量的重要营养素。食品中碳水化合物的含量可按减法或加法计算获得。

a. 减法。食品总质量为 100g，减去蛋白质、脂肪、水分、灰分和膳食纤维的质量，称为“可利用碳水化合物”；或食品总质量为 100g，减去蛋白质、脂肪、水分、灰分的质量，称为“总碳水化合物”。在标签上，上述两者均以“碳水化合物”标示。

b. 加法。淀粉和糖的总和即为碳水化合物的含量，仅适用于普通食品。

⑤ 膳食纤维。膳食纤维是植物的可食部分，是不能被人体消化吸收、对人体有健康意义、聚合度不小于 3 的碳水化合物和木质素，包括纤维素、半纤维素、果胶、菊粉等。

⑥ 食品中的钠。食品中的钠指食品中以各种化合物形式存在的钠的总和。食盐是膳食中钠的主要来源。WHO 推荐健康成年人每日食盐摄入量不超过 5g，中国营养学会推荐每日食盐摄入量不超过 6g，但膳食调查结果显示我国居民食盐平均摄入量远高于中国营养学会推荐水平。过量摄入食盐可引起高血压等许多健康问题，因此倡导低盐饮食。

⑦ 反式脂肪酸。反式脂肪酸是分子包含位于碳原子相对两边的反向共价键结构的一种不饱和脂肪酸。在食品配料中含有或生产过程中使用了氢化油脂和（或）部分氢化油脂时，应标示反式脂肪（酸）含量。配料中含有以氢化油脂和（或）部分氢化油脂为主要原料的产品，如人造奶油、起酥油和代可可脂（未使用氢化油脂的除外）等，也应标示反式脂肪（酸）含量。

（2）营养成分的表达方式。

① 营养成分含量的标示。应当以每 100g 和（或）100mL 和（或）每份食品可食部中的含量数值标示，如“能量 1000kJ/100g”，并同时标示所含营养成分占营养素参考值（Nutrition Reference Values，NRV）的百分比（NRV%）。当用份标示时，应标明每份食品的量。份的大小可根据食品的特点或推荐量规定。

营养成分的含量只能使用具体的含量数值，不能使用范围值标示，如不能使用“≤××”“≥××”“40～1000”等。

营养成分含量占营养素参考值的百分比计算公式如下：

$$\text{某营养素NRV\%} = \frac{x}{\text{NRV}} \times 100\%$$

式中：x——食品中某营养素的含量；

NRV——该营养素的营养素参考值。

【知识链接】

关于营养素参考值

营养素参考值（NRV）是用于比较食品营养成分含量高低的参考值，专用于食品营养标签。营养成分含量与NRV进行比较，能使消费者更好地理解营养成分含量的高低。

营养素参考值和NRV可同时写在营养成分表中，也可只写一个，如“营养素参考值（NRV）%”“营养素参考值%”或“NRV%”。规定了NRV的营养成分应当标示NRV%，未规定NRV的营养成分仅需标示含量。鼓励企业通过标签或其他方式正确宣传NRV的概念和意义。

表2-14给出了规定的能量和32种营养成分的营养素参考值（NRV），供计算使用。对于NRV低于某数值的营养成分，如脂肪的NRV≤60g，在计算产品脂肪含量占NRV的百分比时，应该按照60g来计算。饱和脂肪、胆固醇也采取类似方式计算。

表2-14　中国食品标签营养素参考值（NRV）

营养成分	NRV	营养成分	NRV	营养成分	NRV
能量 *	8400kJ	维生素 B_1	1.4mg	磷	700mg
蛋白质	60g	维生素 B_2	1.4mg	钾	2000mg
脂肪	≤60g	维生素 B_6	1.4mg	钠	2000mg
饱和脂肪酸	≤20g	维生素 B_{12}	2.4μg	镁	300mg
胆固醇	≤300mg	维生素 C	100mg	铁	15mg
碳水化合物	300g	烟酸	14mg	锌	15mg
膳食纤维	25g	叶酸	400μg DFE	碘	150μg
维生素 A	800μg RE	泛酸	5mg	硒	50μg
维生素 D	5μg	生物素	30μg	铜	1.5mg
维生素 E	14mg α -TE	胆碱	450mg	氟	1mg
维生素 K	80μg	钙	800mg	锰	3mg

注：* 能量相当于2000kcal；蛋白质、脂肪、碳水化合物供能分别占总能量的13%、27%、60%。

② 营养成分其他表达的注意事项。营养成分表中强制标示和可选择性标示的能量和营养成分的名称、顺序、表达单位、修约间隔、“0”界限值应符合表2-15的规定。当不标示某一营养成分时，依序上移。不能按照营养素含量高低或重要性调整营养素排列顺序。

表 2-15 能量和营养成分的名称、顺序、表达单位、修约间隔和“0”界限值

能量和营养成分的名称和顺序	表达单位[a]	修约间隔	“0”界限值（每 100g 或 100 mL）[b]
能量	千焦（kJ）	1	≤ 17kJ
蛋白质	克（g）	0.1	≤ 0.5g
脂肪	克（g）	0.1	≤ 0.5g
饱和脂肪（酸）	克（g）	0.1	≤ 0.1g
反式脂肪（酸）	克（g）	0.1	≤ 0.3g
单不饱和脂肪（酸）	克（g）	0.1	≤ 0.1g
多不饱和脂肪（酸）	克（g）	0.1	≤ 0.1g
胆固醇	毫克（mg）	1	≤ 5mg
碳水化合物	克（g）	0.1	≤ 0.5g
糖（乳糖[c]）	克（g）	0.1	≤ 0.5g
膳食纤维（或单体成分，或可溶性、不可溶性膳食纤维）	克（g）	0.1	≤ 0.5g
钠	毫克（mg）	1	≤ 5mg
维生素 A	微克视黄醇当量（μg RE）	1	≤ 8 μg RE
维生素 D	微克（μg）	0.1	≤ 0.1μg
维生素 E	毫克 α－生育酚当量（mg α－TE）	0.01	≤ 0.28mg α－TE
维生素 K	微克（μg）	0.1	≤ 1.6μg
维生素 B_1（硫胺素）	毫克（mg）	0.01	≤ 0.03mg
维生素 B_2（核黄素）	毫克（mg）	0.01	≤ 0.03mg
维生素 B_6	毫克（mg）	0.01	≤ 0.03mg
维生素 B_{12}	微克（μg）	0.01	≤ 0.05 μg
维生素 C（抗坏血酸）	毫克（mg）	0.1	≤ 2.0mg
烟酸（烟酰胺）	毫克（mg）	0.01	≤ 0.28mg
叶酸	微克（μg）或微克叶酸当量（μg DFE）	1	≤ 8μg
泛酸	毫克（mg）	0.01	≤ 0.10mg
生物素	微克（μg）	0.1	≤ 0.6 μg
胆碱	毫克（mg）	0.1	≤ 9.0mg
磷	毫克（mg）	1	≤ 14mg
钾	毫克（mg）	1	≤ 20mg
镁	毫克（mg）	1	≤ 6mg
钙	毫克（mg）	1	≤ 8mg
铁	毫克（mg）	0.1	≤ 0.3mg

续表

能量和营养成分的名称和顺序	表达单位[a]	修约间隔	“0”界限值（每100g或100 mL）[b]
锌	毫克（mg）	0.01	≤ 0.30mg
碘	微克（μg）	0.1	≤ 3.0μg
硒	微克（μg）	0.1	≤ 1.0μg
铜	毫克（mg）	0.01	≤ 0.03mg
氟	毫克（mg）	0.01	≤ 0.02mg
锰	毫克（mg）	0.01	≤ 0.06mg

注：[a] 营养成分的表达单位可选择表格中的中文或英文，也可以两者都使用。

[b] 当某营养成分含量数值≤“0”界限值时，其含量应标示为“0”；使用“份”的计量单位时，也要同时符合每100g或100mL的“0”界限值的规定。

[c] 在乳及乳制品的营养标签中可直接标示乳糖。

（3）关于数值和NRV%的修约规则。

同一营养成分表中采用同一修约规则。可采用《数值修约规则与极限数值的表示和判定》（GB/T 8170—2008）中规定的数值修约规则，也可直接采用四舍五入法。

2. 附加营养信息

附加营养信息是对食品营养特性的描述，以便增加消费者对食品营养价值的理解。附加营养信息主要包括营养声称和营养成分功能声称。从某种意义上讲，两者体现了产品的营养特点，同时它们满足了消费者对食品营养价值的知情权。因此，食品营养标签的制作应该本着真诚、客观、科学的态度，既要对企业负责，又要对消费者负责。

（1）营养声称。营养声称是以文字形式对食物营养特性的描述和声明，包括含量声称和比较声称。

① 含量声称，指描述食品中能量或营养成分含量水平的声称，如“含有”“高”“低”或“无”等声称用语。表2-16列出了能量和营养成分含量声称的要求和条件。

表2-16 能量和营养成分含量声称的要求和条件

<table>
<tr><th>项目</th><th>含量声称方式</th><th>含量要求*</th><th>限制性条件</th></tr>
<tr><td rowspan="2">能量</td><td>无能量</td><td>≤ 17kJ/100g（固体）
≤ 17kJ/100mL（液体）</td><td rowspan="3">其中脂肪提供的能量≤总能量的50%
总能量指每100g、每100mL或每份的能量</td></tr>
<tr><td>低能量</td><td>≤ 170kJ/100g（固体）
≤ 80kJ/100mL（液体）</td></tr>
<tr><td rowspan="3">蛋白质</td><td>低蛋白质</td><td>来自蛋白质的能量≤总能量的5%</td></tr>
<tr><td>蛋白质来源，或含有蛋白质</td><td>每100g的含量≥ 10%NRV
每100 mL的含量≥ 5%NRV或者
每420kJ的含量≥ 5%NRV</td><td></td></tr>
<tr><td>高，或富含蛋白质</td><td>每100g的含量≥ 20%NRV
每100 mL的含量≥ 10%NRV或者
每420kJ的含量≥ 10%NRV</td><td></td></tr>
</table>

续表

项目	含量声称方式	含量要求*	限制性条件
脂肪	无或不含脂肪	≤ 0.5g/100g（固体），≤ 0.5g/100mL（液体）	
	低脂肪	≤ 3g/100g（固体），≤ 1.5g/100mL（液体）	
	瘦	脂肪含量≤ 10%	仅指畜肉类和禽肉类
	脱脂	液态奶和酸奶：脂肪含量≤ 0.5%； 乳粉：脂肪含量≤ 1.5%	仅指乳品类
	无或不含饱和脂肪酸	≤ 0.1g/100g（固体） ≤ 0.1g/100 mL（液体）	指饱和脂肪及反式脂肪的总和
	低饱和脂肪	≤ 1.5g/100g（固体） ≤ 0.75g /100 mL（液体）	指饱和脂肪及反式脂肪的总和，其提供的能量占食品总能量的 10% 以下
	无或不含反式脂肪酸	≤ 0.3g/100g（固体），≤ 0.3g/100mL（液体）	
胆固醇	无或不含胆固醇	≤ 5mg/100g（固体），≤ 5mg/100mL（液体）	应同时符合低饱和脂肪的声称含量要求和限制性条件
	低胆固醇	≤ 20mg/100g（固体） ≤ 10mg/100 mL（液体）	
碳水化合物（糖）	无或不含糖	≤ 0.5g/100g（固体），≤ 0.5g/100mL（液体）	
	低糖	≤ 5g /100g（固体），≤ 5g/100mL（液体）	
	低乳糖	乳糖含量≤ 2g/100g mL	仅指乳品类
	无乳糖	乳糖含量≤ 0.5g/100g mL	
膳食纤维	膳食纤维来源或含有膳食纤维	≥ 3g/100g（固体） ≥ 1.5g/100mL（液体）或 ≥ 1.5g/420kJ	膳食纤维总量符合其含量要求；或者可溶性膳食纤维、不溶性膳食纤维或单体成分任一项符合含量要求
	良好来源	≥ 6g/100g（固体） ≥ 3g/100 L（液体）或 ≥ 3g/420kJ	
钠	无或不含钠	≤ 5mg/100g（固体），≤ 5mg/100mL（液体）	符合“钠”声称的声称时，也可用“盐”字代替“钠”字，如“低盐”“减少盐”等
	极低钠	≤ 40mg/100g（固体），≤ 40mg/100mL（液体）	
	低钠	≤ 120mg/100g（固体），≤ 120mg/100mL（液体）	
维生素	维生素 × 来源或含有维生素 ×	每 100g 中≥ 15%NRV 每 100mL 中≥ 7.5%NRV 或 每 420kJ 中≥ 5%NRV	含有“多种维生素”指 3 种和（或）3 种以上维生素含量符合“含有”的声称要求
	高或富含维生素 ×	每 100g 中≥ 30%NRV 每 100mL 中≥ 15%NRV 或 每 420kJ 中≥ 10%NRV	富含“多种维生素”指 3 种和（或）3 种以上维生素含量符合“富含”的声称要求
矿物质（不包括钠）	× 来源，或含有 ×	每 100g 中≥ 15%NRV 每 100 mL 中≥ 7.5%NRV 或 每 420kJ 中≥ 5%NRV	含有“多种矿物质”指 3 种和（或）3 种以上矿物质含量符合“含有”的声称要求
	高，或富含 ×	每 100g 中≥ 30%NRV 每 100mL 中≥ 15%NRV 或 每 420kJ 中≥ 10%NRV	富含“多种矿物质”指 3 种和（或）3 种以上矿物质含量符合“富含”的声称要求

注：* 表示用“份”作为食品计量单位时，也应符合 100g（mL）的含量要求才可以进行声称。

表2–17规定了含量声称用语，包括标准语和同义语。对营养成分进行含量声称时，必须使用该表中规定的用语。

表2–17　含量声称用语

标准语	同义语	标准语	同义语
不含，无	零（0），没有，100%不含，0	含有，来源	提供，含，有
极低	极少	富含，高	良好来源，含丰富××、丰富（的）××，提供高（含量）××
低	少、少油*		

注：*表示“少油”仅用于低脂肪的声称。

【例题2–3】某胡萝卜汁饮料产品的营养成分含量如下所示，请计算出表格NRV%空白处的值并填入表2–18营养成分表。并请判断该饮料是否可声称为“低能量饮料”。

表2–18　营养成分表

项　目	每100mL	NRV%
能量	102kJ	
蛋白质	0.1g	
脂肪	0g	
碳水化合物	5.9g	
钠	47mg	

解：查表2–14得出能量和核心营养素的NRV值分别为：8400kJ、60g、60g、300g和2000mg。

能量的NRV%=102kJ÷8400kJ×100%≈1.2%

蛋白质的NRV%=0.1g÷60g×100%≈0.2%

脂肪的NRV%=0g÷60g×100%=0

碳水化合物的NRV%=5.9g÷300g×100%≈2.0%

钠的NRV%=47mg÷2000mg×100%≈2.4%

该饮料的能量值为102kJ/100mL，能量值大于低能量声称的要求（≤80kJ/100mL液体），因此不能声称为“低能量”。

【例题2–4】计算出“高”或“富含”蛋白质的情形。

解：由表2–16可知高或富含蛋白质需满足如下条件：每100g的含量≥20% NRV，每100 mL的含量≥10% NRV，或者每420kJ的含量≥10% NRV。

而蛋白质的NRV是60g，因此20% NRV=12g，10% NRV=6g。

因此当食品中蛋白质含量≥12g/100g或≥6g/100mL或≥6g/420kJ时，可以声称“高”蛋白或“富含”蛋白质。

【例题 2-5】某果汁饮料欲对维生素C进行营养声称，其含量应该是多少？

解：（1）由表2-16可知维生素C的含量声称的要求有以下两种情况：

维生素C来源或含有维生素C的含量要求：每100 mL中≥7.5% NRV。

高或富含维生素C的含量要求：每100mL中≥15% NRV。

（2）由表2-14可知维生素C的NRV是100mg，7.5%NRV是7.5mg/100mL，15%NRV是15mg/100mL。

（3）因此，欲声称“维生素C来源”“含有维生素C”“提供维生素C”，则其含量应≥7.5mg/100mL；欲声称“高维生素C”“富含维生素C”则其含量应≥15mg/100mL。

② 比较声称，指与消费者熟知的同类食品的能量值或营养成分含量进行比较之后的声称，如“增加”“减少”等。比较声称的条件是能量值或营养成分含量与参考食品的差异≥25%。

比较声称用语分为“增加”和“减少”两类，可根据食品特点选择相应的同义语，见表2-19。

表 2-19　比较声称用语

标准语	同义语	标准语	同义语
增加	增加 n%（n 倍）	减少	减少 n%
	增、增 n%（n 倍）		减、减 n%
	加、加 n%（n 倍）		少、少 n%
	增高、增高（了）n%（n 倍）		减低、减低 n%
	添加（了）n%（n 倍）		降 n%
	多 n%，提高 n 倍等		降低 n% 等

③ 含量声称与比较声称的区别。含量声称和比较声称都是表示食品营养素特点的方式，其区别见表2-20。

表 2-20　含量声称和比较声称的区别

区别项	含量声称	比较声称
声称依据	根据规定的含量要求	根据参考食品
声称用语	用“含有”“低”“高”等	用“减少”“增加”等

④ 含量声称和比较声称的选择。一般来说，当产品营养素含量条件符合含量声称要求时，可以首先选择含量声称。因为含量声称的条件和要求明确，更加容易使用和理解。当产品不能满足含量声称条件，或者参考食品被广大消费者熟知，用比较声称更能说明营养特点的时候，可以用比较声称。

（2）营养成分功能声称。营养成分功能声称指某营养成分可以维持人体正常生长发育和正常生理功能等作用的声称。同一产品可以同时对两个及两个以上符合要求的成分进行功能声称。

只有当能量或营养成分含量符合营养声称的要求和条件时，才可根据食品的营养特性，选用表 2–21 中相应的一条或多条功能声称标准用语。例如，只有当食品中的钙含量满足“钙来源”“高钙”或“增加钙”等条件和要求后，才能标示“钙有助于骨骼和牙齿的发育”等功能声称用语。

表 2–21　能量及部分营养成分功能声称标准用语

能量及部分营养成分	营养成分功能声称标准用语
能量	人体需要能量来维持生命活动 机体的生长发育和一切生命活动都需要能量 适当的能量可以保持良好的健康状况 能量摄入过高、缺少运动与超重和肥胖有关
蛋白质	蛋白质是人体的主要构成物质并提供多种氨基酸 蛋白质是人体生命活动中必需的重要物质，有助于组织的形成和生长 蛋白质有助于构成或修复人体组织 蛋白质有助于组织的形成和生长 蛋白质是组织形成和生长的主要营养素
脂肪	脂肪提供高能量 每日膳食中脂肪提供的能量比例不宜超过总能量的 30% 脂肪是人体的重要组成成分 脂肪可辅助脂溶性维生素的吸收 脂肪提供人体必需脂肪酸
碳水化合物	碳水化合物是人类生存的基本物质和能量主要来源 碳水化合物是人类能量的主要来源 碳水化合物是血糖生成的主要来源 膳食中碳水化合物应占能量的 60% 左右
钠	钠能调节机体水分，维持酸碱平衡 成人每日食盐的摄入量不超过 6g 钠摄入过高有害健康
膳食纤维	膳食纤维有助于维持正常的肠道功能 膳食纤维是低能量物质
维生素 A	维生素 A 有助于维持暗视力 维生素 A 有助于维持皮肤和黏膜健康
维生素 D	维生素 D 可促进钙的吸收 维生素 D 有助于骨骼和牙齿的健康 维生素 D 有助于骨骼形成
叶酸	叶酸有助于胎儿大脑和神经系统的正常发育 叶酸有助于红细胞形成 叶酸有助于胎儿正常发育
钙	钙是人体骨骼和牙齿的主要组成成分，许多生理功能也需要钙的参与 钙是骨骼和牙齿的主要成分，并维持骨密度 钙有助于骨骼和牙齿的发育 钙有助于骨骼和牙齿更坚固

① 营养成分功能声称标准用语。营养成分功能声称标准用语不得删改、添加和合并，更不能任意编写。

例如，产品声称高钙，可选择本标准中给出的一条或多条功能声称用语，但不能删改、添加和合并。例如，同时使用钙的两条功能声称用语，正确的使用方法举例如下。

a. 钙是骨骼和牙齿的主要成分，并维持骨骼密度。钙有助于骨骼和牙齿更坚固。

b. 钙是人体骨骼和牙齿的主要组成成分，许多生理功能也需要钙的参与。钙有助于骨骼和牙齿的发育。

使用营养成分功能声称用语，必须同时在营养成分表中标示该营养成分的含量及NRV的百分比，并满足营养声称的条件和要求。

② 功能声称应满足的条件。以蛋白质功能声称为例，必须先满足蛋白质的营养声称要求，即满足含量声称或比较声称的条件之一，才能进行蛋白质的功能声称，见表2–22。

表2–22　蛋白质的功能声称用语及条件

可选用的功能声称用语	产品需满足条件	
	含量声称的条件	比较声称的条件
蛋白质是人体的主要构成物质并提供多种氨基酸 蛋白质是人体生命活动中必需的重要物质，有助于组织的形成和生长 蛋白质有助于构成或修复人体组织 蛋白质有助于组织的形成和生长 蛋白质是组织形成和生长的主要营养素	含量≥ 6g/100g 或 ≥ 3g/100mL 或 ≥ 3g/420kJ	与参考食品相比，蛋白质含量增加或减少25%以上

【知识链接】

我国推进实施食品营养标签标准

《预包装食品营养标签通则》(GB 28050—2011)，于2013年1月1日正式施行。标志着我国全面推行食品营养标签管理制度。它对指导居民合理选择食品，促进膳食营养平衡，降低慢性非传染性疾病风险具有重要意义。

据我国居民营养与健康状况调查结果显示，我国居民膳食中食盐、脂肪、能量摄入偏高，慢性非传染性疾病防治形势严峻。膳食是慢性非传染性疾病的重要影响因素，科学研究和国外经验证明，食品标签上的营养信息可以帮助居民做出合理膳食选择，可使居民减少饱和脂肪、胆固醇和钠的摄入，增加膳食纤维摄入，是预防与膳食相关的慢性病的良好手段，对全民营养教育和健康促进发挥重要作用。

3. 食品营养标签的格式

为了规范食品营养标签标示，便于消费者记忆和比较，《预包装食品营养标签通则》中推荐了6种基本格式。在保证符合基本格式要求的基础上，企业在版面设计时可进行适当调整。如因美观要求或易于辨认进行背景和表格颜色的调整，为便于消费者观察而适当增加内框线，等等。

（1）仅标示能量和核心营养素“（1+4）”的营养标签见示例1。

示例1：营养成分表

项目	每100克（g）或 100毫升（mL）或每份	营养素参考值% 或NRV%
能量	千焦（kJ）	%
蛋白质	克（g）	%
脂肪	克（g）	%
碳水化合物	克（g）	%
钠	毫克（mg）	%

（2）标注更多营养成分的营养标签见示例2。

示例2：营养成分表

项目	每100克（g）或 100毫升（mL）或每份	营养素参考值% 或NRV%
能量	千焦（kJ）	%
蛋白质	克（g）	%
脂肪	克（g）	%
——饱和脂肪	克（g）	
胆固醇	毫克（mg）	%
碳水化合物	克（g）	%
——糖	克（g）	
膳食纤维	克（g）	%
钠	毫克（mg）	%
维生素A	微克视黄醇当量（μg RE）	%
钙	毫克（mg）	%

注：能量和核心营养成分应为粗体或用其他方法使其显著。若再标示除核心和重要营养成分外的其他营养素，应列在推荐的营养成分之下，并用横线隔开。

（3）附有外文的营养标签见示例3。

示例3：营养成分表

项目 Items	每100克(g)或100毫升(mL)或每份 per 100g/100 mL or per serving	营养素参考值%/ （NRV%）
能量/Energy	千焦（kJ）	%
蛋白质/Protein	克（g）	%
脂肪/Fat	克（g）	%
碳水化合物/Carbohydrate	克（g）	%
钠/Sodium	毫克（mg）	%

本章小结

本章介绍了植物性食物（主要包括谷类及薯类食物、豆类及其制品、蔬菜、水果、坚果），动物性食物（主要包括畜禽肉类食物、畜禽肉类制品、水产品、乳及乳制品、蛋类及其制品）及其他食物（主要包括食用油脂、常用调味品、酒类）的营养价值特点，并在此基础上对食物营养价值评价和营养标签进行了详细解读。

习　题

1. 名词解释

食物的营养价值，INQ，营养标签，乳糖不耐症

2. 思考题

（1）如何采用INQ值评价食物的营养价值？

（2）评定食物营养价值有何意义？其常用评价指标是什么？

（3）谷类食物的营养价值特点是什么？

（4）大豆的营养价值特点是什么？

（5）某液态乳制品欲对蛋白质和钙进行营养声称，请分别计算其含量应为多少。

（6）某蛋糕声称“富含维生素A”，其营养成分表见示例4，请计算并说明此处营养声称是否正确。

示例4：　　营养成分表

项目	每100克(g)	NRV%
能量	1452kJ	17%
蛋白质	8.6g	14%
脂肪	5.1g	8%
碳水化合物	67.1g	22%
钠	68mg	3%
维生素A	86 μg RE	11%

3. 综合训练题

（1）记录自己一餐当中所吃的食物，然后查询食物成分表，计算一餐中的总能量摄入有多少？

（2）到大型超市进行以下几个方面的调查：

① 寻找带有营养标签的食品，计算每一小份食品的能量，如一片饼干，一块小蛋

糕，一颗水果糖，等等。比较一下，哪些食品能量高？哪些能量低？并分析原因。

② 看一看哪些食品类别添加了维生素，添加剂量是多少，是如何宣传的？分析添加这些维生素对于改善膳食营养供给有什么作用？添加维生素是否改变了食品的健康价值？

03 营养配餐基础

导入案例

李姐从菜市场买了带鱼、西红柿、油菜，计划午餐做煎带鱼、凉拌西红柿和清炒油菜。回到家后，李姐先淘米煮饭。她将米淘洗了 5 遍，还用力反复搓洗，她认为这样才能洗干净。之后，她先切好油菜，然后接了一盆水，将切碎的油菜泡进去。半小时后，开始炒油菜。她先将锅烧得冒烟，然后倒进两大勺油。她认为火旺油大，菜才好吃，并且植物油多吃也没关系。炒菜时她加了点食用碱，这样油菜颜色碧绿。最后她说："吃盐不健康，加点酱油，再多加点味精调味就可以了。"菜全部做好后，她发现时间还早，又花了半小时出去买了水果，做了水果拼盘。这样一顿午餐就算大功告成了。

请对李姐家的午餐食谱进行评价，并指出李姐在烹调中的误区。

饮食的最终目的是达到合理营养，满足人体正常代谢的需要。营养的核心是"合理"，就是"吃什么""吃多少""怎么吃"。要想得到合理的膳食营养，就必须对膳食进行合理的调配，制定合理的膳食制度，并采取科学的烹调方法，避免由于膳食构成的比例失调而导致某些营养素摄入过多或不足，避免在烹调中产生有害物质给人体造成不良影响。

3.1 合理烹饪

“烹”意为加热，“饪”意为制熟，合为烹饪，通常理解为运用加热方法制作食品。烹饪主要有6个方面的作用：杀菌消毒；使生变熟；促进营养成分分解，利于消化；调配色泽，增加美感；调和滋味，促进食欲；调剂汁液，促使菜肴丰润。

任何烹饪原料经过加工与烹饪，其营养成分的含量、质量都会有改变。各种原料的属性不同，营养素的性质不同，以及洗涤、切配、烹饪等的方法不同，导致改变的情况以及程度也不相同。因此，为了充分满足人体对营养素的需要，应对烹饪原料进行合理的搭配，采用适宜的加工措施和烹调方法，以满足菜点本身必备的属性要求并减少营养素的破坏和损失。

3.1.1 烹饪工艺基础知识

烹饪工艺基础知识是食物制作的最基本的操作知识。它主要包括烹饪原料的初加工、切配、火候与原料的初步热处理和烹调方法等内容。

1. 烹饪原料的初加工

烹饪原料的初加工是将烹饪原料中不符合食用要求或对人体有害的部位进行清除和处理的一种加工程序。原料初加工的方法主要有摘剔、洗涤、加热消毒等。

2. 切配

切配是使原料的品种、数量及经过刀工处理后的大小、薄厚、长短、形状符合所烹饪菜肴的要求，保证定形、定质、定量进行烹饪的过程。

切配过程不仅决定了原料最后的形状，而且对菜肴制成后的色、香、味、形等有重要作用。原料选定后，要根据菜肴的要求采用不同的刀工进行处理。掌握切配技术是做好烹饪的重要保证。

（1）刀工，就是运用各种刀法，把原料切成各种形状的操作过程。刀工对后期食物热处理、调味、造型、食用等方面都将起到非常重要的作用。

①刀法的种类。刀法就是将原料切成各种不同形状的方法。常用刀法有切、劈、斩、批 4 大类。

②刀工的美化——花刀。花刀是使用混合刀法，利用原料的收缩等特性进行切制，原料经过加热后可卷曲成各种美观、别致的形状。花刀的形式有：麦穗花刀、荔枝花刀、蓑衣花刀、菊花花刀、麻花花刀等。

（2）配菜，是根据菜肴的质量要求，把经过刀工处理的、两种或两种以上的主料和辅料进行合理搭配，使之成为完整的菜肴的方法。配菜直接关系到菜肴的色、香、味、形、营养。

① 一般菜配菜方法，如图 3.1 所示。

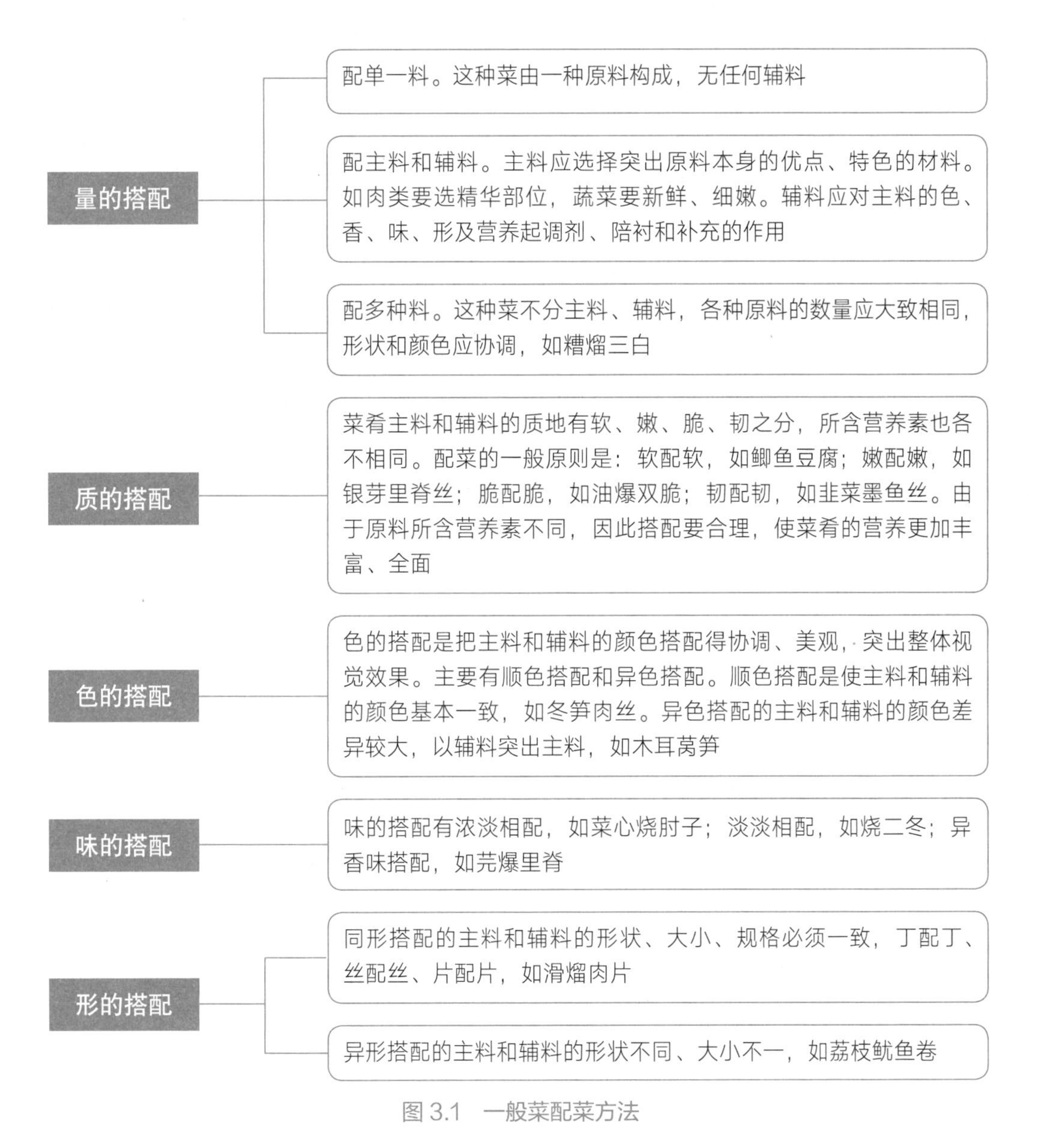

图 3.1　一般菜配菜方法

② 花色菜配菜方法。花色菜是在外形和色泽上具有艺术美感的菜肴。不仅口感鲜美、营养全面，还要色彩协调、造型优美。花色菜的配制方法很多，常见的方法有叠、卷、码、捆、瓤、包、嵌等。

3. 火候与原料的初步热处理

（1）火候，是指火力的大小和加热时间的长短。加热的燃料主要有煤气、天然气、液化气、电、煤等。烹调方法与原料性质的不同，要求使用不同的火力。火力依热量的大小分为旺火、中火、小火、微火4种。

在菜肴制作过程中对质老形大的原料用小火，质嫩形小的原料用旺火；菜肴质地要求脆嫩的用旺火，菜肴质地要求酥烂的用小火；爆炒、炸熘类的菜肴用旺火；炖焖、煎贴类菜肴用中火、小火。

（2）原料的初步热处理，是菜肴在正式烹调之前的一个加热过程。它是将经过初步加工的原料，用油、水、汽等适当加热使其达到半熟或全熟的状态，是菜肴烹调过程中的一项基础工作，可使原料色泽鲜艳美观、去除原料腥膻异味、多种原料成熟一致、缩短正式烹调时间、便于切配成型、口味鲜美。

常用的原料初步热处理方法有焯水、过油、汽蒸等。

① 焯水，是将经过初加工的原料，放在水锅中加热到半熟或全熟的状态，以备进一步烹调所使用的一种加工方法。通过焯水能除去烹饪原料中的腥膻异味，缩短正式烹调时间，调整几种不同性质的原料，使其在正式烹调时成熟一致，便于去皮和切配加工。根据原料入锅时水温不同分为冷水锅和沸水锅两种。凡绿叶蔬菜如菜心、菠菜等，腥异味较小的动物性原料如鸡肉、猪肋条肉等，一般采用沸水锅焯水；其他用冷水锅焯水，如萝卜、土豆等块状植物性原料，猪肚、猪肺等腥异味较大的动物性原料。焯水时注意水量应为原料的3倍以上，一次投入锅中的原料不宜过多；根据原料的不同性质，掌握焯水的时间；根据原料的不同气味、原料颜色深浅或脱色情况焯水。

② 过油，是将经过加工成型的原料或焯过水的原料，放入油锅中加热成半成品，以备正式烹调用。通过过油能使原料外香脆、里鲜嫩，颜色鲜艳，形状整齐，成熟速度快。根据油温不同可分为滑油和走油两类。过油时应注意原料入锅必须分散入锅；要求表面酥脆的原料过油时要复炸；需要保持白色的原料，过油时必须用洁净的油。

③ 汽蒸，是将原料蒸成半熟或全熟的半成品。经过汽蒸的原料不但容易成熟，而且能保持原料的原汁原味及形态的完整，避免原料中的营养成分的损失。

4. 烹调方法

烹调方法是菜肴制作时加热的方法。根据传热介质的不同，分为以水、油、固体、气体为主要传热介质的烹调方法及其他烹调方法。

以水为主要传热介质的烹调方法有炖、焖、煨、煮、烧、氽、烩等，以油为主要传热介质的烹调方法有炸、熘、爆、炒、煎等，以固体为主要传热介质的烹调方法有拔丝、挂霜、盐焗等，以气体为主要传热介质的烹调方法有蒸等，其他烹调方法有拌、醉等。

在烹调过程中，往往有些菜肴需要两种或两种以上的烹调方法，如酥炸芝麻鸡，是将鸡先腌制后蒸熟，再去骨，点缀芝麻，最后入锅炸熟，切成条装入盘中，该菜就是采用蒸和炸两种烹调方法。

【知识链接】

烹调与火候

烹调技法与火候运用密切相关。炒、爆、烹、炸等技法多用旺火速成，烧、炖、煮、焖等技法多用小火长时间烹调。但根据菜肴的要求，每种烹调技法在运用火候上也不是一成不变的。烹饪现场如图 3.2 所示。

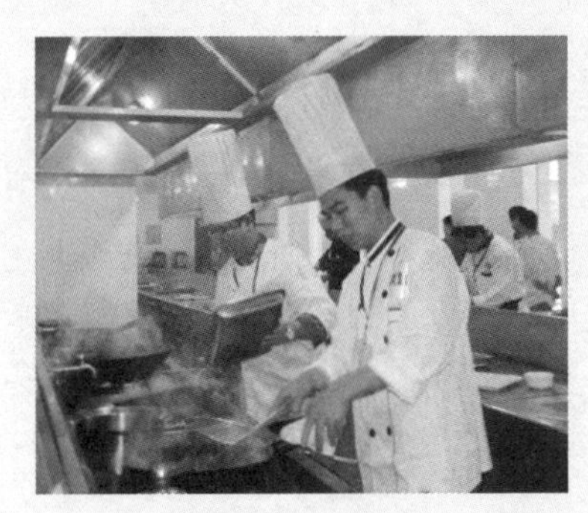

图 3.2　烹饪现场

小火烹调，例如，清炖牛肉是以小火烧煮的。烹制前先把牛肉切成方形块，用沸水焯一下，清除血沫和杂质。这时牛肉的纤维是收缩阶段，要移中火，加入辅料，烧煮片刻，再移小火上，通过小火烧煮，使牛肉收缩的纤维逐渐伸展。当牛肉快熟时，再放入调料炖煮至熟，这样做出来的清炖牛肉，色香味形俱佳。

中火烹调，适用于炸制菜，凡是外面挂糊的原料，在下油锅炸时，旺火下锅中火炸制，逐渐加油的方法，效果较好。因为炸制时如果用旺火，原料会立即变焦，形成外焦里生。如果小火下锅，则下锅后原料会出现脱糊现象。

旺火烹调，适用于爆、炒、涮的菜肴。一般用旺火烹调的菜肴，主料多以脆、嫩为主，如葱爆羊肉、涮羊肉、水爆肚等。水爆肚焯水时，必须沸入沸出，这样水爆肚才会脆嫩。如果不是用旺火，火力不足，锅中水沸不了，主料不能及时收缩，就会将主料煮老。再如，葱爆羊肉，首先是要将肉切成薄片；其次一定要用旺火，油要烧热，再下肉炒至变色，最后下葱和调料翻炒片刻，见葱变色立即出锅。

3.1.2　营养素在烹饪过程中的变化

1. 蛋白质在烹饪中的变化

蛋白质是由氨基酸组成的高分子化合物，它在烹饪的过程中理化性质会发生一定的变化，有一些变化会对营养造成一定的影响。

（1）蛋白质的变性作用。

蛋白质在热、酸或碱等理化因素的影响下，其固有性质发生改变，称为蛋白质的变性作用。从分子结构来看，蛋白质的变性作用是蛋白质分子空间结构的改变。这种变化降低了蛋白质的溶解度，同时也暴露了酶的作用部位，有利于酶的分解作用，变性后的蛋白质有利于消化吸收。

① 热变性作用。蛋白质受热而发生的变性是烹饪过程中最常见的变性现象。热变性常表现为蛋白质的凝固、脱水和胶原的“熔化”。

a. 蛋白质的凝固。蛋白质受热时分子结构破坏，促进了蛋白质分子间的互相结合，使体积缩小，出现凝固现象，如煮熟的鸡蛋、烫过或划过油的肉丝、煎过的鱼等。蛋白质的热变性一般开始于45～50℃，于55℃时变性速度加快，凝固则常开始于90℃左右。

【知识链接】

为什么鱼丸不能开水下锅?

鱼丸的制作原理基本上和肉丸相同。由于鱼肉的肌球蛋白含量高，肌肉组织容易被破坏，蛋白质分子更容易溶解出来，形成的蛋白质凝胶的硬度和韧性比较低，所以为了避免鱼丸碎裂，不能用开水煮鱼丸。应将鱼丸下到冷水或温水锅里，并用旺火促使鱼丸迅速成熟，这样制作的鱼丸色白、鲜嫩、弹性好。

b. 脱水。随着蛋白质的凝固，亲水胶体体系受到破坏而失去保水能力，发生脱水现象，食品原料的总质量减少。脱水作用的大小取决于蛋白质凝固的程度，也取决于加热温度的高低。一般来说，加热温度越高，蛋白质的凝固速度就越快，脱水率也就越大。如果持续高温加热，会使原料过度脱水，会影响菜肴的品质和口感。

c. 胶原的“熔化”。胶原是皮、骨、肌腱等结缔组织中的主要蛋白质。胶原分子通常呈棒状，许多胶原分子横向联合成胶原纤维，存在结缔组织中。胶原纤维具有高度的结晶性，当加热到一定温度时，会发生突然收缩，如牛肌肉中的胶原纤维，在65℃时发生这一变化，并产生结晶区域的“熔化”，使肉汤、骨头汤变得较为黏稠和滋味鲜美。

② 酸、碱变性作用。在常温下，蛋白质在一定的pH值范围内保持天然状态，一旦超出特定范围，蛋白质就会发生变性。酸、碱不仅可以使蛋白质变性，而且还可以加速热变性的速度，如水果罐头杀菌所用的温度一般较蔬菜罐头所用的低，就是因为水果中含有有机酸，加热时细菌蛋白质变性，达到杀菌消毒的目的。

③ 盐变性作用。盐类也可以引起蛋白质变性。盐类的金属离子可与蛋白质分子中的某些基团结合形成复合物而沉淀，同时破坏蛋白质分子的立体结构，发生变性。如果溶液中有电解质存在，蛋白质凝结变性更加迅速。

（2）蛋白质的水解作用。

蛋白质能在酸、碱、酶的作用下发生水解作用。蛋白质在水解时，初级结构中的肽键被破坏，形成一系列的中间产物，如脲、胨、肽等，其最终产物是氨基酸。例如，鸡汤、鱼汤、肉汤中因为溶有蛋白质分解的各种产物和一些能溶于水的含氮浸出物，如肌凝蛋白原、肌肽、肌酐和各种氨基酸等，所以汤汁浓稠、鲜美可口。

蛋白质在高温下变性后易水解，也易发生分解，形成一定的风味物质，如吡嗪类、吡啶类、含硫杂环化合物等。但是过度加热可使蛋白质分解产生有害物质，甚至产生致癌物质，有害人体健康，同时烧焦的蛋白质千万不能吃。

【知识链接】

做鸡汤过早放食盐，肉老汤不鲜

做鸡汤，鸡肉下锅时就放食盐，食盐溶于汤汁中使汤汁具有较高的渗透压，细胞内水分大量渗出，原料发生收缩，食盐不易渗入内部；同时，鸡肉表面蛋白质快速凝固，内层蛋白质吸水难，鸡肉不易煮烂；另外，蛋白质逐步分解的含氮浸出物的溶出也受阻，直接影响汤汁的浓度和味道。

2. 脂肪在烹饪中的变化

脂肪是人体不可缺少的营养物质。脂肪在烹饪中的作用主要表现在菜肴的成形及风味特色上。烹饪过程中，脂肪也会发生一些不利于人体健康的变化，严重影响烹饪原料及菜肴的营养价值。

（1）脂肪的水解和酯化。烹调过程中，部分脂肪受热分解成脂肪酸和甘油。其反应如下：

脂肪 + 水（3 分子）→脂肪酸（3 分子）+ 甘油

在烹饪中加料酒、醋等调味品时，料酒中的乙醇与醋酸或脂肪分解后产生的脂肪酸发生酯化反应，生成具有芳香气味的酯类物质。因为酯类物质具有挥发性，所以肉香、鱼香等菜肴的特殊风味，在加工烹调的制作过程中或菜肴成熟后可以闻到。

【知识链接】

酯化反应的应用

在烹调过程中，充分利用酯化反应，不仅可使菜肴增加芳香气味，而且可以去除或掩盖腥膻气味。鱼类蛋白质被细菌污染后，就会分解成三甲基胺、六氢吡啶等腥味物质。烹饪时如要去除鱼的腥味，可先将鱼洗净，用油煎好，然后放点醋和酒；乙醇和醋酸发生了酯化反应，生成了具有芳香气味的酯类物质，既去除了鱼腥味道，又增加了鱼类食品的鲜美味道。

（2）脂肪的热分解和热聚合。在高温下，油脂先发生部分水解，生成甘油和脂肪酸。当温度升高到 300℃以上时，可分解成酮类和醛类物质，同时生成多种形式的聚合物，如己二烯环状单聚体、二聚体、三聚体和多聚体。其中，环状单聚体能被机体吸收，毒性较强；二聚体由二分子不饱和脂肪酸聚合而成，也具有毒性；三聚体和多聚体因分子量较大，不易被人体吸收，毒性较小。

油脂在达到发烟点温度时，会冒出油烟，油烟中很重要的成分就是丙烯醛。此外，油烟中含有有机物燃烧不完全产生的3,4–苯并芘，是一种强烈的致癌物质，长时间进行油炸食物的制作和食用油炸食品对人体的健康会产生极大的影响。

（3）油脂的氧化酸败。油脂对空气中的氧极为敏感，尤其是不饱和脂肪酸，能自动氧化生成具有不良气味的醛类、酮类和低分子有机酸类，这些物质是油脂哈喇味的主要来源。用这种油脂烹、炒、煎、炸的菜肴或制作的糕点，不仅失去芳香，而且会使食物带有使人不愉快的气味；不仅营养价值下降，而且会产生对人体健康有害的物质。

3. 碳水化合物在烹饪中的变化

（1）蔗糖。在烹调中，蔗糖常用作甜味剂、防腐剂及天然食用色素。蔗糖在150℃的时候开始熔融，随着温度的升高，开始逐渐出现淡黄色，成为一种黏稠、透明的液体，具有韧性，若使其迅速冷却，就会形成一种无规则排列、无定型的糖，脆硬而透明。烹调中制作“拔丝”类菜即是利用了糖的这个性质。

当蔗糖加热温度超过其熔点时，糖被分解而发生降解作用，产生小分子的物质，经过聚合、缩合后生成褐红色的焦糖色素，这就是糖的焦糖化反应。在烘烤、油炸食品时，焦糖化反应控制得当，可以使食品有悦人的色泽和风味。如果加热过度，不仅会造成糖的损失，而且会产生有毒物质。

当蔗糖或其他碳水化合物与含有蛋白质等氨基酸化合物的原料一起烹调时，如果温度过高，则发生羰氨反应，形成褐色的“类黑色素”。因其在消化道不能水解，故无营养价值。如果再继续加热，则发生部分碳水化合物变黄或变焦黑，成为具有苦味的碳。食品中发生羰氨反应时会损失一定的氨基酸，因此要适当控制。

（2）淀粉。淀粉在烹调中应用较多。一般淀粉在60～70℃的水中，淀粉颗粒开始膨胀，水分子渗进淀粉颗粒内，纤维膜逐渐破裂；当温度再升高时，直链淀粉开始溶解，形成胶态溶液，支链淀粉膨胀，大量吸水，形成悬浊液，此时为淀粉糊化。在90℃时淀粉的黏度最大，形成糨糊，有凝胶型。烹调中对菜肴上浆、挂糊、勾芡等就是利用这个特性。当遇冷时，淀粉会形成凝胶状物，可制成粉皮、凉粉等。

干淀粉直接加热到180℃时，淀粉的长链可断裂成较短的链，形成糊精，易消化。如将水淀粉中加入蔗糖或酸等，加热到100℃，10分钟后即可变成糊精，这就是烤制面点时，食品表面上的焦黄外壳的形成原理。如果温度过高，会使淀粉分子内大量失水而焦炭化。

（3）膳食纤维。食物所含的纤维素、半纤维素、果胶等膳食纤维，由于人体缺少分解它们的酶，因此不能被人体分解消化吸收。

食物经过烹调加工，可使部分半纤维变成可溶性状态，果胶变成可溶性果胶，增加了体内消化酶与植物性食物中营养素接触的机会，从而提高了其消化率。

4. 维生素在烹饪中的变化

食物在烹饪加工时，损失最大的是维生素，在各种维生素中又以维生素 C 最易损失。其损失大小的顺序为：维生素 C > 维生素 B_1 > 维生素 B_2 > 其他 B 族维生素 > 维生素 A > 维生素 D > 维生素 E，即水溶性维生素比脂溶性维生素易损失。

在烹饪过程中，维生素的破坏和损失可以归纳为以下方面。

（1）溶解流失。水溶性维生素易溶解于水，因此在用水加工烹饪原料时（如蔬菜切后洗涤、浸泡、水烫等），这类维生素可溶于水并随水流失。

（2）受热破坏。食物烹饪时，加热可使大部分维生素分解破坏。加热温度越高，持续时间越长，损失也就越大。

（3）氧化分解。某些维生素遇空气易被氧化分解而遭破坏。

（4）加碱破坏。某些维生素在酸性环境下比较稳定，而在碱性环境中很容易被分解破坏损失。

5. 矿物质在烹饪中的变化

一般来说，矿物质的化学性质十分稳定。如果加工烹调不当，如水对原料作用的时间越长、水量越大、水流速度越快，原料刀切形状越细、刀切面与空气接触面越大，大米的加工精度越高、米的淘洗次数越多等，无机盐的损失也将越大，尤其是钾、钠、钙、镁、锌等。

动植物原料中都含有无机盐，不过所含有的种类和数量有所不同。一般来说，动植物原料在受热时，会发生收缩现象，内部的水分和无机盐一起溢出。例如，煮骨头汤，骨头中所含的可溶性钙质以及磷脂都溶解到汤中。又如，糖醋排骨，骨头中的钙在醋酸的作用下，可以游离出来而被人体吸收利用。

烹饪原料中的一些有机酸如草酸、植酸、磷酸等，能与一些金属离子如锌、钙、铁、镁等结合，形成难溶性的化合物，影响这些无机盐的吸收，同时也影响膳食中其他食物无机盐的吸收。对于富含草酸、植酸、磷酸的原料应先焯一下水去掉有机酸，而后烹制，以减少无机盐的损失。酵母发酵时，产生的活性植物酸酶使植物水解，从而提高磷及其他无机盐的吸收。

3.1.3 烹调对食物营养素含量的影响

在一般的烹调方法下，食物中维生素最易损失，各种矿物质次之，蛋白质、脂肪、碳水化合物在通常情况下量与质的改变不甚显著。

1. 烹调加工对各类食物营养素含量的影响

（1）大米。大米在淘洗过程中有部分营养素流失。搓洗用力越大，浸泡时间越长，用水温度越高，营养素损失越大。尤其是米粒的糊粉层和胚芽所含的B族维生素和矿物质，损失更多。

【实例分析 3–1】

用大米做稀饭或米饭时，要用水淘去沙子、杂质等，现在市场上出现了一种“免淘米”，若用此米做稀饭或米饭，也要用水淘洗吗？试用所学知识加以分析。要求：尽最大可能保存其中的B族维生素。

分析：烹饪过程中B族维生素的减少主要是溶解流失、受热破坏、氧化分解、加碱破坏等。因此，应从以下方面加以预防。

① 符合国家强制性标准的“免淘米”由于加工过程中去掉了泥沙、杂质等，故卫生有所保障。完全可以不用淘洗而直接烹制，这样可以减少B族维生素的溶解流失。

② 把大米制成米饭的过程中，所含蛋白质、脂肪、碳水化合物一般只发生凝固变性和膨胀糊化等变化，营养价值不变，但维生素损失较多。例如，蒸饭使大米的维生素B_1的损失达38.1%，煮饭则损失达85.8%，做稀饭时加碱也会破坏其中的B族维生素。烹制时尽量不加碱或少加碱（加碱可促进淀粉糊化和蛋白质变性，使稀饭成熟快、有糯性、有香味、口感好，同时可以除去可能存在的黄曲霉毒素，但不能加多，即不能使稀饭变黄），以减少加碱带来的损失。

（2）面粉。面粉加冷水揉搓后，所含蛋白质能吸水形成面筋网络，同时淀粉酶会将部分淀粉水解为麦芽糖，进而生成葡萄糖，以上变化是酵母发酵制作膨松面团的基础。面食制作过程中蛋白质、脂肪、碳水化合物、无机盐等损失很少，但维生素可随熟制方法的不同而受到不同程度的破坏。

（3）大豆。大豆含有抑制人体小肠内胰蛋白酶活性物质，会妨碍对大豆蛋白质消化吸收，彻底加热熟透后，这种物质可被破坏。浸泡、磨碎、熟制可以破坏大豆的细胞结构组织，提高消化率。

（4）蔬菜。蔬菜如果切碎水洗，少部分矿物质和维生素会从断口流失于水中。在加热过程中，部分矿物质随水分渗出、留在汤汁内，其他无变化损失。维生素因随水渗出、受热、氧化等多种原因而容易受损失。蔬菜中所含维生素C是最容易受损失的，其损失程度与蔬菜改刀后形状大小、切后放置时间、切前或切后浸泡水洗、加热温度高低及时间长短、是否加醋或加碱、熟制后是否及时食用等多方面因素有关。

（5）畜禽肉类、鱼肉类、蛋类。在烹调中，动物性原料的质地、口感、营养成分等都会有所改变。畜禽肉类经烹饪后，除了维生素有部分损失，其余的营养素一般无多少损失，虽然结构、质地等有所改变，但营养价值依然很高。畜禽肉类维生素的损失随烹调方法的不同而不同，一般加热时间越长，温度越高，水分流失越多，损失越大。畜禽肉类含一定的水分，在加热过程中，由于蛋白质的凝固变性，使得水分流失，体积缩小，肉质变硬，脱水过多会使肌肉组织变得粗糙。如果在水中持续加热，大量的水分又慢慢地渗入肉块，使得更多的矿物质和可溶性含氮化合物、脂肪等溶于水中，组织内部逐渐膨润、软化、松散，结构发生变化，肉块变得酥烂，汤汁变得浓稠。

鱼肉类含水分较多，含结缔组织少，加热过程中水分流失较畜禽肉类少，因此，鱼肉类烹调后一般显得较细嫩柔软。

蛋类加热熟制后会破坏其所含的抗生素和抗胰蛋白酶因素，使蛋白质凝固变性，除了仅有少量维生素被破坏，蛋类的营养价值基本不变。

2. 不同烹调方法对营养素的影响

（1）煮。煮对碳水化合物及蛋白质起部分水解作用，对脂肪则无显著影响，水煮往往会使水溶性维生素及矿物质溶于水中。一般青菜与水同煮 20 分钟，则有 30% 的维生素 C 被破坏，另外有 30% 的维生素 C 溶于汤内。煮的时候若加一点碱，则 B 族维生素、维生素 C 全部被破坏。

（2）蒸。由于笼屉内的水蒸气压力较大，温度较高，一般可比沸水高出 2～5℃。水蒸气的渗透力较强，所有原料质地变化快，易成熟，部分蛋白质、碳水化合物被水解，利于吸收。除部分不耐熟的维生素损失较大外，其他成分如水、矿物质、蛋白质的水解物等不易流失，可以保持原汁原味。

（3）炖。炖可使水溶性维生素和矿物质溶于汤内。肌肉蛋白部分分解，其中的肌凝蛋白、肌肽以及部分被分解的氨基酸等溶于汤中而呈鲜味。结缔组织受热遭破坏，其部分分解成白明胶溶于汤中，使汤汁有黏性。烧和煨这两种烹调方法和炖相似。

（4）炒。炒的过程很短，原料营养素的损失很少。生炒时如果原料先上浆，再旺火热油急炒，那么营养素的破坏较小。干炒法由于要将原料水分煸干，因此对营养素的破坏较大，蛋白质因受干热而严重变形，影响消化，降低吸收率。

（5）炸。炸时一般都是油温较高，油量较多，因此对原料所含营养素都有不同程度的破坏损失。特别是高温焦炸，会使原料中的水分基本蒸发完，蛋白质、脂肪严重变性分解，易产生不良气味和有害物质，维生素被破坏殆尽，营养价值和消化率都大大降低。

（6）烤。烤可使维生素 A、维生素 B、维生素 C 受到相当大的损失，也可使脂肪受损失，另外直接火烤，还含有致癌物质苯并芘。烤的时间与苯并芘的含量成正比，3 小时以下的烘烤影响很小。

【知识链接】

烤肉与柠檬汁的合理搭配

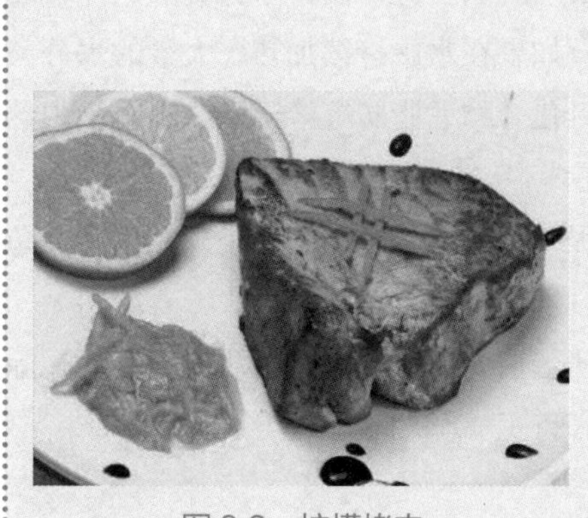
图3.3　柠檬烤肉

烤肉时所产生的苯并芘是公认的强致癌物，它会在人体内长期积累，对人的肠胃、肝脏造成损伤，容易导致胃癌、肝癌及胰腺肿瘤。如果把新鲜的柠檬汁洒在烤肉上，就能解除部分致癌物质的毒性。因为柠檬富含维生素C、柠檬酸、苹果酸以及奎宁酸等有机酸，还有丰富的橙皮苷、柚皮苷、圣草次苷等黄酮苷类物质，这些物质都能抑制致癌物对身体的侵害作用，有效地分解、中和致癌物，使之转化为无毒物质，还能抑制促进癌细胞生长的各种酶的活性，使其失去作用。此外，将柠檬汁淋在烤肉上，还能帮助肉类释放其自身的香味，使烤出的肉更鲜嫩美味。柠檬烤肉如图3.3所示。

（7）焖。营养素损失的大小与焖的时间长短有关。时间长，则维生素B和维生素C的损失大。食物经焖煮后消化率有所增加。

（8）卤。食物中的维生素和矿物质部分溶于卤汁中，部分遭受损失，水溶性蛋白质也溶解到卤汁中，脂肪也减少一部分。

（9）熘。烹调中有“逢熘必炸”之说，一般先经炸再熘。食品原料外面裹上一层糊，在油炸时糊受热而变成焦脆的外壳，从而保护了营养素少受损失。

（10）爆。所爆原料多经上浆处理，原料的营养成分因有蛋清或湿淀粉形成的薄膜保护，所以损失小。

（11）熏。用间接加热和烟熏，也存在苯并芘的问题，同时会使维生素，特别是维生素C受到破坏，还会造成部分脂肪损失。

（12）煎。食物与炊具接触部位温度过高，受热集中，使食物局部发生强烈变化，对维生素有一定的破坏，导致脂肪分解、聚合、氧化，蛋白质过度变性，糖类的焦糊、炭化等。应适当控制温度，并在食物原料外面挂糊、上浆，以减少营养素的损失，改善食物的感官性状。

3.1.4　合理烹饪的方法和措施

【合理烹饪的方法和措施】

烹饪的目的是食用。如果烹调人员不懂或不会科学的烹调方法，菜肴就会失去应有的色、香、味、形，甚至连营养成分也会遭到破坏。科学的烹调方法又叫合理烹饪，是指根据不同烹饪原料的营养特点和各种营养素的理化性质，合理地采用烹饪加工方法，使菜肴和面点既在色、香、味、形等方面达到烹饪工艺的特殊要求，又在烹饪工艺过程中尽可能多地保存营养素，消除有害物质，易于消化吸收，有效地发挥菜肴的营养价值。

1. 初加工要合理

在初步加工时要尽可能地保存原料的营养成分，避免浪费。如一般的鱼初加工时要刮净鱼鳞，但新鲜的鲥鱼和白鳞鱼则不可刮去鱼鳞，因为它们的鳞片中含有一定量的脂肪，加热熔化，可增加鱼的鲜美滋味，鳞片柔软且可食用。

对未被霉菌污染的粮食或没有农药残留的粮食，在淘洗时，要尽量减少淘洗次数，一般淘洗两到三次即可，不要用流水冲洗或热水淘洗，也不要用力搓洗。需要切配处理的原料，应在切配前清洗，不要在水中浸泡（除非此原料如叶类蔬菜中农药残留较大，宜浸泡除去部分农药），洗的次数不宜过多，以洗去泥沙即可。这样可减少原料中某些水溶性营养素因溶于水而流失。

2. 切配要科学

（1）先洗后切，切后不泡。烹调原料都应先洗净然后再改刀，改刀后不再洗，更不能用水泡，以减少水溶性营养素的损失。如用白菜做凉拌白菜，切丝后再凉水浸泡，维生素 C 损失量高达 50%。

（2）改刀不宜过碎。营养素的氧化损失与原料切后的表面积有直接关系，表面积越大，营养素与空气中的氧越容易接触，氧化机会就越大，营养素损失就严重。因此，不宜切得过碎，应在烹调允许的范围尽量使其形状大一些。

（3）现烹现切。蔬菜原料的切配应在临近烹调之前进行，不可过早。切配的数量要估计准确，不可一次切配过多。原料不能及时烹调，不仅使菜肴的色、香、味等受到影响，而且会增大营养素在储存时的氧化损失。

【知识链接】

科学制馅

说起制馅似乎谁都会，最常见的是白菜配猪肉，还有韭菜配鸡蛋、大葱配牛肉等。这种主辅料相配的馅心符合平衡膳食的饮食原则。但人们在制馅时蔬菜往往先剁碎，而后加适量食盐，挤干汁液后才加入其他原料一同调馅，这种制作方法会使蔬菜中的营养成分大量流失。但是如果不挤汁，调出的馅又会出现渗水现象，使馅心水渍渍，无法将其包于皮中。若是饺子则煮时极易破，若是包子则蒸时极易塌陷，都会影响成品的质量。

京式面点中“水打馅”的原理可以解决这个问题。可借用此法制作白菜猪肉馅。做馅前和好面。做馅时，将白菜切成小碎丁，不要剁得过碎，再将白菜与未打水的肉馅和食盐以外的调料放入盆中，顺着一个方向搅匀，不可将馅静放，包制时在馅中加食盐，调匀后快速包制成形，可避免“渗水现象”。有人认为蔬菜切了后先用油调味，再加入肉馅，最后放食盐，这样可使蔬菜被油脂包围而避免渗水现象，也有一定道理。

3. 焯水要适时

食物原料在焯水处理时，一定要控制好时间，掌握好成熟度，一般用大火沸水，原料分次下锅，加热时间短，操作快，沸进沸出的方法。这样不仅能减轻原料色泽的改变，同时可减少营养素的损失。动物性原料也需用大火沸水焯水法，因原料表面遇到高温，会使表面蛋白质凝固，从而保护营养素不外溢。原料焯水后切勿挤去汁水，否则会使水溶性维生素大量流失。如白菜切后煮2分钟，挤去汁水，可使水溶性维生素损失77%。

【知识链接】

绝氧焯烫

绝氧焯烫是指在蔬菜的焯烫过程中，尽量避免或减少与氧气的接触，创造一个近似绝氧的环境将蔬菜焯烫至成熟，以尽可能多地除去有害物质，尽可能少地损失营养物质。一般来讲，操作中要做到以下几点：

（1）焯菜用的锅要大；

（2）焯菜用的水要多加点；

（3）用大火将水烧开至沸腾；

（4）一次加入的菜要适量，以加入菜后，水和菜混合体的温度不低于85℃为宜。

操作时将蔬菜迅速放入滚沸的水中，使其与空气隔绝，水蒸气的蒸腾又驱逐了锅上空的部分氧气。此时可以认为是一个近似绝氧的环境。如果在焯菜的水中加些料酒和油脂，能使焯出的菜又绿又亮。

用这种方法焯烫的蔬菜，能将草酸和硝酸盐除去90%以上，维生素C大部分被保留住。这是烹饪中一种保留蔬菜营养成分的好办法。

4. 上浆、挂糊和勾芡

原料如肉片、鱼块先用淀粉或蛋清上浆挂糊，烹调时糨糊在原料表面形成一层保护外壳。这样可使原料中的水分和营养素不致大量溢出，又保护了营养素不被更多氧化，同时不会因直接高温而使蛋白质过度变性、使营养素分解破坏。这样烹制出来的菜肴不仅色泽好、味道鲜美，营养素损失少，而且易被消化吸收。

勾芡收汁可使汤汁浓稠，与蔬菜充分融合，不仅减少了营养素的流失，还使菜品可口。淀粉中含谷胱甘肽，具有保护维生素C的作用。肉类也含有谷胱甘肽，若与蔬菜一起烹调也有同样效果。

5. 加醋忌碱

很多维生素如维生素C、维生素B_1、维生素B_2、尼克酸等，怕碱不怕酸。在酸性环境中，这些维生素可以得到很好的保存。如果烹炒白菜、豆芽、甘蓝、土豆和制作一些凉拌菜时适当加醋，维生素的保存率有较大的提高。加醋不仅可以去除异味，还可使某些菜肴口感脆嫩。有些菜肴的烹调过程中适当加醋，还可以促使原料中的钙游离，易于人体的吸收，如鱼头豆腐、糖醋排骨。

由于大多数维生素在碱性环境中损失较大，所以在一般的烹调方法中要禁止加碱。在烹饪时，有些做法会增加维生素的损失。如煮粥为了增加黏稠度加碱；煮牛肉、豆类或粽子为加速煮软加碱；为使蔬菜更加碧绿，在焯菜中加碱；在制作绿色鱼丸或绿色鸡片时，为使色泽鲜艳，在青菜汁中加碱。

6. 大火急炒

蔬菜中的许多营养素遇热容易被破坏，其中以维生素 C 最为明显。一般来说，蔬菜加热时间越长，营养素损失越多。因此在烹调中掌握好火候可减少营养素的破坏。蔬菜以大火急炒，维生素 C 可保留 60%～70%，维生素 B_2 和胡萝卜素可保留 76%～94%。如果用文火长时间慢炒、慢煮，营养素的损失要高得多。因此炒蔬菜时为减少营养素的损失，应尽量做到热锅、滚油、大火、急炒。烹调火候对肉类中维生素 A 和 B 族维生素也有类似影响。

【知识链接】

炒蔬菜要加热水

蔬菜细胞含有大量原果胶，当蔬菜加热时原果胶转化为可溶性的果胶和果胶酸，因而加热可使蔬菜软化。冷水中含较多的钙、镁离子，会与果胶酸结合，生成钙、镁盐，引起蔬菜的粘连，使蔬菜不易软烂；煮沸过的热水中钙、镁离子含量少，所以炒蔬菜要加热水。

7. 酵母发酵

制作面食时，要尽量使用酵母发酵。酵母菌具有合成 B 族维生素的能力；在面团发酵过程中，随着酵母菌的大量繁殖，面团中 B 族维生素的含量也会增加。另外，使用酵母发酵，可使面团中的植酸盐释放出游离的钙和磷，增加钙、磷的利用率。植酸的减少也可降低其对铁、锌、铜等元素吸收的影响。

8. 现做现吃

现做现吃主要是减少原料特别是蔬菜在放置过程中营养素的损失。如蔬菜炒熟后，放置 1 小时，维生素 C 损失 10%，放置 2 小时则损失 14%；另外，加入蔬菜中的盐可随时间的加长使水溶性维生素进入汁液而丢失。

3.2 膳食结构简介

膳食结构又称食物结构，是指人们在长期饮食中形成的膳食中的食物种类及其数量的相对比例，它表示膳食中各种食物的组成关系。一个国家居民的膳食结构受社会经济发展水平、人口和农业资源、人们的消费能力、身体素质和民族传统饮食习惯、营养科学的宣传与普及等多种因素的制约。由于国情不同，膳食结构也不尽相同，因此膳食结构的调整涉及农业生产、食品工业生产、居民食物消费、民族风尚等一系列问题，它是一个非常复杂的系统工程，是衡量一个国家或地区经济发展和文明程度的重要标志之一。

【当今世界主要膳食结构类型】

3.2.1 当今世界主要膳食结构类型

膳食结构划分最重要的依据是动物性食物和植物性食物在膳食构成中的比例。根据膳食中动物性食物和植物性食物所占的比重，以及能量、蛋白质、脂肪和碳水化合物的供给量，可将世界不同地区的膳食结构分为4种类型。

1. 动植物食物平衡的膳食结构

动植物食物平衡的膳食结构中动物性食物与植物性食物比例比较适当，该类型以日本为代表。日本的膳食结构集中了东方、西方膳食的特点，取长补短，以大米为主食，豆制品、海产品、肉食、蔬菜、水果为副食，以酱和酱油为主要调味品。这种膳食结构的特点是膳食能量能够满足人体需要，又不至于过剩。蛋白质、脂肪和碳水化合物的供能比例合理。来自植物性食物的膳食纤维和来自动物性食物的营养素（如铁、钙等）均比较充足，同时动物脂肪又不高。此类膳食结构已经成为世界各国调整膳食结构的参考，是一种比较理想的膳食模式。

2. 以植物性食物为主的膳食结构

大多数发展中国家的膳食结构都属于以植物性食物为主的膳食结构，即以植物性食物为主，动物性食物为辅。其特点是谷物食品消费量大，动物性食品消费量小。动物性蛋白质一般占蛋白质总量的10%～20%，植物性食物提供的能量占总能量近90%。一方面，该膳食结构的膳食能量基本可满足人体需要，但蛋白质、脂肪摄入量均低，主要来自动物性食物的营养素（如铁、钙等）摄入不足。另一方面，该膳食结构中膳食纤维充足、动物脂肪较低，有利于冠心病和高脂血症的预防。

3. 以动物性食物为主的膳食结构

以动物性食物为主的膳食结构是多数欧美发达国家的典型膳食结构，属于营养过剩型的膳食结构。其主要特点是高能量、高蛋白质、高脂肪、低膳食纤维。食物消费构成具体表现为以动物性食物为主，蔗糖和酒类消费量大，纤维类食物相对较少。营养过剩是此类膳食结构国家居民所面临的主要健康问题，尤其是心脏病死亡率明显高于发展中国家。

4. 地中海膳食结构

地中海膳食结构（图 3.4）以意大利、希腊的膳食结构为代表。这种膳食结构的主要特点如下。

（1）膳食中富含植物性食物，包括水果、蔬菜、土豆、谷类等。

（2）食物的加工程度低，新鲜度较高，该地区居民主要食用当季、当地产的食物。

（3）橄榄油是主要的食用油。

（4）每天食用少量、适量乳酪和酸奶。

（5）每周食用少量、适量鱼、家禽肉、蛋类。

（6）以新鲜水果作为典型的每日餐后食品，甜食每周只食用几次。

（7）每月食用几次肉类（猪肉、牛肉和羊肉及其产品）。

（8）大部分成年人有饮用葡萄酒的习惯。

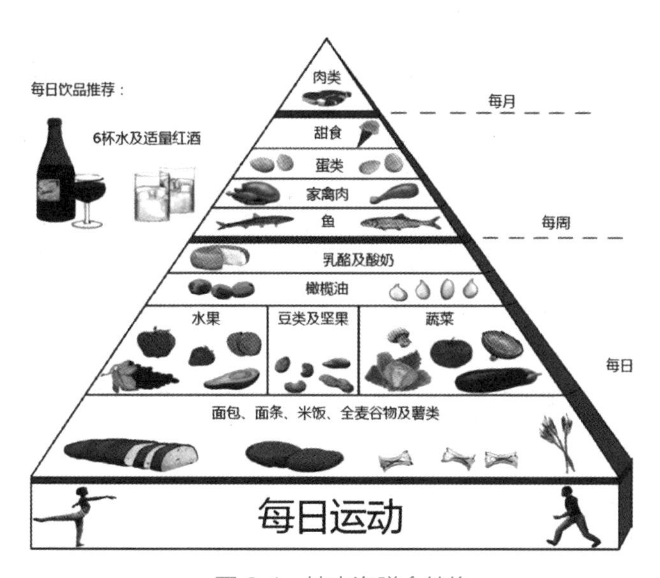

图 3.4　地中海膳食结构

此膳食结构的突出特点是饱和脂肪摄入量低，膳食含大量复合碳水化合物，蔬菜、水果摄入量高。地中海地区居民心脑血管疾病发生率很低，已引起了西方国家的注意，并纷纷参照这种膳食结构改进自己国家的膳食结构。

3.2.2 我国居民的膳食结构

【我国居民的膳食结构现状与问题】

1. 我国居民传统的膳食结构特点

我国居民传统的膳食结构以植物性食物为主，谷类、薯类和蔬菜的摄入量较高，肉类的摄入量比较低，豆制品总量不高且随地区而不同，奶类消费在大部分地区不高。此种膳食结构的特点如下。

（1）高碳水化合物。我国南方居民多以大米为主食，北方居民多以小麦粉为主食，谷类食物的供能比例占70%以上。

（2）高膳食纤维。谷类食物和蔬菜中所含的膳食纤维丰富，因此我国居民膳食纤维的摄入量也很高。这是我国传统膳食结构最具优势之一。

（3）低动物脂肪。我国居民传统的膳食结构中动物性食物的摄入量很少，动物脂肪的供能比例一般在10%以下。

2. 我国居民的膳食结构现状与问题

我国居民的膳食结构以植物性食物为主，动物性食物为辅。但各地区、各民族以及城乡之间的膳食构成存在很大差别。而且随着社会经济发展，我国居民膳食结构正在向“富裕型”膳食结构的方向转变。

我国居民面临营养缺乏和营养过剩双重挑战，虽然我国居民膳食能量供给充足，体格发育与营养状况总体改善，但居民膳食结构仍存在不合理现象。

我国居民谷类食物摄入量保持稳定，总蛋白质摄入量基本持平，优质蛋白质摄入量有所增加，豆类和奶类消费量依然偏低。脂肪摄入量过多，平均膳食脂肪供能比超过了膳食指南推荐的20%～30%的合理膳食的上限。

蔬菜、水果摄入量略有下降，钙、铁、维生素A、维生素D等部分营养素缺乏依然存在；减盐工作仍面临严峻挑战；糖尿病患病率呈上升趋势；超重肥胖问题凸显。

总体来看，我国居民的膳食结构及疾病谱都发生了较大变化。国家相关部门正在积极采取措施，推进健康中国建设，提高人民健康水平。如《“健康中国2030”规划纲要》《国民营养计划（2017—2030年）》《健康中国行动（2019—2030年）》等。

【知识链接】

广西巴马长寿老人的膳食结构

广西壮族自治区河池市巴马瑶族自治县挂上了“世界长寿之乡”和“中国长寿之乡”两块牌匾。据中国老龄科学研究中心调查显示，巴马2008年有百岁老人81人，占当地总人口的31.7/10万。联合国确定长寿之乡的标准是百岁老人比例不小于0.75/10万，巴马的这一比例是联合国标准的40多倍，居世界前列。

巴马的长寿现象与当地自然环境、社会环境及遗传和饮食等多种因素有关，但最直接、最重要的就是膳食结构。

巴马长寿人群膳食结构具有“五低”和“两高”的特点，即低能量、低脂肪、低动物蛋白、低盐、低糖和高维生素、高膳食纤维。这种膳食结构也许不适合在赛场上争金夺银的体育健儿，但对健康长寿却未必没有好处。能解释当地居民健康长寿的，并非现代医学和营养学倡导的“高能量、高蛋白质营养论”，而是以植物性食物为主的“谷菜食品营养论”。

3.3 营养配餐的理论依据

营养配餐是一项实践性很强的工作，与人们的日常饮食直接相关。科学合理的营养配餐，需要以一系列营养理论作为指导。

（1）平衡膳食理论。营养配餐是实现平衡膳食的一种措施。平衡膳食的原则需要通过食谱才得以表达出来，充分体现其实际意义。

（2）我国居民膳食指南和平衡膳食宝塔。膳食指南和平衡膳食宝塔的原则就是食谱设计的原则，营养食谱的制订需要根据膳食指南和平衡膳食宝塔考虑食物种类、数量的合理搭配。

（3）我国居民膳食营养素参考摄入量。编制营养食谱时，需要以各营养素的 RNI 为依据确定需要量，一般以能量需要量为基础。制订出食谱后，还需要以各营养素的 RNI 为参考，评价食谱的制订是否合理，如果与 RNI 相差不超过 10%，说明编制的食谱合理可用，否则需要加以调整。

（4）食物成分表。食物成分表是营养配餐工作必不可少的工具。要做好营养配餐工作，必须了解和掌握食物的营养成分。通过食物成分表，在编制食谱时才能将营养素的需要量转换为食物的需要量，从而确定食物的品种和数量。在评价食谱所含营养素摄入量是否满足需要时，同样需要参考食物成分表中各种食物的营养成分数据。

因此，营养配餐前，需要了解上述几种营养配餐的理论依据，学会科学合理使用这些依据。

3.3.1 平衡膳食理论

【平衡膳食理论】

1. 平衡膳食的概念与意义

从营养学角度讲，平衡膳食不仅需要考虑食物中含有营养素的种类和数量，而且还必须考虑食物合理的加工方法、烹饪过程，如何提高消化率和减少营养素的损失等问题。

平衡膳食要做到原料多样化，组合合理，粗细搭配，适应用膳者的生理状况。

2. 平衡膳食的基本要求

（1）一日膳食中食物构成要多样化。各种营养素应品种齐全，包括供能食物，即蛋白质、脂肪及碳水化合物；非供能食物，即维生素、矿物质及纤维素。粗细混食，荤素混食，合理搭配。食物搭配应促进消化吸收，而不是干扰吸收。例如，玉米面和黄豆面混合而成的杂合面，利用氨基酸互补，提高了营养价值。动物肝脏中含有丰富的铁，蔬菜中含有丰富的维生素C，二者一起烹调，维生素C可以使不易吸收的有机铁还原为二价铁，便于人体吸收利用。

（2）各种营养素必须满足生长发育需要，比例适当。人体摄入营养物质的种类、数量、质量以及互相的比例，都需要适应个体不同生理状态的实际需要，充分供给人们劳动、生活所消耗的能量和营养素，满足人体新陈代谢、生长发育和调节各种生理功能的需要。

各种营养素不是孤立地发挥生理作用，它们之间存在相互依赖、相互制约的关系，当某种营养素过多或过少时，都会对人体产生危害。例如，高蛋白膳食有利于维生素B_2的利用保存；过量的脂肪摄入会干扰钙的吸收；适量的锌有利于铁的代谢，过量锌阻止铁的利用。因此，应当使各营养素的供应量及比例合理。合理的膳食应使碳水化合物占50%～65%，脂肪占20%～30%，蛋白质占10%～15%，优质蛋白质占总蛋白质供给量的1/3以上。膳食脂肪中饱和脂肪酸、单不饱和脂肪酸与多不饱和脂肪酸之间的比例以1∶1∶1为宜。

（3）食物要合理地加工烹调。食物经合理地加工烹调后会减少营养素的损失，提高消化率。食物应具有良好的色、香、味、形，给用膳者带来一种赏心悦目的感觉，从心理上刺激用膳者分泌消化液，促进食欲。

（4）良好的饮食习惯。一日三餐定时定量，且能量分配比例适宜，养成良好的饮食习惯。进餐时间和两餐间隔时间应恰当，一般混合性膳食的胃排空时间为4～5小时，故两餐间隔一般为5～6小时。全天各餐食物能量分配比例为早餐30%，午餐40%，晚餐30%，做到“早吃好，午吃饱，晚吃少”。当然，特殊情况需灵活处理，例如，晚上加班者可增加夜餐。

（5）食物对人体无毒无害，保证安全。各种食物必须新鲜、干净，符合食品卫生标准，不能被有毒物质污染，例如，不能带有任何微生物病原体、寄生虫卵和化学毒素等。如果膳食中含有各种有毒物质，并超过每日允许摄入量，即使人体所需要的能量和各类营养物质都符合要求，也不能达到平衡膳食的目的，反而会影响到人体的健康，染上各种疾病。保证食物的卫生质量是实现平衡膳食的关键。

3.3.2 我国居民膳食指南

膳食指南是根据营养科学原则和人体营养需要，结合当地食物生产供应情况及居民生活实践，提出的食物选择和身体活动的指导意见。膳食指南是健康教育和公共政策的基础性文件，为居民提供所需的营养保障，培养健康的饮食习惯和生活方式，以促进居民整体健康和预防慢性疾病。

我国的膳食指南有着30多年的历史。于1989年首次发布，之后于1997年、2007年和2016年进行了三次修改。2022年发布了《中国居民膳食指南（2022）》，同时推出了中国居民平衡膳食宝塔（2022）、中国居民平衡膳食餐盘（2022）和中国儿童平衡膳食算盘（2022）三个可视化图形，指导居民在日常生活中进行具体实践。是国家实施健康中国行动和推动国民营养计划一个重要组成部分。

1. 一般人群膳食指南

一般人群膳食指南针对2岁以上的健康人群提出8条指导准则。

（1）准则一，食物多样，合理搭配。核心推荐如图3.5所示。

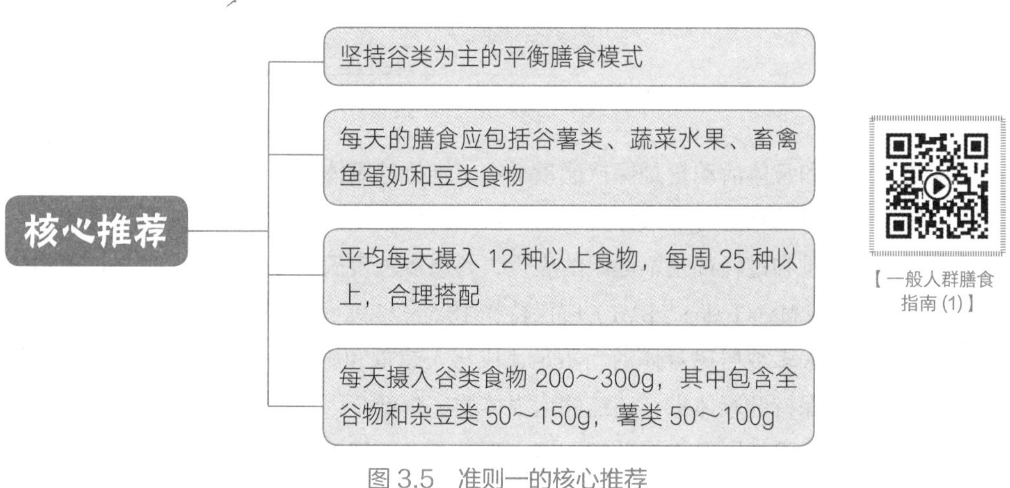

图3.5　准则一的核心推荐

平衡膳食模式是保障人体营养需要和健康的基本原则，食物多样是平衡膳食的基础，合理搭配是平衡膳食的保障。不同食物中含有的营养素及有益膳食成分的种类和含量不同。除了供6月龄内婴儿的母乳，没有任何一种食物可以满足人体所需的能量及全部营养素。只有合理搭配多种食物，才能满足人体对能量和各种营养素的需要。

合理搭配是指食物种类和质量在一日三餐中的合理分配。中国居民平衡膳食宝塔用五层把食物多少表现出来，谷类为主是平衡膳食模式的重要特征。谷类含有丰富的碳水化合物，是人体所需能量最经济和最重要的食物来源，也是B族维生素、矿物质、膳食纤维和蛋白质的重要食物来源，在保障儿童生长发育、维持人体健康方面发挥着重要作用。近年来，我国居民的膳食模式已发生变化：谷类的消费量逐年下降，动物性食物和油脂摄入量逐年增多；谷类过度加工引起B族维生素、矿物质和膳食纤维损失而导致营养素摄入量失衡。研究证据表明，膳食不平衡、全谷物减少与膳食相关慢性病发生风险增加密切相关。坚持谷类为主，保证全谷物及杂豆摄入，有利于降低超重或肥胖、2型糖尿病、心血管疾病、结直肠癌等疾病的发生风险。

（2）准则二，吃动平衡，健康体重。核心推荐如图3.6所示。

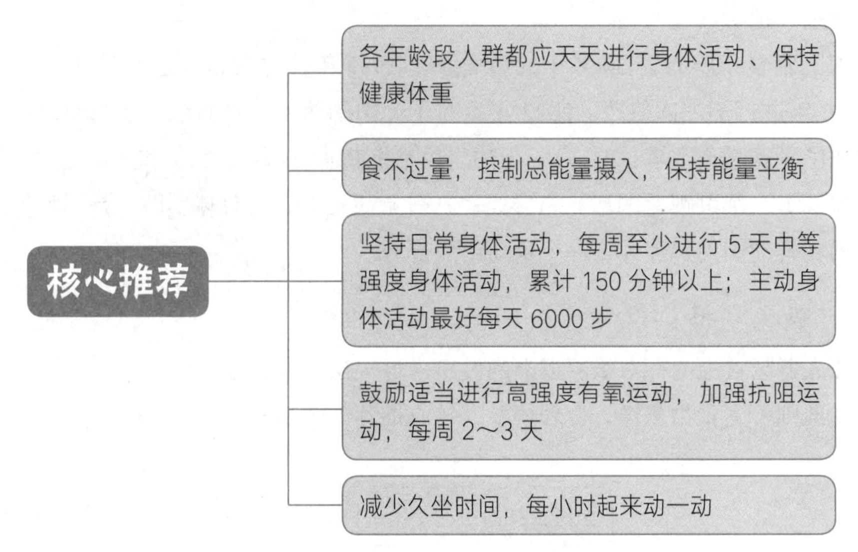

图3.6　准则二的核心推荐

食物摄入量和身体活动量是保持能量平衡、维持健康体重的两个关键因素。长期能量摄入量大于能量消耗量可导致体重增加，甚至造成超重或肥胖；反之则导致体重过轻或消瘦。体重过重和过轻都是不健康的表现，易患多种疾病，缩短寿命。成人健康体重的体质指数（Body Mass Index，BMI）应保持在18.5～23.9kg/m^2之间。

目前，我国大多数居民身体活动不足，成年人超重和肥胖率达50.7%。充足的身体活动不仅有助于保持健康体重，还能够增强体质，降低全因死亡风险和心血管疾病、癌症等慢性病发生风险；同时也有助于调节心理平衡，缓解抑郁和焦虑，改善认知、睡眠和生活质量。

（3）准则三，多吃蔬果、奶类、大豆。核心推荐如图3.7所示。

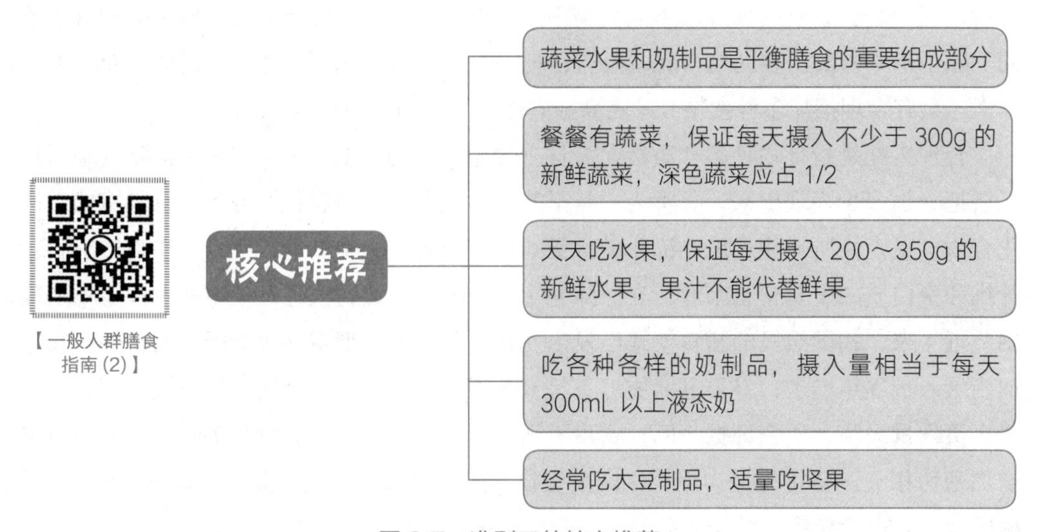

图3.7　准则三的核心推荐

蔬菜水果、奶类、大豆及豆制品是平衡膳食的重要组成部分，坚果是平衡膳食的有益补充。蔬菜水果是维生素、矿物质、膳食纤维和植物化学物的重要来源，对提高膳食微量营养素和植物化学物的摄入量起到关键作用。循证研究发现，保证每天丰富的蔬菜水果摄入，可维持机体健康、改善肥胖，有效降低心血管疾病和肺癌的发病风险，对预防食管癌、胃癌、结肠癌等主要消化道癌症具有保护作用。奶类富含钙和优质蛋白质。增加奶制品摄入量对增加儿童骨密度有一定作用；酸奶可以改善便秘和乳糖不耐症。大豆坚果富含优质蛋白质、必需脂肪酸及多种植物化学物，多吃大豆及其制品可以降低绝经后女性骨质疏松、乳腺癌等发病风险。适量食用坚果有助于降低血脂水平和全因死亡的发生风险。

（4）准则四，适量吃鱼、禽、蛋、瘦肉。核心推荐如图 3.8 所示。

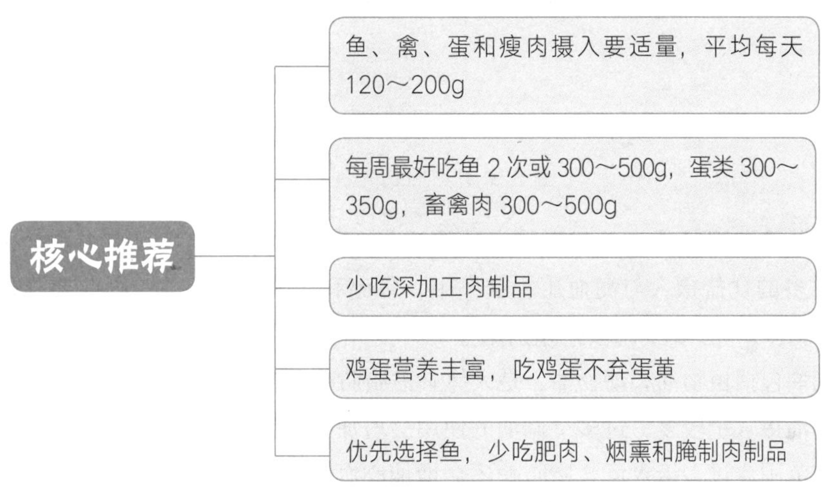

图 3.8　准则四的核心推荐

鱼、禽、蛋和瘦肉均属于动物性食物，富含优质蛋白质、脂类、脂溶性维生素、B 族维生素和矿物质等，是平衡膳食的重要组成部分。该类食物蛋白质的含量普遍较高，其氨基酸组成更适合人体需要，利用率高，但有些含有较多的饱和脂肪酸和胆固醇，摄入过多可增加肥胖和心血管疾病等发病风险，应当适量摄入。

鱼类脂肪含量相对较低，且含有较多的不饱和脂肪酸，对预防血脂异常和脑卒中等疾病有一定作用，每周最好吃鱼 2 次。禽类脂肪含量也相对较低，其脂肪酸组成也优于畜类脂肪。蛋类中各种营养成分比较齐全，营养价值高，胆固醇含量也高，对一般人群而言，每天吃一个鸡蛋不会增加心血管疾病的发病风险。畜类脂肪含量较多，应当选瘦肉，每人每周瘦肉摄入不宜超过 500g。烟熏和腌制肉类等深加工肉制品在加工过程中易产生一些致癌物，过多食用可增加肿瘤发生的风险，应当少吃或不吃。

（5）准则五，少盐少油，控糖限酒。核心推荐如图 3.9 所示。

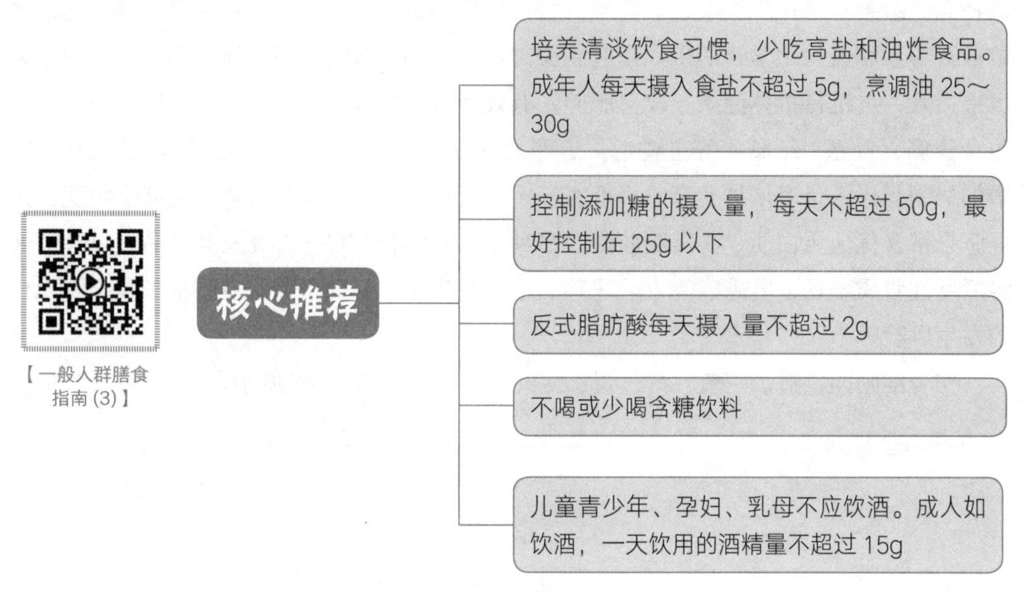

图 3.9 准则五的核心推荐

食盐是食物烹饪或食品加工的主要调味品。我国居民的饮食习惯中食盐摄入量较高，而过多的食盐摄入与高血压、脑卒中、胃癌和全因死亡有关，因此要降低食盐摄入，培养清淡口味，逐渐做到量化用盐。

烹调油包括植物油和动物油，是人体必需脂肪酸和维生素 E 的重要来源。目前我国居民烹调油摄入量较多，过多烹调油的使用会增加脂肪的摄入，导致膳食中脂肪供能比超过适宜范围。过多摄入反式脂肪酸还会增加心血管疾病的发生风险。应减少烹调油的用量。成年人脂肪提供的能量应占总能量的 30% 以下。

过多摄入添加糖或含糖饮料，可增加龋齿、超重和肥胖等的发生风险。建议每天摄入添加糖提供的能量不超过总能量的 10%，最好不超过总能量的 5%。对于儿童青少年来说，含糖饮料是添加糖的主要来源，建议不喝或少喝，少食用高糖食品。

过量饮酒，会增加肝脏损伤、胎儿酒精综合征、痛风、心血管疾病和某些癌症的发生风险。因此应避免过量饮酒。儿童青少年、孕妇、乳母、慢性病患者等特殊人群不应饮酒。

（6）准则六，规律进餐，足量饮水。核心推荐如图 3.10 所示。

规律进餐是实现平衡膳食、合理营养的前提。一日三餐、定时定量、饮食有度，是健康生活方式的重要组成部分，可以保障营养素全面、充足摄入，有益健康。饮食不规律、暴饮暴食、不合理节食等不健康的饮食行为会影响身体健康。应规律进餐，合理安排一日三餐，早餐提供的能量应占全天总能量的 25%～30%，午餐占 30%～40%，晚餐占 30%～35%。

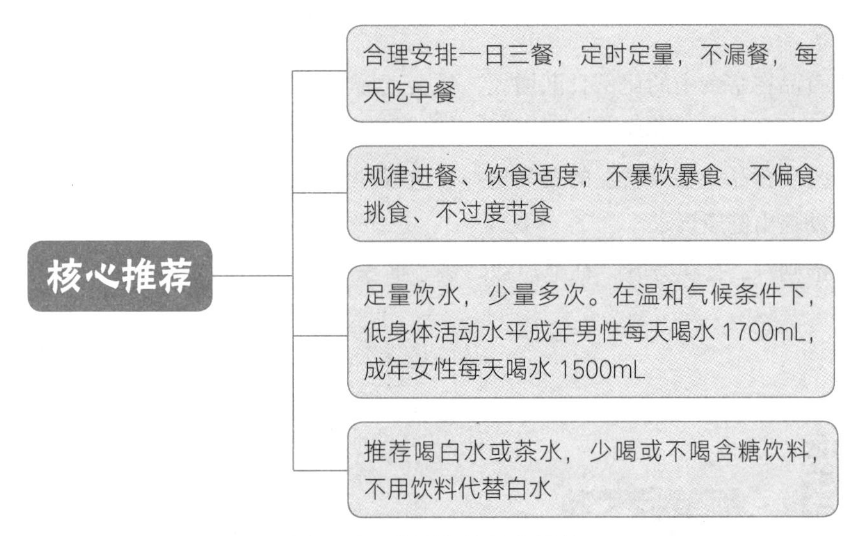

图 3.10　准则六的核心推荐

水是构成人体成分的重要物质并发挥着重要的生理作用。水的摄入和排出要平衡，以维护适宜的水合状态和正常的生理功能。足量饮水是身体健康的基本保障，有助于维持身体活动和认知能力。

（7）准则七，会烹会选，会看标签。核心推荐如图 3.11 所示。

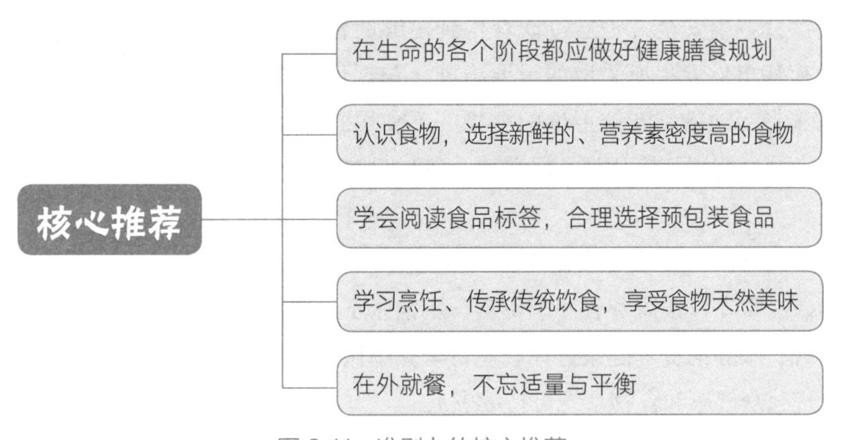

图 3.11　准则七的核心推荐

食物是人类获取营养、赖以生存和发展的物质基础。在生命的各个阶段都应做好健康膳食规划，保障营养素供应的充足性，满足个人和家庭对健康美好生活的追求。

不同类别食物中含有的营养素及有益成分的种类和数量不同，每个人或每个家庭均应有每天的膳食设计和规划，按需选购备餐，按类挑选优质蛋白质来源和营养密度高的食物；优选当地、当季新鲜食物，按照营养和美味搭配组合。烹饪是膳食计划的重要组成部分，学习烹饪，做好一日三餐，既可最大化地保留食物营养价值、控制食品安全风险，又可尽享食物天然风味，实践平衡膳食。在家烹饪、吃饭是我国传统文化的传承，选用新时代烹饪工具可容易达到目标。

加工食品在膳食中的比例日渐增大，学会读懂预包装食品标签和营养标签，了解原料组成、能量和核心营养成分含量水平，慎选高盐、高油、高糖食品，做出健康聪明选择。对于外卖食品或在外就餐的菜品选择，应根据就餐人数确定适宜份量，做到荤素搭配，并主动提出健康诉求。

（8）准则八，公筷分餐，杜绝浪费。核心推荐如图 3.12 所示。

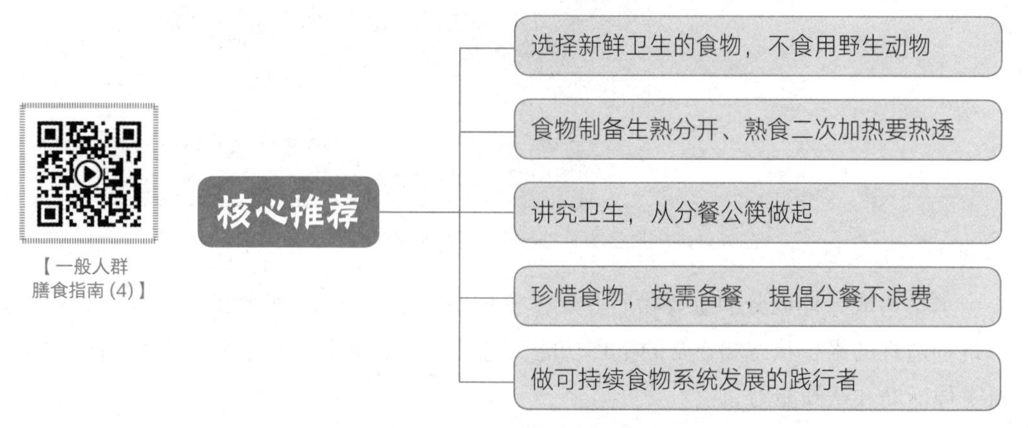

图 3.12　准则八的核心推荐

加强饮食卫生安全，是通过饮食得到足够的营养、增强体质、防止食物中毒和其他食源性疾病事件发生所采取的重要措施，与现代文明同步相随。个人和家庭日常生活应注意选择当地的、新鲜卫生的食物，不食用野生动物。食物制备生熟分开，储存得当。多人同桌使用公筷公勺，或采取分餐或份餐等卫生措施，避免食源性疾病发生和传播。

勤俭节约是中华民族的文化传统，食物资源宝贵，来之不易。人人都应尊重食物、珍惜食物、在家在外按需备餐和小份量、不铺张不浪费。社会餐饮应多措并举，倡导文明用餐方式，服务消费者健康选择。从每个家庭做起，传承健康生活方式，树饮食文明新风，促进公众健康和食物系统可持续发展。

2. 孕妇、乳母膳食指南

妊娠是个复杂的生理过程。为了妊娠的成功，孕期妇女的生理状态及代谢发生了较大的适应性改变，以满足孕期母体和胎儿的营养储备。孕期营养状况的优劣对胎儿生长发育直至成年后的健康可产生至关重要的影响。分娩后的乳母要分泌乳汁、哺育婴儿，还要逐步补偿妊娠、分娩时营养的消耗，恢复各器官、系统功能。对能量及营养素的需要甚至超过妊娠期。乳母营养的好坏还直接关系到母乳喂养的成功和婴儿的生长发育。

无论是孕妇还是乳母的膳食构成都应该是由多种多样食物组成的平衡膳食，只有多样化的平衡膳食才能获得足够而适量的营养。孕妇、乳母膳食指南是在一般人群指南基础上的补充建议和指导。

（1）备孕和孕期妇女膳食指南。

① 孕前调整体重至正常范围，保证孕期体重适宜增长。孕前体重与新生儿出生体重、婴儿死亡率以及孕期并发症等有密切关系。肥胖或低体重的育龄妇女是发生不良妊娠结局的高危人群，备孕妇女宜通过平衡膳食和适量运动来调整体重，使BMI达到18.5～23.9kg/m^2。孕期体重适宜增长有利于保证母婴的营养并获得良好的妊娠结局。平均而言，孕期总增重约12kg较为适宜，其中孕早期增重不超过2kg，孕中、晚期每周增重约0.35kg。

② 常吃含铁丰富的食物，选用碘盐，合理补充叶酸和维生素D。育龄妇女是铁缺乏和缺铁性贫血患病率较高的人群，怀孕前如果缺铁，可导致早产、胎儿生长受限、新生儿低出生体重以及妊娠期缺铁性贫血。因此，备孕妇女应经常摄入含铁丰富、利用率高的动物性食物，铁缺乏或缺铁性贫血者应纠正贫血后再怀孕。碘是合成甲状腺激素不可缺少的微量元素，为避免孕期碘缺乏对胎儿智力和体格发育产生的不良影响，备孕妇女除选用碘盐外，还应每周摄入1～2次富含碘的海产品。叶酸缺乏可影响胚胎细胞增殖、分化，增加神经管畸形及流产的风险，备孕妇女应从计划怀孕前3个月开始每天补充400μg叶酸，并持续整个孕期。维生素D缺乏，会导致孕后胎儿生长发育迟缓，孕妇缺钙等问题，妇女可以通过多吃动物肝脏、蛋黄，多晒太阳或口服维生素D补剂来补充。

③ 孕吐严重者，可少量多餐，保证摄入含必需量碳水化合物的食物。妊娠反应是正常的生理反应，如孕吐严重，应选用清淡适口、容易消化的食物，如米饭、面条、烤面包、烤馒头片、苏打饼干等，少食多餐，尽可能多地摄入食物。为保证最基本的能量供应，应保证每天摄入至少含130g碳水化合物的食物。

④ 孕中期、孕晚期适量增加奶、鱼、禽、蛋、瘦肉的摄入。自孕中期开始，胎儿生长速率加快，孕中期、孕晚期每天饮奶量应增至500g，孕中期动物性食物（鱼、禽、蛋、瘦肉）合计摄入量增至150～200g/d、孕晚期增至175～225g/d，以满足对优质蛋白质、维生素A、钙、铁等营养素和能量的需要。建议每周食用1～2次动物血或肝脏。建议每周食用2～3次海产鱼类，以提供对胎儿脑发育有重要作用的n-3长链多不饱和脂肪酸。

⑤ 经常户外活动，禁烟酒，保持健康生活方式。烟草、酒精对胚胎发育的各个阶段都有明显的毒性作用，容易引起流产、早产和胎儿畸形。自怀孕前6个月开始，夫妻双方均应禁烟酒，并远离吸烟环境。良好的身体状况和营养是成功孕育新生命最重要的条件，而良好的身体状况和营养要通过健康生活方式来维持。均衡的营养、有规律的运动和锻炼、充足的睡眠、愉悦的心情等，均有利于健康的孕育。健康孕妇每天应进行不少于30分钟的中等强度身体活动。

⑥ 愉快孕育新生命，积极准备母乳喂养。妊娠期身体内分泌及外形的变化、对孩

子健康和未来的过分担忧、工作及社会角色的调整等，都可能会影响孕妇的情绪，需要以积极的心态去面对和适应。孕育新生命是女性经历的完美人生体验，是正常的生理过程，遇到困难多与家人和朋友沟通，积极寻求专业咨询以获得必要的帮助和支持，有助于释放压力，缓解焦虑，愉悦心情。母乳喂养对宝宝和妈妈都是最好的选择，任何代乳品都无法取代母乳。孕妇应尽早了解母乳喂养的益处，加强母乳喂养的意愿，学习母乳喂养的方法和技巧，为母乳喂养做好心理和营养准备，做好乳房护理。

（2）乳母膳食指南。

乳母既要分泌乳汁、哺育婴儿，还要逐步补偿妊娠、分娩时营养素的消耗，促进各器官、系统功能的恢复。对能量及营养素的需要甚至超过妊娠期。乳母营养的好坏还直接关系到母乳喂养的成功和婴儿的生长发育。乳母膳食指南在一般人群膳食指南基础上增加5条推荐。

① 产褥期食物多样不过量，坚持整个哺乳期营养均衡。产褥期是指从胎儿、胎盘自身体娩出，到除乳腺外各个器官恢复或接近未孕状态所需的一段时期，一般需6～8周。在我国民间，产褥期也称为“月子”或“坐月子”。“坐月子”是我国的传统习俗，期间常过量摄入动物性食物，致能量和宏量营养素摄入过剩。坚持整个哺乳阶段营养均衡，食物多样不过量，以保证乳汁的质与量以持续地进行母乳喂养。

② 适量增加富含优质蛋白质及维生素A的动物性食物和海产品，选用碘盐，合理补充维生素D。乳母的营养是泌乳的基础，尤其蛋白质营养状况对乳汁分泌有明显影响。建议乳母每天摄入200g鱼、禽、蛋和瘦肉（其中包括蛋类50g）。为满足蛋白质、能量和钙的需要，还要摄入25g大豆（或相当量的大豆制品）、10g坚果、300g牛奶。为保证乳汁中碘和维生素A的含量，乳母应选用碘盐烹调食物，适当摄入海带、紫菜、鱼、贝类等海产品和动物肝脏、蛋黄等。乳母还应补充维生素D或晒太阳。

③ 家庭支持，愉悦心情，充足睡眠，坚持母乳喂养。家庭成员要协助乳母建立母乳喂养信念，并坚持下去。乳母的心理及精神状态也可影响乳汁分泌，保持愉悦心情，以确保母乳喂养的成功。

④ 增加身体活动，促进产后恢复健康体重。孕期体重过度增加及产后体重滞留，是女性肥胖的重要原因之一。坚持哺乳、适量的身体活动，有利于机体复原和体重恢复正常。一般产褥期以低强度活动为主，包括日常生活活动、步行、盆底运动和伸展运动等，减少静坐和视屏时间。产后6～8周（尤其剖宫产者）应咨询专业人员，根据身体恢复和体重状况，逐渐增加身体活动量和强度，开始进行有氧运动，如散步、慢跑等。

⑤ 多喝汤和水，限制浓茶和咖啡，忌烟酒。乳母每天分泌乳汁，加上自身代谢的增加，水需要量也相应增加。每日应比孕前增加1100mL水的摄入，可以多吃流质食物如鸡汤、鲜鱼汤、猪蹄汤、排骨汤、菜汤、豆腐汤等，每餐都应保证有带汤的食物。婴儿3个月内，乳母应避免饮用含咖啡因的饮品，如咖啡、茶。婴儿3个月后，乳母每天饮用咖啡不要超过一杯，可饮用淡茶水补充水分。吸烟、饮酒会影响乳汁分泌，烟草中的

尼古丁和酒精都可通过乳汁进入婴儿体内，影响婴儿睡眠和发育。

3. 婴幼儿喂养指南

婴幼儿喂养指南适用于出生后至2周岁的婴幼儿，是独立于一般人群膳食指南之外的喂养指导。出生后至满2周岁，构成生命早期1000天健康机遇窗口期中2/3的时长，该阶段的良好营养和科学喂养是儿童近期和远期身心健康的最重要保障。生命早期的营养和喂养对体格生长、智力发育、免疫功能等产生至关重要的影响。

（1）6月龄内婴儿母乳喂养指南。

6月龄内婴儿处于生命早期1000天健康机遇窗口期的第二个阶段，营养的摄入对其生长发育和后续健康持续产生至关重要的影响。针对我国6月龄内婴儿的喂养需求和可能出现的问题，提出6月龄内婴儿母乳喂养指南，包括如下6条准则。

① 母乳是婴儿最理想的食物，坚持6月龄内纯母乳喂养。母乳喂养是婴儿出生后最佳喂养方式。纯母乳喂养能满足婴儿6月龄以内所需要的全部液体、能量和营养素。婴儿出生后不要喂任何母乳以外的食物。由于特殊情况需要在婴儿满6月龄前添加母乳之外食物的，应咨询医务人员谨慎做出决定。坚持让婴儿直接吸吮母乳，只要母婴不分开，就不用奶瓶喂哺人工挤出的母乳。配偶和家庭成员应支持鼓励母乳喂养。母乳有利于肠道健康微生态环境建立和肠道功能成熟，降低感染性疾病和过敏发生的风险。母乳喂养营造母子情感交流的环境，给婴儿最大的安全感，有利于婴儿心理行为和情感发展；有利于避免母体产后体重滞留，并降低母体乳腺癌、卵巢癌和2型糖尿病的风险。

② 生后1小时内开奶，重视尽早吸吮。初乳富含营养和免疫活性物质，有助于婴儿肠道成熟和功能发展，并提供免疫保护。母亲分娩后应即刻开始观察婴儿觅食表现并不间断地母婴肌肤接触，在生后1小时内让婴儿开始吸吮乳头和乳晕，除了尽快获得初乳，还可刺激乳头和乳晕神经感受，向垂体传递其需要母乳的信号，刺激催乳素的产生，促进乳汁分泌，这是确保母乳喂养成功的关键。初乳常含有特殊免疫因子，只要在临产前数天坚持用干净毛巾擦拭乳头即可，婴儿吸吮前不需过分擦拭或消毒乳房。婴儿出生时具有一定的能量储备，可满足至少3天的代谢需求；开奶过程中不用担心婴儿饥饿，可密切关注婴儿体重，体重下降只要不超过出生体重的7%就应坚持纯母乳喂养。精神鼓励、专业指导、温馨环境、愉悦心情等可以辅助开奶。

③ 回应式喂养，建立良好的生活规律。回应式喂养是指符合婴儿进食特性的喂养方式，强调喂养的时长和频次由婴儿进食意愿和需求决定，包括早期婴儿的按需喂养方式，及逐渐形成的规律喂养方式。不限制哺乳次数和时长。饥饿引起哭闹时应立即、合理回应婴儿的进食需要，特别是3月龄内的婴儿。母乳喂养顺应婴儿胃肠道成熟和生长发育过程，从按需喂养方式到规律喂养方式递进。婴儿出生2～4周就基本形成了自己的进食规律。随着月龄增加，婴儿胃容量逐渐增加，单次摄乳量也随之增加，哺乳间隔

则会相应延长，喂奶次数减少。逐渐养成规律哺喂的良好饮食习惯。如果婴儿哭闹明显不符平日进食规律，且非饥饿原因，应及时就医。

④ 适当补充维生素D，母乳喂养无须补钙。人乳中维生素D含量低，婴儿不能通过母乳获得足量的维生素D。适宜的阳光照射会促进皮肤中维生素D的合成，但鉴于养育方式及居住地域的限制，阳光照射可能不是6月龄内婴儿获得维生素D的最方便途径。婴儿出生后数日就应开始每日补充维生素D10ug（400IU）。纯母乳喂养能满足婴儿生长对钙的需求，不需额外补钙。推荐婴儿出生后补充维生素K，特别是剖宫产的新生儿。

⑤ 一旦有任何动摇母乳喂养的想法和举动，都必须咨询医生或其他专业人员，并由他们帮助做出决定。母乳喂养遇到困难时，需要医生和专业人员的支持。母亲不要放弃纯母乳喂养，除非医生针对母婴任何一方，明确提出不宜母乳喂养。婴儿配方奶不能与母乳相媲美，可以作为母乳喂养失败后的选择，或母乳不足时对母乳的补充。不要直接用普通液态奶、成人和普通儿童奶粉、蛋白粉、豆奶粉等喂养6月龄内婴儿。

⑥ 定期监测婴儿体格指标，保持健康生长。身长和体重是反映婴儿喂养和营养状况的直观指标。疾病或喂养不当、营养不足会使婴儿生长缓慢或停滞。6月龄内婴儿应每月测一次身长和体重，病后恢复期可增加测量次数，根据《7岁以下儿童生长标准》（WS/T 423—2022）判断婴儿是否得到正确、合理喂养。婴儿生长有自身规律，过快、过慢生长都不利于远期健康。婴儿生长存在个体差异，不必相互攀比生长指标。母乳喂养儿体重增长可能低于配方奶喂养儿，这是完全正常的。只要处于正常的生长曲线轨迹，即是健康的生长状态。

（2）7～24月龄婴儿喂养指南。

7～24月龄婴儿处于生命早期1000天健康机遇窗口期的第三阶段，适宜的营养和喂养不仅关系到婴儿近期的生长发育，也关系到长期的健康。针对我国7～24月龄婴儿营养和喂养的需求以及现有的主要营养问题，提出7～24月龄婴儿的喂养指南，制定如下6条膳食指导准则。

① 继续母乳喂养，满6月龄起添加辅食，从富含铁的泥糊状食物开始。7～24月龄婴儿应继续母乳喂养。母乳仍然是6月龄后婴儿能量的重要来源。母乳可为7～12月龄婴儿提供总能量的1/2～2/3，为13～24月龄婴儿提供总能量的1/3。母乳也为婴儿提供优质蛋白质、钙等重要营养素，以及各种免疫保护因子等。继续母乳喂养可减少感染性疾病的发生，持续增进母子间的亲密接触，促进婴儿认知发育。但纯母乳喂养不能为满6月龄后婴儿提供全部的能量和营养素；且经过最初半岁的生长发育，婴儿胃肠道及消化器官、消化酶发育也已相对成熟；婴儿的口腔运动功能，味觉、嗅觉、触觉等感知觉，以及心理、认知和行为能力也已准备好接受新的食物。满6月龄时开始添加辅食，不仅能满足婴儿的营养需求，也能满足其心理需求，并促进其感知觉、心理及认知和行为能力的发展。我国7～12月龄婴儿铁的推荐摄入量为10mg/d，其中97%的铁需要来

自辅食。铁缺乏和缺铁性贫血可损害婴儿认知发育和免疫功能，添加富含铁的辅食是保证婴儿铁摄入量的主要措施。

② 及时引入多样化食物，重视动物性食物的添加。每次只添加一种新的食物，由少到多、由稀到稠、由细到粗，循序渐进增加辅食频次和进食量。从泥糊状食物开始，逐渐过渡到半固体或固体食物。每引入一种新的食物应适应 2～3 天，密切观察是否出现呕吐、腹泻、皮疹等不良反应，适应一种食物后再添加其他新的食物。畜禽肉、蛋、鱼虾、肝脏等动物性食物富含优质蛋白质、脂类、B 族维生素和矿物质。蛋黄中含有丰富的磷脂和活性维生素 A。鱼类还富含 n–3 多不饱和脂肪酸。畜肉和肝脏中的铁主要是易于消化吸收的血红素铁，肝脏还富含活性维生素 A。婴儿开始添加辅食后适时引入花生、鸡蛋、鱼肉等易过敏食物，可以降低婴儿对这些食物过敏或特应性皮炎的风险；1 岁内适时引入各种食物。

③ 尽量少加糖盐，油脂适当，保持食物原味。婴儿辅食尽量不加盐、糖及各种调味品，保持食物的天然味道。淡口味食物有利于提高婴儿对不同天然食物口味的接受度，培养健康饮食习惯，减少偏食挑食的风险。淡口味食物也可减少婴儿食盐、糖的摄入量，降低儿童期及成人期肥胖、糖尿病、高血压、心血管疾病的发生风险。吃糖还会增加儿童患龋齿的风险。辅食添加适量和适宜的油脂，有助于婴儿获得必需脂肪酸。1 岁以后逐渐尝试淡口味的家庭膳食。

④ 提倡回应式喂养，鼓励但不强迫进食。在喂养过程中，父母或喂养者应及时感知婴儿发出的饥饿或饱足的信号，并做出恰当的喂养回应，决定开始或停止喂养。尊重婴儿对食物的选择，耐心鼓励和协助婴儿进食，但绝不强迫进食。随着月龄增加，父母或喂养者应根据婴儿营养需求的变化，以及婴儿感知觉、认知、行为和运动能力的发展，给予相适应的喂养，帮助婴儿逐步达到与家人一致的规律进餐模式，并学会自主进食，遵守必要的进餐礼仪。父母或喂养者还有责任为婴儿营造良好的进餐环境，保持进餐环境安静、愉悦，避免电视、玩具等对婴儿注意力的干扰。控制每次进餐时间不超过 20 分钟。父母或喂养者也应该是婴儿进食的好榜样。

⑤ 注重饮食卫生和进食安全。选择新鲜、优质、无污染的食物和清洁的水来制作辅食。制作辅食前须先洗手。制作辅食的餐具、场所应保持清洁。辅食应煮熟、煮透。制作的辅食应及时食用或妥善保存。进餐前洗手，保持餐具和进餐环境清洁、安全。婴儿进食时一定要有成人看护，以防进食意外。整粒花生、坚果、果冻等食物不适合婴儿食用。

⑥ 定期监测体格指标，追求健康生长。适度、平稳生长是婴儿最佳的生长模式。体重、身长、头围等是反映婴儿营养状况的直观指标，每 3 个月进行一次监测评估有助于判断其营养状况，并可根据体格生长指标的变化，及时调整营养搭配和喂养方式。对于营养不足、超重肥胖以及处于急慢性疾病期间的婴儿，应增加监测次数。鼓励婴儿爬行、自由活动。

4. 儿童膳食指南

儿童膳食指南适用于满2周岁至不满18岁的未成年人，分为2～5岁学龄前儿童和6～17岁学龄儿童少年两个阶段。该指南是在一般人群指南基础上的补充说明。

（1）学龄前儿童膳食指南。

① 食物多样，规律就餐，自主进食，培养健康饮食行为。学龄前儿童的营养应由多种食物构成的平衡膳食提供，规律就餐是儿童获得全面充足的食物摄入、促进消化吸收和建立健康饮食行为的保障。鼓励儿童反复尝试新食物的味道、质地，提高对食物的接受度，强化多样化膳食模式。随着儿童自我意识、模仿力和好奇心增强，容易出现挑食、偏食和进食不专注，需引导儿童有规律地自主、专心进餐，保持每天三次正餐和两次加餐，尽量固定进餐时间和座位，营造温馨进餐环境。

② 每天饮奶，足量饮水，合理选择零食。奶类是优质蛋白质和钙的最佳食物来源，应鼓励儿童每天饮奶，建议每天饮奶量为300～500mL或相当量的奶制品。2～5岁学龄前儿童新陈代谢旺盛、活动量大、出汗多，需要及时补充水分，建议每天水的总摄入量为（含饮水和汤、奶等）1300～1600mL，其中饮水量为600～800mL，并以饮白水为佳，少量多次饮用。零食作为学龄前儿童全天营养的补充，应与加餐相结合，以不影响正餐为前提。多选营养素密度高的食物如奶类、水果、蛋类和坚果等作零食，不宜选高盐、高脂、高糖食品及含糖饮料。

③ 合理烹调，少调料少油炸。从小培养淡口味有助于形成终身的健康饮食行为，烹制学龄年儿童膳食时应控制食盐和糖的用量，不加味精、鸡精及辛辣料等调味品，保持食物的原汁原味，让学龄年儿童品尝和接纳食物的自然味道。多采用蒸、煮、炖，少用煎、炒的方式加工烹调食物，有利于学龄年儿童食物消化吸收、控制能量摄入过多以及淡口味的培养。

④ 参与食物选择与制作，增进对食物的认知与喜爱。家庭应有计划地开展食育活动，为学龄年儿童提供更多接触、观察和认识食物的机会；在保证安全前提下鼓励学龄年儿童参与食物选择和烹调加工过程，增进对食物的认知和喜爱，培养尊重和爱惜食物的意识。

⑤ 经常户外活动，定期体格测量，保障健康成长。积极规律的身体活动、较少的久坐及视屏时间和充足的睡眠，有利于学龄前儿童的生长发育和预防超重肥胖、慢性病及近视。应鼓励学龄前儿童经常参加户外活动，每天至少2小时。同时减少久坐和视屏时间，每次久坐时间不超过1小时，每天累计视屏时间不超过1小时，且越少越好。保证学龄前儿童充足睡眠，推荐每天总睡眠时间10～13小时，其中包括1～2小时午睡时间。家庭、托幼机构和社区要为学龄前儿童创建积极的身体活动支持环境。定期监测学龄前儿童身高、体重等体格指标，及时发现学龄前儿童营养健康问题，并做出相应的饮食和运动调整，避免营养不良和超重肥胖，保障学龄前儿童健康成长。

（2）学龄儿童少年膳食指南。

① 主动参与食物选择和制作，提高营养素养。学龄儿童少年处于获取知识、建立信念和形成行为的关键时期，家庭、学校和社会等因素在其中起着至关重要的作用。营养素养与膳食营养摄入及健康状况密切相关。学龄儿童少年应主动学习营养健康知识，建立为自己的健康和行为负责的信念；主动参与食物选择和制作，并逐步掌握相关技能。家庭、学校和社会应构建健康食物环境，帮助他们提高营养素养、养成健康饮食行为、做出正确营养决策、维护和促进自身营养与健康。

② 吃好早餐，合理选择零食，培养健康饮食行为。一日三餐、定时定量、饮食规律是保证学龄儿童少年健康成长的基本要求。应每天吃早餐，并吃好早餐，早餐食物应包括谷薯类、蔬菜水果、奶、动物性食物、豆、坚果等食物中的三类及以上。适量选择营养丰富的食物作零食。在外就餐时要注重合理搭配，少吃含高盐、高糖和高脂菜肴。做到清淡饮食、不挑食偏食、不暴饮暴食，养成健康饮食行为。

③ 天天喝奶，足量饮水，不喝含糖饮料，禁止饮酒。奶制品营养丰富，是钙和优质蛋白质的良好食物来源，学龄儿童少年应每天至少摄入300g液态奶或相当量的奶制品。足量饮水是机体健康的基本保障，有助于维持身体活动和认知能力，要足量饮水，少量多次，首选白水。常喝含糖饮料会增加患龋齿、肥胖的风险，学龄儿童少年正处于生长发育阶段，应不喝含糖饮料，更不能用含糖饮料代替白水。饮酒有害健康，学龄前儿童少年应禁止饮酒及含酒精饮料。

④ 多户外活动，少视屏时间，每天60分钟以上的中高强度身体活动。积极规律的身体活动、充足的睡眠有利于学龄儿童少年的正常生长发育和健康。学龄儿童少年应每天累计进行至少60分钟的中高强度身体活动，以全身有氧活动为主，其中每周至少3天的高强度身体活动。身体活动要多样，其中包括每周3天增强肌肉力量和（或）骨健康的运动，至少掌握一项运动技能。多在户外活动，每天的视屏时间应限制在2小时内，保证充足睡眠。家庭、学校和社会应为学龄儿童创建积极的身体活动环境。

⑤ 定期监测体格发育，保持体重适宜增长。营养不足和超重肥胖都会影响学龄儿童少年生长发育和健康。学龄儿童少年应树立科学的健康观，正确认识自己的体型，定期测量身高和体重，通过合理膳食和充足的身体活动保证适宜的体重增长，预防营养不足和超重肥胖。对于已经超重肥胖的学龄儿童少年，应在保证体重适宜增长的基础上，控制总能量摄入，逐步增加身体活动时间、频率和强度。家庭、学校和社会应共同参与学龄儿童少年超重肥胖防控。

5. 老年人膳食指南

本指南适用于年龄在65岁及以上的老年人，分为65～79岁的一般老年人和80岁及以上的高龄老年人两部分。该指南是一般人群指南基础上的补充建议。

（1）一般老年人膳食指南。

① 食物品种丰富，动物性食物充足，常吃大豆制品。在一般成年人平衡膳食的基础上，应为老年人提供更加丰富多彩的食物，特别是易于消化吸收、利用，且富含优质蛋白质的动物性食物和大豆制品。

② 鼓励共同进餐，保持良好食欲，享受食物美味。老年人应积极主动参与家庭和社会活动，积极与人交流；尽可能多与家人或朋友一起进餐，享受食物美味，体验快乐生活。

③ 积极户外活动，延缓肌肉衰减，保持适宜体重。老年人应积极进行身体活动，特别是户外活动，更多地呼吸新鲜空气、接受阳光，促进体内维生素D合成，延缓骨质疏松和肌肉衰减的进程。需要关注体重变化，定期测量；用BMI评判，适宜范围在20.0～26.9kg/m^2，体重过高或过低都会影响健康。不要求偏胖的老年人快速降低体重，而是应维持在一个比较稳定的范围内。

④ 定期健康体检，测评营养状况，预防营养缺乏。在没有主动采取措施减重的情况下出现体重明显下降时，要主动去做营养和医学咨询。老年人应定期到正规的医疗机构进行体检，做营养状况测评，并以此为依据，合理选择食物、预防营养缺乏，主动健康，快乐生活。

（2）高龄老年人膳食指南。

① 食物多样，鼓励多种方式进食。摄入丰富的食物品种，是保证平衡膳食的基础。正餐加餐相结合，尽可能做多样化选择。鼓励老年人和家人一起进食、力所能及地参与食物制作，融入家庭活动，有助于增进食欲和进食量。空巢和独居老年人应营造良好的社会交往氛围，集体进餐，改善心理状态，保持乐观情绪。对于不能自己进食的老年人，陪护人员应辅助其进餐，并注意观察其进食状况和用餐安全，预防和减少误吸的发生。

② 选择质地细软，能量和营养素密度高的食物。高龄老年人往往存在进食受限，味觉、嗅觉、消化吸收能力降低，营养摄入不足。因此，他们需要能量和营养素密度高、品种多样的食物。还需精细烹制，口感丰富美味，食物质地细软，适应老年人的咀嚼、吞咽能力。

③ 多吃鱼禽肉蛋奶和豆，适量蔬菜配水果。多吃鱼肉、畜禽肉、蛋类、奶制品及大豆类等营养价值和生物利用率高的食物，同时配以适量的蔬菜和水果。

④ 关注体重丢失，定期营养筛查评估，预防营养不良。体重丢失是营养不良和老年人健康状况恶化的信号，增加患病、衰弱和失能的风险。老年人要经常监测体重，对于体重过轻或近期体重明显下降的老年人，应进行医学营养评估，及早查明原因，从膳食上采取措施进行干预。

⑤ 适时合理补充营养，提高生活质量。如膳食摄入不足目标量的80%，应在医生和临床营养师指导下，适时合理补充营养，如特医食品、强化食品和营养素补充剂，以改善营养状况，提高生活质量。

⑥ 坚持健身与益智活动，促进身心健康。高龄老年人需要坚持身体和益智活动，动则有益，维护身心健康，延缓身体功能的衰退。

6. 素食人群膳食指南

素食人群是指以不食畜禽肉、水产品等动物性食物为饮食方式的人群。素食人群更要合理搭配膳食，避免因缺少动物性食物而引起维生素 B_{12}、n–3 多不饱和脂肪酸、铁、锌、蛋白质等营养素缺乏的风险。

（1）食物多样，谷类为主；适量增加全谷物。建议素食人群尽量选择素蛋奶素。所有素食者更应做到食物多样化，保证每周 25 种以上；谷类是素食者膳食能量的主要来源，全谷物、薯类和杂豆都提供更多的蛋白质、维生素、矿物质、膳食纤维和其他膳食成分，应每天食用。

（2）增加大豆及其制品的摄入，选用发酵豆制品。大豆及其制品是素食者的重要食物，含有丰富的蛋白质、不饱和脂肪酸和钙；发酵豆制品中还含有维生素 B_{12}，建议素食者应比一般人摄入更多大豆及其制品，特别是发酵豆制品。

（3）常吃坚果、藻类和菌菇。坚果含有丰富的蛋白质、不饱和脂肪酸、维生素 E、B 族维生素、钙、铁等；藻类（特别是微藻）含有 n–3 多不饱和脂肪酸及多种矿物质；菌菇含有丰富的维生素和矿物质，因此坚果、藻类和菌菇应当经常适量食用。

（4）蔬菜、水果应充足。蔬菜、水果含有丰富的维生素 C、β – 胡萝卜素、膳食纤维、矿物质及植物化学物，应足量摄入。

（5）合理选用烹饪油。选择多种植物油，特别是亚麻籽油、紫苏油、核桃油，以满足素食者 n–3 多不饱和脂肪酸的需要。

（6）定期监测营养状况。定期监测营养状况，及时发现和预防营养缺乏。

7. 宝塔 · 餐盘 · 算盘

（1）中国居民平衡膳食宝塔。中国居民平衡膳食宝塔（以下简称宝塔），是根据《中国居民膳食指南（2022）》的准则和核心推荐，把平衡膳食原则转化为各类食物的数量和所占比例的图形化表示。

【中国居民平衡膳食宝塔】

中国居民平衡膳食模式——不同能量下的食物组成见表 3–1。表中列出了从 1000～3000kcal 能量水平下各类食物的用量，涵盖了 2 岁以上人群能量需要量的膳食组成。宝塔形象化的组合，遵循了平衡膳食的原则，体现了在营养上比较理想的基本食物构成（图 3.13）。宝塔共分 5 层，各层面积大小不同，体现了 5 大类食物和食物量的多少。5 大类食物包括谷类薯类、蔬菜类水果类、动物性食物、奶及奶制品和大豆及坚果类，以及油盐。宝塔旁边的文字注释，标明了在 1600～2400kcal 能量需要量水平时，一段时间内成年人每人每天各类食物摄入量的建议值范围。

表 3-1　中国居民平衡膳食模式——不同能量下的食物组成

食物种类（g/d）	能量需要量（kcal/d）										
	1000	1200	1400	1600	1800	2000	2200	2400	2600	2800	3000
1 谷类	85	100	150	200	225	250	275	300	350	375	400
—全谷物及杂豆	适量			50～150					125～200		
2. 薯类	适量			50		75		100	125		
3. 蔬菜	200	250	300	300	400	450	450	500	500	500	600
— 深色蔬菜	占所有蔬菜的 1/2										
4. 水果	150	150	150	200	200	300	300	350	350	400	400
5. 畜禽肉类	15	25	40	40	50	50	75	75	75	100	100
6. 蛋类	20	25	25	40	40	50	50	50	50	50	50
7. 水产品	15	20	40	40	50	50	75	75	75	100	125
8. 奶制品	500		350	300							
9. 大豆和坚果	5	15		25			35				
10. 烹调用油	15～20	20～25		25			30			35	
11. 烹调用盐	<2	<3	<4	<5							

注：膳食宝塔的能量范围在 1600～2400kcal；薯类为鲜重。

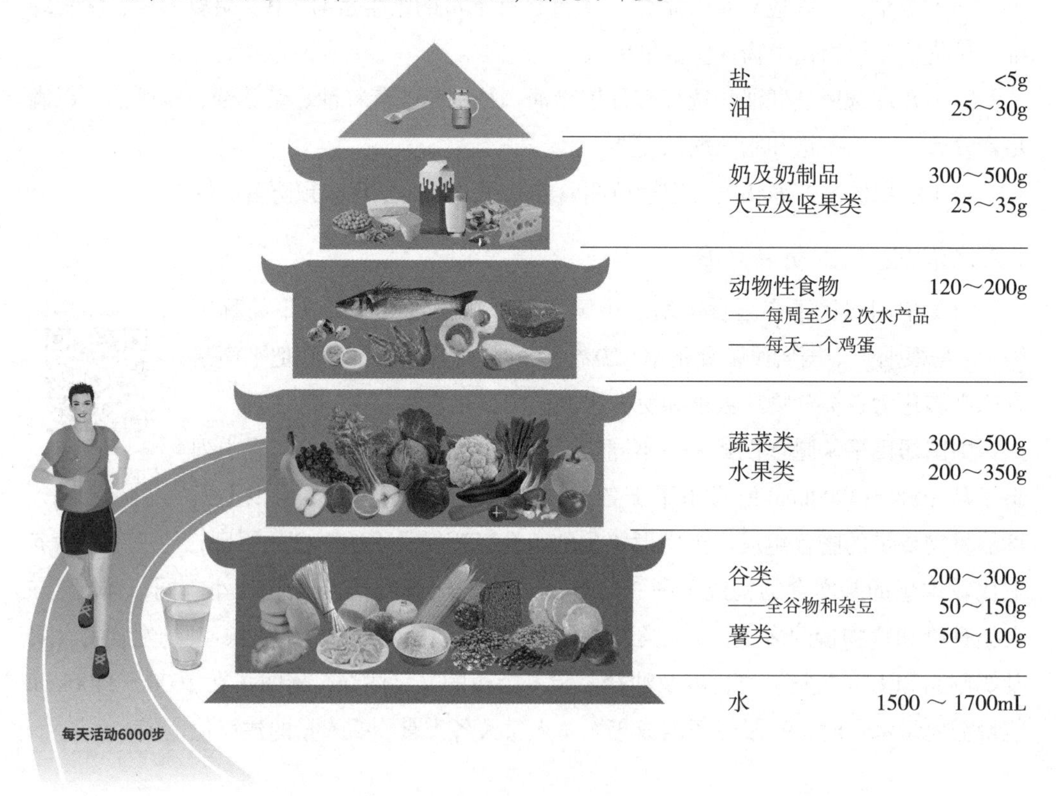

图 3.13　中国居民平衡膳食宝塔（2022）

① 第一层：谷薯类食物。谷薯类食物是膳食能量的主要来源（碳水化合物提供总能量的 50%～65%），也是多种微量营养素和膳食纤维的良好来源。膳食指南中推荐 2 岁以上健康人群的膳食应做到食物多样、合理搭配。谷类为主是合理膳食的重要特征。在 1600～2400kcal 能量需要量水平下，建议成年人每人每天摄入谷类 200～300g，其中包含全谷物和杂豆类 50～150g；从能量角度，薯类 50～100g，相当于 15～35g 大米。

谷类、杂豆和薯类是碳水化合物的主要来源。谷类包括小麦、稻米、玉米、高粱等及其制品，如米饭、馒头、烙饼、面包、饼干、麦片等。谷物是理想膳食模式的重要组成，也是膳食纤维和其他营养素的来源。杂豆包括大豆以外的其他干豆类，如红小豆、绿豆、芸豆等。我国传统膳食中整粒的食物有小米、玉米，绿豆、红豆等，现代加工产品有燕麦片等。2 岁以上人群应保持谷物的摄入量，以此获得更多营养素、膳食纤维。薯类包括土豆、红薯等，可替代部分主食。

② 第二层：蔬菜水果类食物。蔬菜水果是膳食指南中鼓励多摄入的两类食物。在 1600～2400kcal 能量需要量水平下，推荐成年人每天蔬菜摄入量 300～500g，水果 200～350g。蔬菜水果是膳食纤维、微量营养素和植物化学物的良好来源。蔬菜包括嫩茎、叶、花菜类、根菜类、鲜豆类、茄果瓜菜类、葱蒜类、菌藻类及水生蔬菜类等。深色蔬菜是指深绿色、深黄色、紫色、红色等颜色的蔬菜，每类蔬菜提供的营养素略有不同，深色蔬菜一般富含维生素、植物化学物和膳食纤维，推荐每天占总体蔬菜摄入量的 1/2 以上。

水果多种多样，包括仁果、浆果、核果、橘果、瓜果等。推荐吃新鲜水果，在其供应不足时可选择一些含糖量低的干果制品和纯果汁。

③ 第三层：鱼、禽、肉、蛋等动物性食物。鱼、禽、肉、蛋等动物性食物是膳食指南推荐适量食用的食物。在 1600～2400kcal 能量需要量水平下，推荐每天鱼、禽、肉、蛋摄入量共计 120～200g。

新鲜的动物性食物是优质蛋白质、脂肪和脂溶性维生素的良好来源，建议每天畜禽肉的摄入量为 40～75g，少吃加工类肉制品。我国大多数居民的肉类摄入以猪肉为主，且增长趋势明显。猪肉含脂肪较高，应尽量选择瘦肉或禽肉。常见的水产品包括鱼、虾、蟹和贝类，此类食物富含优质蛋白质、脂类、维生素和矿物质，推荐每天摄入量为 40～75g，有条件可以优先选择。蛋类包括鸡蛋、鸭蛋、鹅蛋、鹌鹑蛋、鸽子蛋及其加工制品，蛋类的营养价值较高，推荐每天 1 个鸡蛋，吃鸡蛋不能丢弃蛋黄，蛋黄含有丰富的营养成分，如胆碱、卵磷脂、胆固醇、维生素 A、叶黄素、锌、B 族维生素等，无论对多大年龄人群都有益处。

④ 第四层：奶及奶制品、大豆和坚果。奶类和豆类是鼓励多摄入的食物，是蛋白质和钙的良好来源，营养素密度高。在 1600～2400kcal 能量需要量水平下，推荐每天应摄入至少相当于鲜奶 300g 的奶及奶制品。在全球奶制品消费中，我国居民摄入量一直很

低，多吃各种各样的奶制品，有利于提高奶类摄入量。

大豆包括黄豆、黑豆、青豆，其常见的制品有豆腐、豆浆、豆腐干及千张等。坚果包括花生、葵花籽、核桃、杏仁、榛子等，部分坚果的营养价值与大豆相似，富含必需脂肪酸和必需氨基酸。推荐大豆和坚果摄入量共为 25～35g，其他豆制品摄入量需按蛋白质含量与大豆进行折算。坚果无论作为菜肴还是零食，都是食物多样化的良好选择，建议每周摄入 70g 左右（相当于每天 10g 左右）。

⑤ 第五层：油和盐。油和盐作为烹饪调料必不可少，但建议尽量少用。推荐成年人平均每天烹调油不超过 25～30g，食盐不超过 5g。按照《中国居民 DRIs（2013 版）》的建议，1～3 岁人群膳食脂肪供能比应占膳食总能量 35%；4 岁以上人群占 20%～30%。在 1600～2400kcal 能量需要量水平下，脂肪的摄入量为 36～80g。其他食物中也含有脂肪，在满足平衡膳食模式中其他食物建议量的前提下，烹调油需要限量。按照 25～30g 计算，烹调油提供 10% 左右的膳食能量。烹调油包括植物油和动物油，植物油如花生油、大豆油、菜籽油、葵花籽油等，动物油如猪油、牛油、黄油等。烹调油也要多样化，应经常更换种类，以满足人体对各种脂肪酸的需要。

我国居民食盐摄入量普遍较高，盐与高血压关系密切，限制食盐摄入量是我国长期行动目标。除了少用食盐，也需要控制隐形高盐食品的摄入量。

酒和添加糖不是膳食组成的基本食物，烹饪使用和单独食用时也都应尽量避免。

⑥ 身体活动和饮水。身体活动和水的图示仍包含在可视化图形中，强调增加身体活动和足量饮水的重要性。水是膳食的重要组成部分，是一切生命活动必需的物质，其需要量主要受年龄、身体活动、环境温度等因素的影响。低身体活动水平的成年人每天至少饮水 1500～1700mL（7～8 杯）。在高温或高身体活动水平的条件下，应适当增加饮水量。饮水过少或过多都会对人体健康带来危害。来自食物和膳食汤水中水分大约占 1/2，推荐一天中饮水和整体膳食（包括食物中的水，汤、粥、奶等）水摄入共计 2700～3000mL。

身体活动是保持能量平衡和身体健康的重要手段，能有效地消耗能量，保持机体代谢的活跃性。鼓励坚持每天多做一些消耗能量的身体活动。推荐成年人每天进行相当于快步走 6000 步以上的身体活动，每周最好进行 150 分钟中等强度的身体活动，如骑车、跑步、庭院或农田的劳动等。一般而言，低身体活动水平的能量消耗通常占总能量消耗的 1/3 左右，而高身体活动水平的可高达 1/2。保持能量平衡，关注体重变化，找到食物摄入量和运动消耗量之间的平衡点。

平衡膳食模式中提及的所有食物推荐量都是以原料的生重可食部计算的，每类食物又覆盖了多种多样的食物。食物多样，是保障膳食平衡和合理营养的基础。

【知识链接】

日本的膳食指南

日本居民以长寿著称于世，合理饮食是重要因素。但随着经济发展，膳食结构“西化”趋势日益严重，糖尿病、高血压、高血脂的发病率不断增加。为此，日本提出了膳食指南，包括以下5条原则性条文。

（1）饮食多样化。为保持营养素摄入平衡，每天进食食物种类的目标是30种，包括主食、主菜、副菜、乳制品和水果等食品。

（2）加强运动，达到能量平衡。避免进食过饱，避免能量摄入过高，每天保持一定时间的运动，预防肥胖。

（3）讲究脂肪的量和质。少吃动物脂肪，适当摄入植物油和鱼油，保持3种油脂的均衡状态，以预防心血管疾病。

（4）注意少摄入食盐。不要吃太咸的食品，每天摄入食盐在10g以下。

（5）愉快进餐。餐桌是家庭欢聚的场所，营造愉快、轻松的就餐气氛，既能提高食物消化率，也可享受天伦之乐。

同时，制作了“膳食陀螺”（图3.14），并在陀螺顶上加了奔跑的人和一杯水，意指不可忽视饮水和运动。

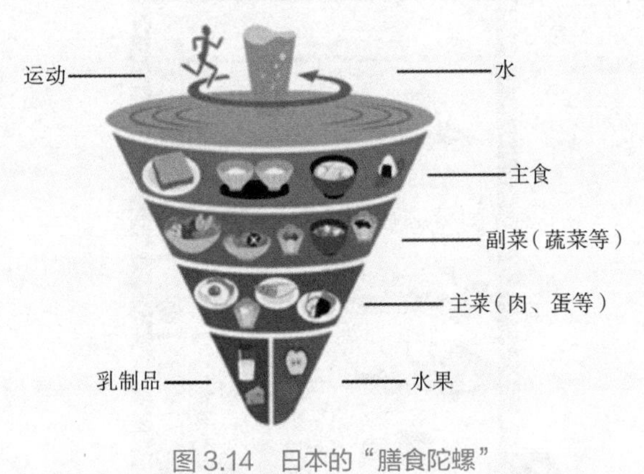

图3.14　日本的“膳食陀螺”

（2）中国居民平衡膳食餐盘。中国居民平衡膳食餐盘（2022）（图3.15）是按照平衡膳食原则，直观地再现了一个人一餐中膳食的食物组成和大致比例。一餐中膳食的食物组合搭配轮廓清晰明了。

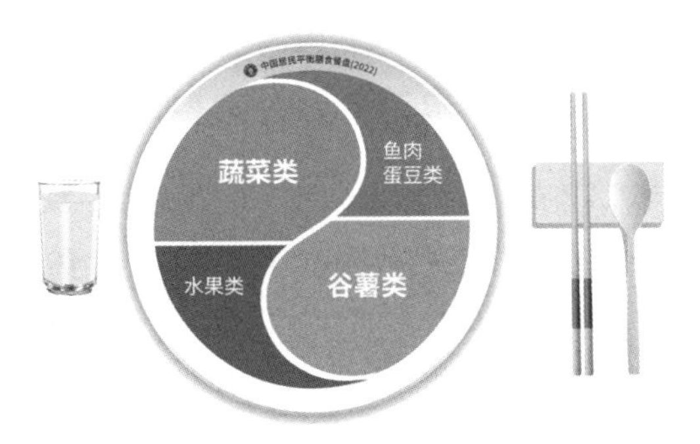

图3.15　中国居民平衡膳食餐盘（2022）

餐盘分成 4 部分，分别是谷薯类、鱼肉蛋豆类、蔬菜类和水果类，餐盘旁的一杯牛奶提示其重要性。此餐盘适用于 2 岁以上人群，是一餐中食物基本构成的描述。

与平衡膳食宝塔相比，平衡膳食餐盘更加简明，是一个框架性认识，用传统文化中的基本符号，表达阴阳形态和万物演变过程中的基本平衡。平衡膳食餐盘一方面更容易记忆和理解；另一方面也预示着天天饮食，错综交变，此消彼长，相辅相成，健康生成之理。2 岁以上人群都可参照此结构计划膳食，即便是对素食者而言，也很容易将肉类替换为豆类，以获得充足的蛋白质。

（3）中国儿童平衡膳食算盘。中国儿童平衡膳食算盘（2022）（图 3.16）是针对儿童应用膳食指南时，根据平衡膳食原则转化各类食物份量的图形。算盘简单勾画了膳食结构图，给儿童一个大致平衡膳食的认识。跑步的儿童身挎水壶，表达了鼓励喝开水，天天运动、积极活跃的生活和学习。

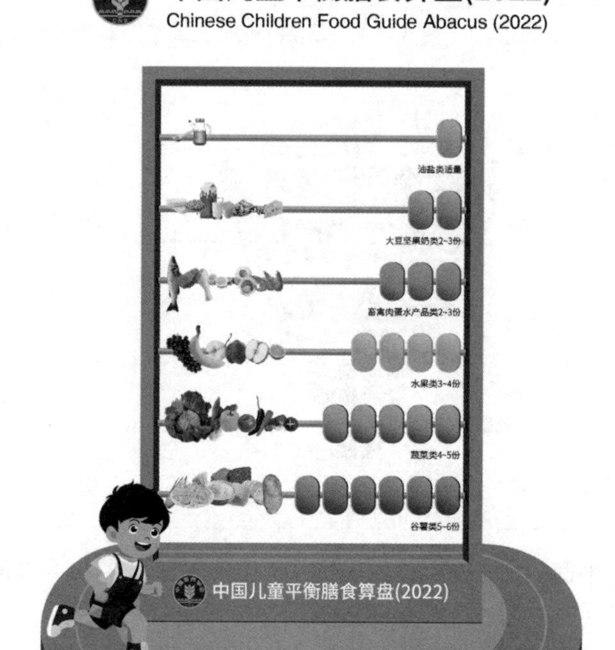

图 3.16　中国儿童平衡膳食算盘（2022）

平衡膳食算盘有 6 层，用不同颜色的算珠表示各类食物，浅棕色代表谷薯类，绿色代表蔬菜类，黄色代表水果类，橘红色代表畜禽肉蛋水产品类，蓝色代表大豆坚果奶类，橘黄色代表油盐类。平衡膳食算盘中的食物份量按 8～11 岁儿童能量需要量平均值大致计算。在向儿童开展膳食指南宣传和知识传播时，膳食通过算盘便于记忆一日三餐的食物基本构成和合理的食物量，寓教于乐，方便沟通。

3.3.3 我国居民膳食营养素参考摄入量

【营养素参考摄入量】

为了帮助人们合理地摄入各种营养素，20 世纪早期营养学家就开始建议营养素的参考摄入量。我国自 1955 年开始制定每日膳食营养素供给量（Recommended Dietary Allowance，RDA），作为设计食谱和评价膳食的标准，作为制订食物发展计划和指导食品加工的参考依据。

随着科学研究和社会实践的发展，特别是强化食品及营养补充剂的发展，国际上自 20 世纪 90 年代初期就逐渐开展了关于 RDA 的性质和适用范围的讨论，先后提出了一些新的概念或术语，逐步形成了比较系统的新概念——膳食营养素参考摄入量（DRLs）。目前，国际上已经用 DRIs 取代了过去的 RDA。

1. 膳食营养素参考摄入量的主要指标

膳食营养素参考摄入量是为了保证人体合理摄入营养素而设定的每日平均膳食营养素摄入量的一组参考值，包括以下 7 个指标。

（1）平均需要量（EAR），是指某一特定性别、年龄及生理状况群体中所有个体对某种营养素需要量的平均值。EAR 是制定推荐摄入量的基础，由于某些营养素的研究尚缺乏足够的人体需要量资料，因此并非所有营养素都能制定出 EAR。

（2）推荐摄入量（RNI），相当于传统使用的 RDA，是指可以满足某一特定性别、年龄及生理状况群体中绝大多数（97%～98%）个体需要量的摄入水平。RNI 的主要用途是作为个体每日摄入该营养素的目标值。RNI 是以 EAR 为基础制定的。如果已知 EAR 的标准差（Standard Deviation，SD），则 RNI 为 EAR 加两个标准差，即 RNI=EAR+2SD。如果关于需要量变异的资料不够充分，不能计算 SD 时，一般设 EAR 的变异系数为 10%，这样 RNI=1.2 × EAR。

RNI 是根据某一特定人群中体重在正常范围内的个体需要量而设定的。对身高、体重超过此参考范围较多的个体，可能需要按每千克体重的需要量调整其 RNI。

能量需要量（EER）是指能长期保持良好的健康状态、维持良好的体型和机体构成以及理想活动水平的个体或群体，达到能量平衡时所需要的膳食能量摄入量。群体的能量推荐摄入量直接等同该群体的 EAR，不用等于 EAR 加两个标准差。所以能量的推荐摄入量不用 RNI 表示，直接使用 EER 来描述。

（3）适宜摄入量（AI），是通过观察或实验获得的健康人群某种营养素的摄入量。在个体需要量的研究资料不足，不能计算 EAR，不能求得 RNI 时，可设定 AI 来代替 RNI。例如，纯母乳喂养的足月产健康婴儿，从出生到 6 个月，他们的营养素全部来自母乳。母乳中供给的营养素量就是他们的 AI。AI 的主要用途是作为个体营养素摄入量的目标。

AI与RNI相似之处是二者都用作个体摄入的目标，能满足目标人群中几乎所有个体的需要。AI和RNI的区别在于AI的准确性远不如RNI，可能显著高于RNI。因此使用AI时要比使用RNI更加谨慎。

（4）可耐受最高摄入量（UL），是平均每日可以摄入某营养素的最高量，这个量对一般人群中的几乎所有个体都不至于损害健康。如果某营养素的毒副作用与摄入总量有关，则该营养素的UL是依据食物、饮水及补充剂提供的总量而定。如毒副作用仅与强化食物和补充剂有关，则UL依据这些来源来制定。

（5）宏量营养素可接受范围（AMDR），指脂肪、蛋白质和碳水化合物理想的摄入量范围，该范围内的摄入量可以提供人体对这些必需营养素的需要，并且有利于降低慢性病的发生危险，常用占能量摄入量的百分比表示。

脂肪、蛋白质和碳水化合物都属于在体内代谢过程中能够产生能量的营养素，因此被称为产能营养素。它们属于人体的必需营养素，而且它们的摄入过量还影响微量营养素的摄入状况。另外，当产能营养素摄入过量时，又可能导致机体能量储存过多，增加非传染性慢性病的发生风险。

AMDR的特点之一是具有上限和下限。如果一个个体的摄入量高于或低于推荐的范围，可能增加罹患慢性病的风险，或增加必需营养素缺乏的可能性。

（6）预防非传染性慢性疾病的建议摄入量（Proposed Intakes for Preventing Non-communicable Chronic Diseases，PI-NCD）（简称建议摄入量/PI），是以非传染性慢性病（Non-communicable Chronic Diseases，NCD）的一级预防为目标，提出的必需营养素的每日摄入量。当NCD易感人群某些营养素的摄入量接近或达到PI时，可以降低他们发生NCD的风险。膳食营养素摄入量过高或过低导致的慢性病一般包括肥胖、糖尿病、高血压、血脂异常、脑卒中、心肌梗死以及某些癌症。

（7）特定建议值（Specific Proposed Levels，SPL），是营养素以外的某些膳食成分，其中多数属于植物化合物，具有改善人体生理功能、预防慢性疾病的生物学作用。《中国居民DRIs（2013版）》提出的特定建议值，是某些疾病易感人群膳食中这些成分的摄入量达到或接近这个建议水平时，有利于维护人体健康。

2. 营养素安全摄入范围

（1）营养素摄入不足或摄入过量的危险性。

根据现代风险评估理论，营养素安全摄入范围研究的目的是避免营养素摄入不足和摄入过量两种风险，保证营养素充足安全的摄入量。人体每日都需要从膳食中获得一定量的各种必需营养成分。营养素摄入水平与随机个体摄入不足和过量的概率，如图3.17所示。

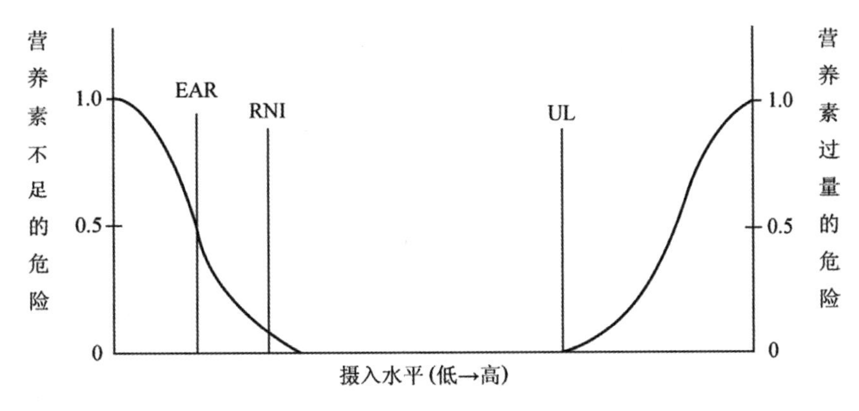

图 3.17　营养素摄入水平与随机个体摄入不足和过量的概率

当日常摄入量极低时，随机个体摄入不足的概率为 1.0，就是说如果一个体在一定时间内没有摄入某种营养素，就会发生该营养素的缺乏；如果一群体长期不摄入某种营养素，该群体将全部发生该营养素的缺乏。随着摄入量的增加，摄入不足的概率相应降低，发生缺乏的危险性逐渐减少。当一个随机个体摄入量达到 EAR 水平时，缺乏该营养素的概率为 0.5，即有 50% 的可能缺乏该营养素；一个群体的平均摄入量达到 EAR 水平时，人群中有半数个体的需要量可以得到满足，另外半数个体的需要量得不到满足。摄入量增加，达成到 RNI 水平时，摄入不足的概率变得很小（3% 以下），也就是绝大多数的个体都没有发生缺乏的危险。摄入量超过 RNI，若继续增加可能达到某一点，此时开始有摄入过多的征象出现，这可能就是该营养素的 UL。

RNI 和 UL 之间是一个安全摄入范围，日常摄入量保持在这一范围内，发生缺乏和中毒的危险性都很小。摄入量超过安全摄入范围，则产生毒副作用的概率随之增加，理论上可以达到某一水平，机体出现毒副作用的概率等于 1.0，即个体一定会（或群体都）发生中毒。在自然膳食条件下这种情况是不可能发生的，但为了避免摄入不足或摄入过多的风险，应当把营养素的摄入量控制在安全摄入范围之内。

（2）营养素摄入量与非传染性慢性病。

根据营养素安全摄入范围的概念，人体摄入的营养素如果低于 RNI，则增加营养缺乏的可能性；如果高于 UL，则可能出现毒副作用。所以，制定 DRIs 的主要目的是预防营养缺乏病与毒副作用。许多研究结果表明，某些营养素摄入过少或过多有可能导致 NCD 发生的风险增加。

NCD 是发病潜伏期长、很难治愈的一类疾病。该类疾病以超重和肥胖、高血压、高脂血症、冠心病、中风、糖尿病、恶性肿瘤等为代表。这些疾病的发生与饮食模式有着密切关系。因此，与膳食营养素因素密切相关的非传染性慢性病又称营养相关慢性病。

一些营养素和食物成分的摄入量在 NCD 的发生、发展和转归中起着重要作用。蛋白质、脂肪和碳水化合物三种产能营养素，一方面属于必需营养素，摄入量过低将对人体营养状况和健康水平造成不利影响；另一方面，三种产能营养素的过量摄入将导致体内能量积累过多，会引起糖尿病、恶性肿瘤等疾病的发生率增高。

为了达到减少慢性病发生率的目的，某种营养素的PI是一个摄入量的高限水平，例如，钠的每日摄入量应该低于PI，以利于预防高血压病；而对于另一些营养素，其PI是一个低限水平，例如，钾和维生素C的摄入量。

3. 膳食营养素参考摄入量的应用

DRIs的适用对象为健康的个体以及以健康人为中心组成的群体，也包括那些即便患有某些轻度风险的疾病，如高血糖、脂质异常等，但仍能正常生活，没有必要实施特定膳食方案的人。当患有需要实施特定膳食指导、膳食疗法的疾病时，应该优先使用与该疾病有关的营养指导文件，同时也可将DRIs作为辅助材料参照使用。

DRIs在专业领域的应用主要包括评价膳食质量和计划合理膳食两大范畴，这两个应用范畴是互相联系的。在评价膳食工作中，用它作为一个尺度，来衡量人们实际摄入营养素的量是否适宜；在计划膳食工作中，用它作为营养状况适宜的目标，建议如何合理地摄取食物来达到这个目标。

（1）DRIs在膳食质量评价方面的应用。

DRIs包含多项指标（EAR、RNI、Al、AMDR、UL），需要根据使用的目的正确选择适宜的指标。表3–2简要列出多项指标在膳食评价中的用途。

表3–2　多项指标在膳食评价中的用途

指标	目标是个体	目标是群体
EAR	用以估计日常摄入量不足的概率	用以估计群体中由于摄入不足的个体所占的比例
RNI	日常摄入量达到或超过此水平，则摄入不足的概率很低	不用于评价群体的摄入量
AI	日常摄入量达到或超过此水平，则摄入不足的概率很低	平均摄入量达到或超过此水平，表明该群体摄入不足的概率很低
AMDR	宏量营养素的日常摄入量保持在上限和下限范围之内，则摄入不足的可能性很小，而且因过量引起的NCD的风险减小	宏量营养素的日常摄入量保持在上限和下限范围之内，则摄入不足的人数比例很小，而且易感人群发生NCD的概率降低
UL	日常摄入量超过此水平，可能面临健康风险	用以估计群体中由于摄入过量而存在健康风险的个体所占的比例

（2）DRIs在计划膳食方面的应用。

进行计划膳食的目的是让广大消费者获得营养充足而又不过量的饮食。计划膳食可以在不同的水平上进行，它可以是简单地为个体计划食物采购和餐饮安排；它可以是为群体计划食物购买和食谱安排；它可以是更大规模的计划，如一个政府部门制订地区性营养改善计划或食物援助项目等。应用膳食营养素参考摄入量计划膳食，见表3–3。

表 3–3 应用膳食营养素参考摄入量计划膳食

指标	目标是个体	目标是群体
EAR	不应作为计划个体的摄入量的目标	作为摄入不足的切入点，计划群体膳食，使摄入不足者占的比例数很低
RNI	如果日常摄入量达到或超过此水平，则摄入不足的概率很低	不应当用来计划群体摄入量
AI	如果日常摄入量达到或超过此水平，则摄入不足的概率很低	用以计划平均摄入量水平，平均摄入量达到或超过此水平，则摄入不足者的比例很低
PI	NCD 易感个体的摄入量达到或超过此水平，NCD 的发生风险降低	用以计划摄入量，使 NCD 易感人群接近或达到 PI 水平
AMDR	进入上限或下限范围之内，预防宏量营养素的缺乏，或减少因其过量引起 NCD 的风险	用以计划摄入量，增加进入 AMDR 范围的人群比例
UL	日常摄入量低于此水平，以避免摄入过量可能造成的危害	用作计划指标，降低群体中摄入过量的风险

本章小结

本章是学习营养配餐的入门篇，介绍了营养配餐基础知识；通过引入烹饪基础知识和各种营养素在烹饪中的变化等内容来分析科学烹饪的具体措施；介绍了世界膳食结构类型，平衡膳食理论，中国居民膳食指南（涵盖膳食宝塔、膳食餐盘和儿童膳食算盘这 3 个平衡膳食模式图）和《中国居民膳食营养素参考摄入量（2013 版）》。

习 题

1. 简答题

（1）合理烹饪的方法和措施有哪些？

（2）世界各国的膳食结构主要有哪几种模式？

（3）《中国居民膳食指南（2022）》一般人群膳食指南有哪几条指导准则？

（4）根据中国居民平衡膳食宝塔的图示，写出各层具体代表的内容。

（5）请尝试对中国儿童平衡膳食算盘的图示进行解释。

2. 案例分析题

（1）请以本章案例导入为例，对李姐家的午餐食谱进行评价，并指出李姐在烹调中的错误和误区。

（2）某女士因肥胖而引起血压增高，医生要求她减轻体重配合治疗。假如选择低能量饮食，请从烹饪方法上进行指导，既不影响减肥效果，又能最大限度地保存营养素含量。

（3）一日三餐，小明最喜欢的就是晚餐。到了晚上，一家人围坐在餐桌旁，边享受美味佳肴，边看电视，边闲聊，特别惬意。妈妈说，大家辛苦了一天，要好好补一补；小明也觉得饭菜特别可口，就尽情地吃，直到再也吃不下为止。请你谈谈对小明家晚餐的看法。

04 营养配餐准备

导入案例

小张是一位身材较肥胖的男同学，对食物的消费没有顾忌。他喜欢油炸食品、甜品、汉堡包以及高糖饮品，并且在正餐之外经常加餐，尤其喜欢吃夜宵。他的零食量与他的正餐量相差无几。正餐中他很少选择素菜，一日三餐都必须有肉与主食，常因心情、压力等因素而暴饮暴食，对食品卫生安全方面的问题很少关注。小张比较喜欢运动。在运动后，他会有体力透支的感觉，经常马上进食，而且食量比平常大很多。

请分析小张同学的膳食存在什么问题？采取何种膳食调查方法进行分析比较合适？

4.1 配餐准备基础

4.1.1 就餐对象基本情况调查

了解就餐对象的职业、年龄、饮食习俗等，根据情况估算出能量和营养素的需要量；同时，了解当前市场供应的食物原材料品种、价格等情况。综合以上内容，做出分析判断，设计出合理的营养配餐方案。做好基本情况调查是高质量完成营养配餐准备工作的关键步骤。

1. 选择适宜的调查对象

选择了解实际情况、有一定表达能力的人作为调查对象。

2. 确定调查的内容

（1）人数、年龄、性别。就餐者的人数、年龄、性别是准备原材料的主要依据，必须准确、翔实。如果估计不足，会造成准备的饭菜过少，餐食断档；如果估计过高，又会导致剩饭剩菜过多，造成浪费。

（2）工作性质、劳动强度。不同条件下，就餐者的膳食需求不同。脑力劳动者体力活动少，应注意补充足量的糖和蛋白质，控制能量供给，调制钙磷平衡，供给足量的膳食纤维，同时保证充足的维生素A，以防眼睛疲劳。汽车驾驶员长时间处于噪声环境与振动干扰，且受不洁空气的污染，体内容易蓄积重金属铅，应提高蛋白质的摄入量，增加钙的供给，以调节神经系统的应激能力；补充充足的碳水化合物，抑制铅的吸收，抵御长时间驾驶引起的低血糖。

（3）生理状况。就餐者的生理状况不同，膳食需求也不同。如青少年处于生长发育的高峰时期，能量供给应随年龄、体重而调整，既要防止营养不良，又要防止营养过剩。老年人消化功能减弱，活动量减少，能量摄入不可过高，应控制脂肪和食盐的摄入，适当增加植物性蛋白质和粗粮的供给。

（4）饮食习俗。我国幅员辽阔，人口众多，饮食文化源远流长。不同地域人群的饮食习俗不同，构成了我国底蕴深厚的饮食文化。了解不同地域人群的饮食习俗，用以指导科学配餐，是营养配餐员必须具备的基本知识。

3. 确定调查方法

调查方法是进行调查的手段，只有科学、合理地运用，才能保证调查资料真实可靠。一般可采用的调查方法有如下两种。

（1）访谈调查，是主要的调查方法，即通过谈话，了解所需资料。这种方法灵活性强，有利于交流，可直接听到被调查者的观点和意见，收集的资料准确可靠。访谈调查包括个别访谈、电话访谈、召开座谈会。个别访谈是指逐一对就餐者进行询问，可与就餐者直接接触，信息真实可靠。电话访谈可以及时、迅速地获得信息，保密程度较高，需要事先设计好调查表格，发问要言简意赅。召开座谈会是组织就餐者代表就营养配餐问题进行座谈，参加人员较多，可以比较全面地反映就餐对象的意见和要求。

（2）问卷调查，是请被访者填写事先设计好的表格。问卷调查反映的信息比较客观、真实，便于统计分析。

4. 总结调查结果

调查到的信息要总结归纳分析，为执行生产任务提供可靠的数据。

4.1.2 了解食物原料库存与时价

掌握食物原料的库存与时价，是营养配餐员进行科学配餐的前提。

1. 了解库存的方法

（1）察看库存表。食物原料入库后，应该及时建立食物原料库存表，见表 4–1。

表 4–1 食物原料库存表

原料名称	单价 / 元	库存量 /kg	购入日期	可食用日期

（2）询问库房管理员。向库房管理员了解食物原料的库存量及可食用情况。

（3）进库房查看。进库房定期查看食物原料库存的情况。

2. 了解时价的方法

营养配餐员应了解原材料市场情况，掌握市场价格，主要有以下两种方法。

（1）查看所供应原材料的价格、品种、日期、产品质量标准。在确定使用某产品前，要让供货商提供原材料样品和价格。

（2）考察市场，关注原材料的价格是否与原材料的品质、规格相符。还可以发现新的原材料。

4.1.3 成本核算

1. 营养餐的成本核算

成本关系到就餐者及企业的利益，熟练地进行成本核算，是营养配餐员应掌握的基本技能。

（1）核算一道菜点的成本。将所需主料、辅料的质量分别与其单价相乘，得出各自价格后，相加之和即菜点成本。

【例题 4-1】制作土豆烧牛肉，用料及价格分别如下：牛肉 125g（40 元 /kg），土豆 50g（3 元 /kg），姜 10g（10 元 /kg），大葱 10g（5 元 /kg），酱油 5g（10 元 /kg）。计算此菜成本。

解：成本 =（0.125 × 40+0.05 × 3+0.01 × 10+0.01 × 5+0.005 × 10）元 =5.35（元）。

（2）核算营养套餐的成本。主食及每道菜点成本的计算方法同上。将主食及各道菜点成本相加，即营养套餐的成本。

【例题 4-2】某营养套餐为米饭、馒头、红烧牛肉、肉片烧茄子、椒麻圆白菜、西红柿蛋汤。成本分别如下：米饭 0.8 元、馒头 0.4 元、红烧牛肉 5.5 元、肉片烧茄子 2.8 元、椒麻圆白菜 0.8 元、西红柿蛋汤 1.2 元。计算此套餐成本。

解：成本 =（0.8+0.4+5.5+2.8+0.8+1.2）元 =11.5（元）。

（3）核算学生营养餐的成本。

① 依据菜单开出所需原材料及需要量。

② 依据报价单确定各类食物的单价。

③ 根据各类食物需要量及单价核算营养餐成本。

【例题 4-3】某学生一日营养午餐菜单为米饭、玉米馒头、炒三丁、肉片烧茄子、韭菜炒鸡蛋、小米粥。计算此学生午餐成本。

解：根据核算成本的思路设计相应的 Excel 表，算出成本，见表 4-2。

表 4-2　某学生一日营养午餐食物原料需要量、单价和成本

所需食物原料	需要量 /kg	原料单价（元 /kg）	成本 / 元
大米	0.1	5	0.5
面粉	0.025	4	0.1
玉米面	0.025	5.5	0.14
小米	0.02	8	0.16
鸡腿肉	0.12	30	3.6
黄瓜	0.04	3	0.12
胡萝卜	0.02	3	0.06
肉片	0.04	24	0.96
茄子	0.12	5	0.6
鸡蛋	0.04	13	0.52
韭菜	0.15	4	0.6
大蒜	0.02	10	0.2
大葱	0.01	5	0.05
姜	0.01	10	0.1
食盐	0.003	3	0.01
酱油	0.02	10	0.2
醋	0.02	6	0.12
色拉油	0.015	22	0.33
合计（约）			8.37

2. 宴会的成本核算

宴会是在普通用餐基础上发展而成的一种高级用餐形式，是主人为了向宾客表示欢迎、答谢等而举行的一种正式的餐饮活动。宴会的成本核算工作要在定餐之前完成。根据宴会的种类、规格和结算方式，宴会成本主要有以下两种核算方法。

（1）根据组成宴会的各种菜点成本计算宴会成本。其计算公式为

宴会成本 = 菜点 1 成本 + 菜点 2 成本 +…+ 菜点 n 成本

（2）根据宴会价格标准和销售毛利率计算宴会成本。其计算公式为

宴会成本 = 售价 ×（1- 销售毛利率）

【知识链接】

宴会的种类

根据不同的分类方式，宴会有如下种类。

（1）按照形式和内容分类。可分为中餐宴会、西餐宴会、冷餐酒会、鸡尾酒会和茶话会等。

（2）按照进餐标准和服务水平分类。可分为高档宴会、中档宴会和一般（普通）宴会等。

（3）按照进餐形式分类。可分为立餐宴会、坐餐宴会、坐餐和立餐混合式宴会等。

（4）按照礼仪分类。可分为欢迎宴会、答谢宴会和告别宴会等。

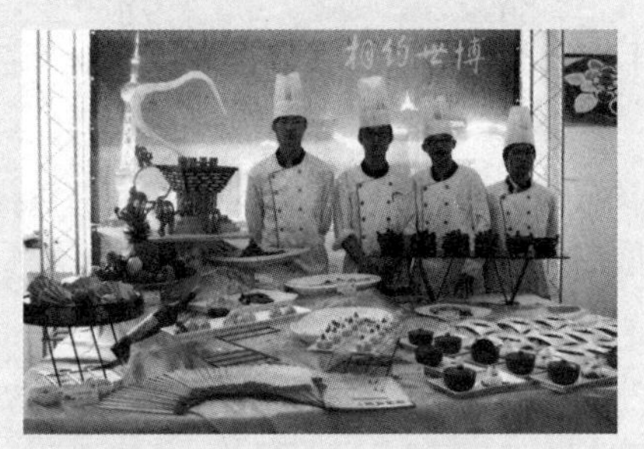

图 4.1 某高职学院烹饪专业学生设计并制作的“相约世博”主题宴

（5）按照主办人身份分类。可分为国宴、和家宴等。

（6）按照规模分类。可分为大型宴会（200 人以上）、中型宴会（100～200 人）和小型宴会（100 人以下）。

（7）按照菜肴特点分类。可分为海鲜宴、火锅宴、饺子宴和素宴等。

（8）按照主题分类的各种主题宴会，如图 4.1 所示。

在宴会定价方面，主要有以下几种情况。

（1）营养配餐员、厨师长和餐厅服务员按照宴会主人提出的宴会费用标准，设计宴会菜点。

（2）营养配餐员和餐厅服务员向宴会主人推荐品牌菜、特色菜，拟定一套使宴会主人满意并能够接受的宴会标准，再按照标准安排、设计宴会菜单。

（3）宴会主人在定好价的菜谱上选择菜肴。选定后，营养配餐员和餐厅服务员可根据实际情况提出菜点调整建议，最终由宴会主人确定宴会的标准与菜肴。

（4）宴会主人只定宴会费用标准和主菜，其他菜肴则由营养配餐员和餐厅服务员在费用标准之内合理安排。

（5）宴会主人全权委托营养配餐员和餐厅服务员开列菜单，以菜肴确定费用标准。

一般宴会的费用标准不高，以鸡、鸭、鱼、肉、蛋和一般海产品为原料。冷菜的比重较低，不超过总费用标准的 15%；热菜是重点，占费用标准的 70% 以上；主食、小吃、水果的比重在 15% 左右。

【例题 4–4】承办宴席一桌，价格标准为 1200 元，销售毛利率为 50%，请计算宴席成本。

解：宴席成本 =1200×（1–50%）=600（元）。

4.2 营养调查和评价

膳食调查是进行营养状况评估的第一步，是营养配餐工作常用的工作技能，只有了解了膳食情况，才能对被评估者做出合适的营养状况判断。膳食调查的目的是了解不同地区、不同生活条件下群体或个体的饮食习惯以及膳食存在的主要问题；在一定时间内，调查个体或群体通过膳食所摄取的能量和营养素的数量以及质量；根据食物成分表计算出每人每日各种营养素的平均摄入量，借此来评定正常营养需要得到满足的程度。

膳食营养评价指的是根据膳食调查的结果对营养素和能量的摄入量、各营养素的来源比例以及膳食构成进行判断分析的过程。膳食营养的数据可以作为营养保健计划的依据，可以用于鉴定营养支持、营养教育、营养干预和营养咨询的效果，也可以用来确定个体或群体的营养水平和健康状况。因此，合理可靠的膳食调查和营养评价至关重要。

我国分别在1959年、1982年、1992年、2002年、2012年和2015年开展了中国居民营养与健康状况调查，全面分析和了解了我国居民的膳食营养状况，发现了居民在膳食营养中存在的问题。通过纵向分析我国居民膳食结构的变化趋势，提出了相关的政策建议，为政府制定营养改善策略和行动计划提供了依据。

4.2.1 膳食调查方法

为了解个体或人群的膳食结构，包括摄入的食物品种和每日从食物中所摄取各种营养素的量，营养工作者需要选择适当的膳食调查方法对有关个体或人群进行膳食调查。

膳食调查通常采用的方法有称重法、记账法、24h回顾法、称重记账法及化学分析法，这些方法可单独进行，也可联合进行。根据调查研究的目的、研究的人群、对结果精确性的要求、经费以及研究时间的长短来确定适当的调查方法。除了化学分析方法，其他的几种膳食调查方法都只是对食物摄入量的一个估计。准确地估计食物的质量是提高膳食调查准确度的重要方面，选择合适的方法是准确获得膳食摄入量的保障。

1. 称重法

称重法是运用日常的各种测量工具对食物进行称重，从而了解调查对象对当前食物消耗情况的一种膳食调查方法。它应用于某一单位或个人。它可以了解调查对象每人每日各种主副食的摄入量，通过食物成分表计算摄取的能量和各种营养素的摄入量，借此来评定能量和各种营养素是否达到供给量标准的要求，以及能否满足人体正常营养的需要。

【称重法】

称重法能测定食物份额或质量，比其他方法准确、细致，能准确反映被调查对象的食物摄取情况，可作为膳食调查的“金标准”，用以衡量其他方法的准确性。

（1）称重法调查步骤如下。

① 准确记录每餐各种食物及调味品的名称。

② 准确称量。从市场采购的样品为市品。按照居民通常的加工、烹调和饮食习惯，市品去掉废弃的部分，剩余物即食物的可食用部分。食物的可食部（Edible Portion，EP）表示每100g食物中可以食用的部分占该食物的比例。

$$\text{可食部（EP）}=\frac{\text{食物质量（}W\text{）}-\text{废弃部分质量（}W_1\text{）}}{\text{食物质量（}W\text{）}}\times 100\%$$

食品烹调前的质量为生重，食品烹调后的质量为熟重，吃剩饭菜的质量为剩余量，对生重、熟重和剩余量都要称量准确。

③ 计算生熟比和原料质量。

$$\text{生熟比}=\frac{\text{生重}}{\text{熟重}}$$

根据生熟比可以计算出生食进食量，即原料质量：

$$\text{原料质量}=\text{熟重}\times\text{生熟比}$$

④ 记录每餐的就餐人数。

⑤ 计算每人每日平均摄入量（生食物消耗量）。

$$\text{平均摄入量}=\frac{\text{各种食物实际消耗量（生重）}}{\text{总就餐人数}}$$

⑥ 按食物成分表计算平均每人每日的营养素摄入量。

（2）称重记录表的设计。称重法得到的数据都记录在称重记录表中，通过称重记录表计算食物和营养素的摄入量。称重记录表的设计是开展称重法膳食调查的重要部分，一份好的称重记录表能够引导调查顺利进行，方便调查数据的录入和分析。设计记录表是做好膳食调查的基础。

① 设计原则。

a. 餐次分开。通过称重记录表准确得出每种食物（包括调味品和三餐以外的零食）的摄入量。

b. 项目完整、清晰。记录的食物可以及时编码，与食物成分表的营养成分相对应，从而计算出营养素摄入量。

c. 足够的记录空间。表格应便于调查时使用，并利于计算机录入和计算。

② 设计方法。

a. 确定记录“谁”的信息。是针对个体还是群体？如果是收集群体的信息，通常还要计算食物消耗量。除了要记录食物量，还要记录实际消耗这些食物的人数，以及这些人的年龄、性别、劳动强度等可影响食物摄入量的基本情况。

b. 确定得到“什么”信息。是关于食物的还是营养素的？如果是调味品，可以在表格后面加上提示，强调要称这些食物的量。如果要计算营养素，还需要填各种食物对应的食物编码。

c. 确定膳食记录的天数。实际调查时，进行膳食记录的天数要根据研究目的，以及研究所关注的营养素摄入在个体间的差异来决定。一般调查不应超过 4 天，随着时间的延长，被调查者会因疲倦而放弃。

d. 确定称重的是“哪里”消耗的食物。是家里还是食堂里？

e. 确定使用“哪种”记录表。使用非开放式记录表还是开放式记录表？非开放式记录表对所有通常食用的食物以特定份额大小、单位与营养成分，形成一系列事先进行编码的食物表。这种表便于快速编码，但是可能并不充分，因为它要求被调查者按照已定义的单位来描述吃过的食物，而被调查者对这种已定义的单位并不熟悉。开放式记录表的使用更为频繁，它可以提供一些食用频率不很高的食物信息。

③ 设计程序。

程序 1　设计表头。表头要尽可能简单明确。对于家庭 3 日称重记录表，名为家庭 3 日食物消耗量即可，见表 4–3。

程序 2　设计家庭编号和家庭地址。家庭编号和家庭地址是找到调查对象的标识，是调查和分析必需的 ID 号。通常把这些信息放到表格的起始位置。

程序 3　设计食物编码和食物名称。由于调查要称量的食物有多种，因此食物名称项要留出足够多的空格供调查者填写。食物编码的填写项与食物名称应相对应，以便查找编码和进行录入。

程序 4　设计要记录的食物的各种数量。食物数量包括第一天的结存量、3 天的购进量和废弃量，以及最后一日的剩余总量。在每个量后要加上单位，通常以 g 为单位。

程序 5　设计通过计算得到的 3 日实际消耗量。此项最好与前面通过称量得到的量在同一行或同一列，以便于计算和数据录入。

程序 6　给设计的每个变量加上编码。加上编码，以便于计算机录入和分析时使用。编码通常由字母和数字组成。

程序 7　检查设计的表格。确定表格简单易懂，不漏项不缺项，并且易于填写和录入。

④ 使用方法。

每次称量时要记录在称重记录表上。根据记录的食物量，并按下列公式计算实际消耗量。

$$\text{实际消耗量} = \text{结存量} + \text{购进量} - \text{废弃量} - \text{剩余量}$$

称重结束后，对照食物成分表完成各种食物的食物编码，依据食物成分表计算营养素摄入量。

注意：① 称重记录表可有多种形式，根据调查目的不同而不同。表 4–3 和表 4–4 是两种不同的记录方法。

② 由于食物成分表是以食物原料为基础的，因此在称重记录时，调查中多数食物要利用生熟比换算成原料质量，以便计算各种营养素摄入量。因此，要求调查者能够准确掌握各种食物的生熟比，并了解被调查地区的食物供应情况，以帮助准确记录食物的质量。

表 4–3　家庭 3 日食物消耗量

家庭编码：　□□省 / 区（T1）□□调查点（T2）□□市 / 县（T3）

□□居委会 / 区村（T4）□□□户（T5）

单位：g

<table>
<tr><th rowspan="2">1
食物
编码</th><th rowspan="2">2
食物
名称</th><th rowspan="2">3
结存量</th><th colspan="2">第一日</th><th colspan="2">第二日</th><th colspan="2">第三日</th><th colspan="2">3 日合计</th><th rowspan="2">12
剩余
总量</th><th rowspan="2">13
实际消
耗量</th></tr>
<tr><th>4
购进量</th><th>5
废弃量</th><th>6
购进量</th><th>7
废弃量</th><th>8
购进量</th><th>9
废弃量</th><th>10
3 日
购进量</th><th>11
3 日
废弃量</th></tr>
<tr><td></td><td></td><td></td><td></td><td></td><td></td><td></td><td></td><td></td><td></td><td></td><td></td><td></td></tr>
<tr><td></td><td></td><td></td><td></td><td></td><td></td><td></td><td></td><td></td><td></td><td></td><td></td><td></td></tr>
<tr><td></td><td></td><td></td><td></td><td></td><td></td><td></td><td></td><td></td><td></td><td></td><td></td><td></td></tr>
<tr><td></td><td></td><td></td><td></td><td></td><td></td><td></td><td></td><td></td><td></td><td></td><td></td><td></td></tr>
<tr><td></td><td></td><td></td><td></td><td></td><td></td><td></td><td></td><td></td><td></td><td></td><td></td><td></td></tr>
<tr><td></td><td></td><td></td><td></td><td></td><td></td><td></td><td></td><td></td><td></td><td></td><td></td><td></td></tr>
</table>

注：此表中应该包括油和调味品（如油、食盐、酱油等）的消费量，并且请先记录油和调味品的消耗量。

公式：实际消耗量 = 结存量 +3 日购进量 −3 日废弃量 − 剩余总量

表 4–4　称重法食物摄入量记录表

日期：

<table>
<tr><th rowspan="2">餐次</th><th rowspan="2">食物名称</th><th rowspan="2">原料
名称</th><th rowspan="2">生重 /g</th><th rowspan="2">熟重 /g</th><th rowspan="2">生
熟比</th><th rowspan="2">熟食剩
余量 /g</th><th colspan="2">实际摄入量</th><th rowspan="2">就餐人
数 / 人</th></tr>
<tr><th>熟重 /g</th><th>生重 /g</th></tr>
<tr><td rowspan="3">早餐</td><td>米饭</td><td>粳米</td><td>114.0</td><td>309.0</td><td>0.37</td><td>57.0</td><td>252.0</td><td>93.2</td><td rowspan="3">1</td></tr>
<tr><td rowspan="2">肉炒豆芽</td><td>绿豆芽</td><td>150.0</td><td rowspan="2">160.0</td><td>0.94</td><td rowspan="2">20.0</td><td rowspan="2">140.0</td><td>131.6</td></tr>
<tr><td>猪肉</td><td>30.0</td><td>0.19</td><td>26.6</td></tr>
<tr><td rowspan="5">午餐</td><td></td><td></td><td></td><td></td><td></td><td></td><td></td><td></td><td rowspan="5"></td></tr>
<tr><td></td><td></td><td></td><td></td><td></td><td></td><td></td><td></td></tr>
<tr><td></td><td></td><td></td><td></td><td></td><td></td><td></td><td></td></tr>
<tr><td></td><td></td><td></td><td></td><td></td><td></td><td></td><td></td></tr>
<tr><td></td><td></td><td></td><td></td><td></td><td></td><td></td><td></td></tr>
</table>

续表

餐次	食物名称	原料名称	生重 /g	熟重 /g	生熟比	熟食剩余量 /g	实际摄入量		就餐人数 / 人
							熟重 /g	生重 /g	
晚餐									

2. 24h 回顾法

24h 回顾法是通过访谈的形式收集膳食信息的一种回顾性膳食调查方法。调查者通过询问调查对象过去 24 小时的实际膳食情况，可对其食物摄入量进行计算和评价。近年来，全国性的居民调查中个体食物摄入状况的调查均采用此方法。

（1）24h 回顾法的原理。

通过询问的方法，请调查对象回顾和描述在调查时刻以前 24 小时内摄入的所有食物的种类和数量，借助食物模型、家用量具或食物图谱对其食物摄入量进行计算和评价。

【24h 回顾法】

（2）24h 回顾法的特点。

24h 回顾法的主要优点是所用时间短，调查对象不需具备较高的文化水平，且便于与其他因素进行分析比较。这种膳食调查结果对群体营养状况的原因分析也是非常有价值的。

其缺点是调查对象的回顾依赖短期记忆，要对调查者严格培训。

（3）24h 回顾法的技术要点。

24h 回顾法可用于家庭中个体的食物消费状况调查，也适用于描述群体中个体的食物摄入情况。具体询问的方式有很多种，包括面对面询问、填写开放式表格或事先编好的调查表、通过电话等进行询问。其中最典型的方法是使用开放式调查表进行面对面询问。因此，设计合理的调查表是关键因素。

由于 24h 回顾法的信息是通过调查者引导性提问获得的，因此调查者一定要经过认真培训，掌握某些引导方法，帮助调查对象回忆起 24 小时内消耗的所有食物。在询问过程中，要求调查者不但有熟练的专业技巧，还要有诚恳的态度，才能获得准确的食物消耗资料。

24h 回顾法一般要求在 15～40 分钟完成；对于所摄入的食物可进行量化估计；对于回忆不清楚的老人和儿童，可咨询其看护人。

在实际工作中一般采用 3 日连续调查方法（每天入户调查 24 小时进餐情况，连续进行 3 日）。连续 3 日 24 小时回顾调查所得膳食摄入量的结果与全家食物称重记录法调查的结果相比，差别不显著。24h 回顾法要求每个调查对象回顾和描述 24 小时内摄入的所有食物的种类和数量。

（4）设计 24h 回顾法的调查表。

设计调查表时要明确调查对象、时间、地区等基本信息。24h 回顾法调查表主要包括 6 方面内容，内容说明如图 4.2 所示，具体内容见表 4–5。

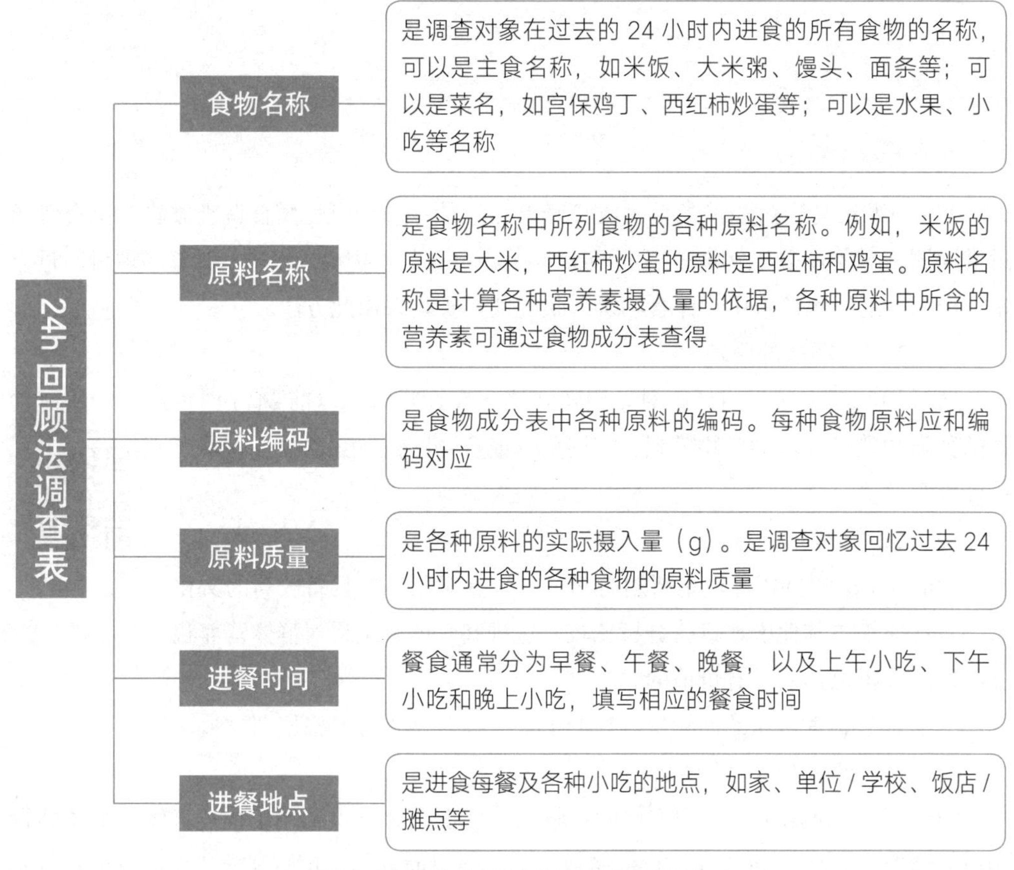

图 4.2　24h 回顾法调查表内容说明

表 4–5　24h 回顾法调查表

序号：　　　　　　　　　调查日期：

姓名：		性别：		住址：		电话：
餐次	食物名称	原料名称	原料编码	原料质量	进餐时间	进餐地点
早餐						

续表

餐次	食物名称	原料名称	原料编码	原料质量	进餐时间	进餐地点
午餐						
晚餐						

注：进餐地点选择，①家；② 单位 / 学校；③饭店 / 摊点；④ 亲戚家 / 朋友家；⑤幼儿园。

（5）24h 回顾法个人的人日数换算。

人日数是调查对象用餐的天数，1 个人吃早、午、晚三餐为 1 个人日数。由于特殊情况（如重体力劳动、夜班生产等），每日少于或多于三餐者也为 1 个人日数。

个人的人日数在家庭和集体就餐单位调查中很重要，24h 回顾法中在外就餐也要询问，并计算在餐次总数内。其公式为

个人的人日数 = 早餐餐次总数 × 早餐餐次比 + 午餐餐次总数 × 午餐餐次比 + 晚餐餐次总数 × 晚餐餐次比

全家总人日数 = 所有在家用餐个人的人日数之和

【例题 4–5】某幼儿园进行群体膳食调查，早餐、午餐、晚餐分别有 40 名、50 名、38 名儿童，请计算该群体总人日数。

解：（1）确定餐次比：儿童三餐能量比按各占 1/3 计算。

（2）计算群体总人日数：

总人日数 =（40 × 1/3+50 × 1/3+38 × 1/3）人日 ≈ 42.7 人日

（3）若该幼儿园三餐餐次比为早餐 20%、午餐 40%、晚餐 40%，请计算总人日数。

（6）24h 回顾法注意事项。

① 时间可以是调查对象前一天所吃或所喝第一种食物为开始的 24 小时，也可以是从现在开始回忆，往前 24 小时。

② 用于估计食物量的工具，要能够代表调查对象居住社区中通常使用的测量工具。

③ 由于调查主要依靠调查对象的记忆力来回忆和描述他们的膳食种类和摄入量，因此不适合 7 岁以下的儿童和 75 岁及以上的老人。

④ 传统的 24h 回顾法包括调味品的摄入量统计。由于对调味品的回顾误差较大，因此采用称重法获得的调味品的数据，修正 24h 回顾法获得的数据。

⑤ 3 日 24h 回顾法的调查时间原则上是从周一到周日随机抽选 3 天，但在实际工作中，工作日和休息日的膳食常常有很大差异。因此，为了使调查结果能更好地反映调查对象的一般膳食情况，通常选择 2 个工作日和 1 个休息日。

⑥ 24h 回顾法多用于家庭中个体的食物消耗状况调查，对调查者的要求比较高，需要掌握一定的调查技巧，并加上诚恳的态度，才能获得准确的食物消耗信息。

连续进行 3 日的 24 小时回顾调查是简便易行的，且可获得调查对象的膳食情况数据。如果只依据 1 日的 24 小时回顾调查结果去评价调查对象膳食营养状况，结果会偏差较大。

3. 记账法

记账法是根据账目的记录得到调查对象的膳食情况，进行营养评价的一种膳食调查方法。它是最早、最常用的膳食调查方法，是其他膳食调查方法的发展基础，常和称重法一起应用。它是由调查对象或研究者称量记录一定时期内的食物消耗总量，并根据同一时期进餐人数，计算出每人每日各种食物的平均摄入量。

在集体就餐的单位（如幼儿园、学校和部队）调查，如果不需要个人食物摄入量的数据，只要平均值，则可以不称量每人每日摄入的熟食量，只称量总的熟食量，然后减去剩余量，再除以进餐人数，即可得出平均每人每日的食物摄入量。

（1）记账法的原理和优缺点。

记账法多用于建有伙食账目的单位，根据单位每日购买食物的发票和账目、就餐人数的记录，得到在一定时期内的各种食物消耗总量和就餐的人日数，从而计算出平均每人每日的食物消耗量，再按照食物成分表计算这些食物提供的能量和营养素数量。

记账法的优点是操作较简单，费用低，所需人力少，适用于大样本膳食调查，且易于膳食管理人员掌握。调查单位可以利用记账法定期自行调查计算，将结果作为改进膳食质量的参考。记账法可用于较长时期的膳食调查，如一个月或更长时间，且适合进行全年不同季节的调查。

记账法的缺点是只能得到全家或集体人均的膳食摄入量，难以分析个体膳食摄入情况。

【记账法和化学分析法】

（2）记账法的基本方法和要点。

记账法的基础是伙食账目，所以要求被调查单位的伙食账目完善、数据可靠。对于家庭，如用记账法进行调查，可在调查开始前登记其储存的食物种类和数量，调查期间登记购入的食物，结束时再次称量全部剩余食物的质量，然后计算出调查期间消耗的食物总量。由于家庭成员年龄、性别等差异较大，因此需按混合系数计算其营养素摄入量。

记录时可参考表 4–6、表 4–7。

表 4–6 食物消耗量记录表

食物名称	结存数量 /g	购入食物量 /g × 月 × 日	剩余数量 /g	废弃数量 /g	实际总消耗量 /g	备注
大米						
面粉						
猪肉						
虾						
鱼类						
白菜						
……						

表 4–7 调查期间总人日数登记表

年龄	PAL	男			女			平均每日总人日数
		早	中	晚	早	中	晚	
18 ～ 59 岁	轻							
	中							
	重							
60 岁及以上	轻							
	中							
	重							

注：PAL 为体力活动水平。

（3）记账法的注意事项。

① 如果食物消耗量随季节变化较大，那么应在不同季节开展多次短期调查，结果比较可靠。

② 如果被调查单位人员的劳动强度、年龄、性别等组成不同，必须用混合系数的折算方法算出相应“标准人”的每人每日营养素摄入量，再做出比较与评价。

③ 要称量各种食物的可食用部分。如果调查的某种食物为市品重，可按食物成分表中可食部转换成可食用部分质量。

④ 在调查期间，不要疏忽各种杂粮和零食的登记，如绿豆、蛋类、糖果等。

⑤ 单纯记账法一般不能调查调味品（包括油、食盐、味精等）的摄入量，通常可结合称重法来调查。

4. 称重记账法

称重记账法是称重法和记账法相结合的一种膳食调查方法。这种膳食调查方法兼具了称重法的准确和记账法的简便，是应用非常广泛的一种膳食调查方法。在我国开展的

【称重记账法】

全国营养调查中，就采用了该种方法。它是由调查对象或研究者称量记录一定时期内的食物消耗总量，通常用于调查集体伙食单位或家庭中食物消耗。

（1）称重记账法的原理和优缺点。

称重记账法比称重法操作简单，所需费用少、人力少，适合大样本调查。同时，称重记账法比单纯记账法精确，能够得到较准确的结果。此法较少依赖记账人员的记忆，食物遗漏少。而且，伙食单位的工作人员经过短期培训即可掌握这种方法，能够定期自行调查。这种方法适合进行全年不同季节的调查，但是只能得到全家或集体中人均的摄入量，难以分析个体膳食摄入情况。

（2）称重记账法调查表的设计。

① 食物消耗量的记录。开始调查前称量家庭结存的食物（包括储物间、厨房和冰箱内所有的食物），详细记录每日购入的各种食物量和每日废弃的各种食物量。再称量剩余的食物量（包括储物间、冰箱和厨房内的食物）。

然后将每种食物的最初结存或库存量加上每日购入量，减去每种食物的废弃量和最后剩余量，即调查阶段所摄入的该种食物质量。为了保证记录的准确性，调查中应对食物的名称及主要原料进行详细记录。食物量登记表见表4–8。

表4–8　食物量登记表

食物编码							
食物名称	大米		标准面		猪肉		……
结存数量/g							
日期	购进量/g	废弃量/g	购进量/g	废弃量/g	购进量/g	废弃量/g	
14日							
15日							
16日							
总量							
剩余总量							
实际总消费量							

② 进餐人数登记。家庭调查时要记录每日每餐的进餐人数和进餐人的性别、年龄、劳动强度及生理状态等。每人每日用餐登记表见表4–9。

表4–9　每人每日用餐登记表

姓名				
年龄/岁				
性别				

续表

劳动强度												
生理状态												
时间	早	中	晚	早	中	晚	早	中	晚	早	中	晚
14 日												
15 日												
16 日												
用餐人次总数												
餐次比												
折合人日数												
总人日期												

注：

劳动强度：1. 极轻体力劳动 2. 轻体力劳动 3. 中等体力劳动 4. 重体力劳动 5. 极重体力劳动 6. 其他。

生理状态：0. 正常 1. 孕妇 2. 乳母。

用餐情况：0. 未在家用餐 1. 在家用餐 —. 未用餐。

（3）相关计算方法。

① 计算食物实际消耗量。根据称重记账法统计的 3 日内家庭的食物结存量、购进总量、废弃总量和剩余总量来计算。公式为

家庭食物实际消耗量 = 食物结存量 + 购进食物总量 − 废弃食物总量 − 剩余食物总量

② 计算每人每日食物的摄入量。公式为

家庭每人每日食物摄入量 = 家庭食物实际消耗量 ÷ 家庭总人日数

③ 计算每人每日各种营养素的摄入量。每人每日营养素摄入量是根据食物成分表中各种食物的能量及营养素的含量来计算的。公式为

食物中某营养素含量 = 食物量（g）× 可食部比例 × 每百克食物中营养素含量 ÷ 100

家庭某种营养素总摄入量 = 家庭摄入所有食物中某营养素的量累加

每人每日某营养素的摄入量 = 家庭某种营养素总摄入量 ÷ 家庭总人日数

④ 标准人概念及计算。因为调查对象的年龄、性别和劳动强度有很大差别，所以无法用营养素的平均摄入量进行比较。因此，一般将各人群都折合成标准人进行比较。标准人是指 18～49 岁从事轻体力劳动的男性。

折合方法是以标准人的能量需要量 9.41 MJ（2250kcal）作为 1，其他各类人员按其能量需要量与 9.41 MJ 之比，得出该类人的标准人系数。乘以该类人日数，得出该类人标准人日数。各类人的标准人月之和为总标准人日数，再除以总人日数，得出该人群的混合系数。公式为

标准人日数 = 标准人系数 × 人日数

总标准人日数 = 人群中各类人的标准人日之和

混合系数 = 总标准人日数 ÷ 总人日数

人均食物或营养素摄入量除以混合系数即可得出该人群标准人的食物和营养素摄入量。计算出人群标准人的食物和营养素摄入量后，就能够在不同年龄、不同性别和不同劳动强度的人群之间进行比较。

标准人的平均每人每日某营养素的摄入量 = 平均每人每日某营养素的摄入量 ÷ 混合系数

【例题 4–6】采用称重记账法对某家庭（共 4 口人）进行连续 3 日膳食调查，家庭成员每人每日用餐登记表见表 4–10，请计算表中空白值。另外，该家庭所有成员 3 日的三大产能营养素总摄入量见表 4–11，请根据表 4–10 的计算结果计算标准人的平均每日三大营养素和能量的摄入量。

表 4–10　家庭成员每人每日用餐登记表

姓名	张甲			赵乙			张丙			张丁		
年龄 / 岁	62			57			29			19		
性别	男			女			男			女		
劳动强度	2			3			3			3		
生理状况	0			0			0			0		
时间	早	中	晚	早	中	晚	早	中	晚	早	中	晚
2 月 13 日	1	1	1	1	1	1	0	1	1	1	0	1
2 月 14 日	1	1	1	0	1	1	—	1	1	1	1	—
2 月 15 日	—	1	1	1	—	1	0	1	1	1	1	1
用餐人次总数												
餐次比	0.2	0.4	0.4	0.2	0.4	0.4	0.2	0.4	0.4	0.2	0.4	0.4
折合人日数												
总人日数												
折合标准人系数	0.79			0.83			1.13			0.96		
折合标准人日数												
总标准人日数												
混合系数												

注：

劳动强度：1. 极轻体力劳动　2. 轻体力劳动　3. 中等体力劳动　4. 重体力劳动　5. 极重体力劳动　6. 其他。

生理状态：0. 正常　1. 孕妇　2. 乳母。

用餐情况：0. 未在家用餐　1. 在家用餐　—. 未用餐。

表 4–11　家庭所有成员 3 日的三大产能营养素总摄入量

营养素	蛋白质	脂肪	碳水化合物
总摄入量	1203g	1390g	4230g

解：（1）表 4–10 中空白值计算如下。

姓名	张甲			赵乙			张丙			张丁		
时间	早	中	晚	早	中	晚	早	中	晚	早	中	晚
2 月 13 日	1	1	1	1	1	1	0	1	1	1	0	1
2 月 14 日	1	1	1	0	1	1	—	1	1	1	1	—
2 月 15 日	—	1	1	1	—	1	0	1	1	1	1	1
用餐人次总数	2	3	3	2	2	3	0	3	3	3	2	2
餐次比	0.2	0.4	0.4	0.2	0.4	0.4	0.2	0.4	0.4	0.2	0.4	0.4
折合人日数	2.8			2.4			2.4			2.2		
总人日数	2.8+2.4+2.4+2.2=9.8											
折合标准人系数	0.79			0.83			1.13			0.96		
折合标准人日数	2.8 × 0.79 ≈ 2.21			2.4 × 0.83 ≈ 2.00			2.4 × 1.13 ≈ 2.71			2.2 × 0.96 ≈ 2.11		
总标准人日数	2.21+2.00+2.71+2.11=9.03											
混合系数	9.03 ÷ 9.8 ≈ 0.92											

标准人的平均每日蛋白质摄入量 = 蛋白质总摄入量 ÷ 总人日期 ÷ 混合系数

$= (1203 \div 9.8 \div 0.92)\ \text{g} \approx 133.4\ (\text{g})$

标准人的平均每日脂肪摄入量 = 脂肪总摄入量 ÷ 总人日期 ÷ 混合系数

$= (1390 \div 9.8 \div 0.92)\ \text{g} \approx 154.2\ (\text{g})$

标准人的平均每日碳水化合物摄入量 = 碳水化合物总摄入量 ÷ 总人日期 ÷ 混合系数

$= (4230 \div 9.8 \div 0.92)\ \text{g} \approx 469.2\ (\text{g})$

标准人的平均每日能量摄入量 = 能量总摄入量 ÷ 总人日期 ÷ 混合系数

$= [(1203 \times 4 + 1390 \times 9 + 4230 \times 4) \div 9.8 \div 0.92]\ \text{kcal} \approx 3797.9\ (\text{kcal})$

5. 化学分析法

化学分析法主要是在实验室中测定调查对象一日内全部食物的营养成分，准确地获得各种营养素的摄入量。样品的收集方法有两种，一是双份饭菜法，即制作两份完全相同的饭菜，一份供食用，另一份作为分析样品。要求样品的种类和质量与实际食用食物的一致。这种方法是比较准确的收集方法。二是收集相同成分的方法，收集整个研究期间消耗的各种未加工的食物或从当地市场上购买相同食物作为样品。

化学分析法的优点是能够可靠地得出食物中各种营养素的实际摄入量，缺点是操作复杂、代价高。这种方法已经很少单独使用，常与其他方法（如称重法）结合使用。或仅适用于较小规模的调查，如营养代谢试验、了解某种或多种营养素的体内吸收剂代谢状况等。

4.2.2 膳食调查结果的计算与评价

【膳食调查结果的计算与评价】

膳食调查的目的是了解一定时期人群膳食摄入状况、膳食结构和饮食习惯，借此来评定正常营养是否得到满足。膳食调查完毕，要计算出准确的食物消耗数据，并在此基础上对营养摄入做出客观评价。计算、分析与评价是一项重要工作。

1. 膳食结构分析与评价

根据调查对象24小时膳食调查结果，计算五大类食物（谷类，蔬菜和水果，鱼禽肉蛋类，奶类和豆类，油脂类）的摄入量。与中国居民平衡膳食宝塔提出的理想膳食模式进行比较，对调查对象的膳食结构进行分析评价。

（1）评价依据：中国居民平衡膳食宝塔。可使用表4–12类型的表格进行评价。

（2）评价方法。

① 根据调查结果将食物进行分类，分类时注意奶制品和豆制品要按蛋白质含量分别折算成相当于鲜奶和大豆的量。

$$相当于鲜奶的量 = 奶制品摄入量 \times 蛋白质含量 \div 3\%$$

$$相当于大豆的量 = 豆制品摄入量 \times 蛋白质含量 \div 35.1\%$$

② 统计各类食物摄入总量。

③ 将调查对象的实际摄入量与中国居民平衡膳食宝塔推荐量进行比较。

④ 分析判断各类食物摄入量是否满足人体需要。

表4–12 膳食结构评价表

食物种类	实际摄入量	宝塔推荐量	评价	食物种类	实际摄入量	宝塔推荐量	评价
谷类				水产品			
蔬菜				奶制品			
水果				大豆			
畜禽肉类				坚果			
蛋类				烹调用油			

（3）注意事项。

① 中国居民平衡膳食宝塔推荐的各类食物摄入量是一个平均值和比例，日常生活无须每天都样样照此，但是要经常遵循其各层各类食物的大体比例。

② 中国居民平衡膳食宝塔给出了一天中各类食物摄入量的建议，还要注意合理分配

三餐食物量。三餐食物量的分配及间隔时间应与作息时间和劳动状况相匹配，特殊情况可以适当调整。

2. 膳食能量和营养素摄入量计算与评价

为了帮助个体和群体安全地摄入各种营养素，避免可能产生的营养不足或营养过剩的危害，营养学家根据营养素需要量，提出了适合各个年龄、不同性别、不同体力活动水平、不同生理状态人群的 DRIs，可依据 DRIs 对个体和群体的营养素摄入量进行分析和评价，并且提出建议。

（1）能量的食物来源分布计算。将食物分为谷类、豆类、薯类、动物性食物、纯能量食物和其他六大类，分别计算各类食物提供的能量及能量总和，再计算各类食物提供的能量占总能量的比例。

（2）能量的营养素来源分布计算。根据蛋白质、脂肪、碳水化合物的能量系数，分别计算出三大营养素提供的能量及占总能量的比例。

蛋白质供能比 =（蛋白质摄入量 ×4÷ 能量总摄入量）×100%

脂肪供能比 =（脂肪摄入量 ×9÷ 能量总摄入量）×100%

碳水化合物供能比 =（碳水化合物摄入量 ×4÷ 能量总摄入量）×100%

（3）蛋白质的食物来源分布计算。

① 将食物分为谷类、豆类、薯类、动物性食物和其他五大类。

② 分别计算各类食物提供的蛋白质摄入量及蛋白质总和。

③ 计算各类食物提供的蛋白质占总蛋白质的比例，再计算优质蛋白（动物性及豆类蛋白质）占总蛋白质的比例。

（4）脂肪的食物来源分布计算。

① 将食物分为动物性食物和植物性食物两大类。

② 分别计算动物性食物和植物性食物的脂肪摄入量及脂肪总和。

③ 计算各类食物提供的脂肪占总脂肪的比例。

从能量、蛋白质、脂肪的食物来源分布可以看出调查对象的基本食物结构。

（5）三餐提供能量比例的计算。

分别把早、午、晚三餐摄入的食物所提供的能量除以一天总摄入的能量，再乘以 100%，就得到三餐各提供能量的比例。

（6）营养素摄入量的计算。

根据调查结果计算各类食物的摄入量，依据食物成分表计算出每类食物中各种营养素的含量，再将不同种类食物中各种营养素的含量相加，就可得到摄入的各类食物中各种营养素的总含量。

（7）膳食营养素评价依据和方法。

DRIs 是膳食营养素分析和评价的主要依据。结合不同调查对象的年龄、性别、体力活动水平，将计算出来的营养素摄入量与推荐摄入量进行比较，分析个体摄入的食物中含有的营养素是否达到了DRIs的要求，分析群体中各种营养素达到DRIs要求的人数比例。可使用表4–13类型的表格进行评价。

表4–13 膳食营养素摄入量评价表

项目	能量/kcal	蛋白质/g	脂肪/（%E）	钙/mg	铁/mg	维生素A/μgRAE	维生素C/mg	维生素B_1/mg	……
摄入量									
推荐摄入量									
占推荐量比例/（%）									

注：%E为占能量的比例。

可参看5.3.2的实例分析5–7，膳食营养素的计算与评价和膳食调查结果的计算与评价相类似。

4.2.3 人体体格测量与评价

体格测量是评定个体营养状况的常用方法，包括体重、身高、皮褶厚度及身体各个围度的测量。由于其简单易行，且可以较好地反映机体营养状况，因此是测定人体营养状况不可缺少的内容，又是评价人体营养状况的重要方法。不同年龄所选用的指标侧重点不同，而且指标的测定方法也存在较大差异。在测量这些指标时，应注意年龄、性别的差异以及测量方法的准确性、记录的规范性等。

【成人身高测量】

1. 成人体格测量

（1）成人身高测量。成人身高在一天中会发生变化，波动幅度为1～2cm。测量身高一般在上午10时左右进行，此时身高为全天的中间值。

① 身高测量的意义。对于成人来讲，身高发育已经完成，单纯的身高测量不能反映营养状况，必须和体重指标结合起来才能评价营养状况。成人身高测量的意义在于计算标准体重，或用于计算体质指数，进而反映能量和蛋白质的营养状况。

② 身高测量的方法。过去常采用软尺或立尺测量身高。现在使用较多的是身高计，包括电子身高计和机械身高计。下面以机械身高计为例，介绍身高的测量方法。

被测者赤足，立正姿势站在身高计底板上，足跟、骶骨部及两肩胛与立柱相接触，躯干自然挺直，头部正直，两眼平视前方，耳屏上缘与两眼眶下缘最低点呈水平位。测量者站在被测者右侧，将水平压板轻轻沿立柱下滑，轻压在被测者头顶。测量者读数时双眼应与压板平面等高，精确至0.1cm。

测量时严格遵守“三点靠立柱”“两点呈水平”的测量姿势要求，测量者读数时两眼一定要与压板等高；两眼高于压板时应下蹲，低于压板时应垫高；水平压板与头部接触时，松紧要适度，头发蓬松者要压实，头顶的发辫、发结要解开，饰物要取下。测量身高前，被测者不应进行体育活动和重体力劳动，否则会影响测量的准确性。

（2）成人体重测量。体重在一年之中会发生变化，秋季显著增加；在一天内会随着饮食而增加，随着运动、排泄、出汗而降低。因此，个人体重测量宜在早晨空腹排便之后进行，群体也可在上午10时左右进行。

【成人体重测量】

① 体重的测量意义。在生长发育阶段，体重是反映蛋白质和能量营养状况的重要指标。对成人来说，体重的变化主要反映能量的营养状况。

② 体重的测量方法。成人体重测量的常用工具有机械磅秤、电子磅秤、刻度式体重计、电子式体重计等。测量时，被测者脱去外衣、鞋袜和帽子，只穿背心和短裤，读数精确至 0.1kg。

测量时注意：被测者是否有水肿情况存在，是否有肝硬化、肾病、甲状腺机能减退等疾病，还要注意是否为肌肉发达者，如举重、健美运动员等，如有这些情况，必须在记录表的备注栏中加以说明。

（3）成人体格围度——胸围测量。

① 胸围测量的意义。成人胸围是表示胸腔容积，胸肌、背肌的发育和皮脂蓄积状况的重要指标，通过胸围测量可了解呼吸器官的发育程度以及健康状况。

② 胸围测量的方法。一般使用衬有尼龙丝的塑料带尺（由无伸缩性材料制成）测量胸围。在使用前，应仔细检查有无裂隙、变形等。

测量时需根据不同人群确定不同的固定点，男性通常以被测者胸前乳头下缘为固定点，乳腺已突起的女性以胸骨中线第四肋间高度为固定点。固定点确定后，用软尺绕经右侧后背经两肩胛下角下缘经左侧面回至固定点，取平静呼吸时的读数，精确至 0.1cm。

测量时注意：被测者呼吸均匀，处于平静状态，在平静呼吸时读数。软尺轻轻与皮肤接触，过松或过紧都会影响结果。两名测量者应分工合作，测量者甲站在被测者前面进行测量，测量者乙站在被测者背面找好背部测量标准点，并注意被测者的姿势是否正确，有无低头、耸肩、挺胸、驼背等，如有应及时予以纠正。如肩胛下角摸不清，可请被测者挺胸，摸清后让其恢复正确姿势。

（4）成人体格围度——腰围测量。

① 腰围测量的意义。成人腰围测量对判断成人是否超重和肥胖尤为重要，特别是腹型肥胖。因为腰围可以很好地反映腹部脂肪是否堆积过多，所以是预测代谢综合征的有力指标。即使是对于体重正常者，腰围增加同样是患病风险升高的一个标志。

② 腰围测量的方法。一般使用无伸缩性材料制成的塑料带尺测量腰围。测量时，请被测者站直，双手自然下垂，在其肋下缘与髂前上棘连线的中点做标记。测量者站在被

测者前侧或右侧，用塑料带尺通过标记测量腰围，要保证塑料带尺是水平位置，在呼气末测量，读取数据并记录，精确到0.1cm。

测量时注意：保证软尺水平，轻贴皮肤，不要用力挤压或远离皮肤。被测者处于平静状态，不要用力挺胸或收腹，保持自然呼吸状态，在呼气末测量，取3次测量的平均值。

（5）成人体格围度——臀围测量。

① 臀围测量的意义。成人臀围反映髋部骨骼和肌肉的发育情况，与腰围一起可以很好地判断腹型肥胖。因为脂肪无论堆积在腰腹还是内脏都难以直接测量，因此腰臀围比值是间接反映腹型肥胖的最好指标，腰臀围比值越大，腹型肥胖程度越高。

② 臀围测量的方法。请被测者站直，双手自然下垂，臀部放松，平视前方。两名测量者配合，测量最大臀围，经耻骨联合和臀大肌最凸处。测量者甲将软尺置于臀大肌最凸处，以水平围绕一周测量，测量者乙充分协助，观察软尺围绕臀部的水平面是否与身体垂直，并记录读数，精确到0. 1cm。

测量时注意：被测者要放松臀部，保持自然呼吸状态。

（6）成人上臂围测量。

① 上臂围测量的意义。成人上臂围可反映机体的营养状况，它与体重密切相关。一般量取上臂自肩峰至尺骨鹰嘴连线中点的臂围长。

② 上臂围测量的方法。测量时使用无伸缩性材料制成的卷尺。测量时，被测量者自然站立，肌肉不要紧张，重心平均落在两腿上，充分裸露左上肢，手臂自然下垂，两眼平视前方。测量者站在被测者身后，找到肩峰、尺骨鹰嘴部位，用软尺测量，并用油笔标记出左臂后面从肩峰到尺骨鹰嘴连线中点，用软尺起始端下缘压在标记的肩峰与尺骨鹰嘴连线中点，水平围绕一周，读取数据，精确到0.1cm。

测量时注意：受试者要自然站立，手臂自然下垂，肌肉不要紧张，肌肉紧张结果会偏大；定位要准确，否则测量结果偏差较大。

（7）成人皮褶厚度测量。

成人皮褶厚度是衡量个体营养状况和肥胖程度较好的指标，主要表示皮下脂肪厚度，可间接评价人体肥胖与否。

测量不同部位的皮褶厚度，可以反映人体皮下脂肪的分布情况。测定部位有上臂肱三头肌、肩胛下角、腹部、髂嵴上部等，其中前三个部位最重要，可分别代表个体肢体、躯干、腰腹等部分的皮下脂肪堆积情况。

2. 成人体格—营养评价

（1）体质指数

公式：体质指数（BMI）= 体重（kg）/ 身高的平方（m^2）

评价：中国成人体质指数参考标准，见表 4–14。

表 4–14 中国成人体质指数参考标准

体质指数	<16	16～16.9	17～18.4	18.5～23.9	24～27.9	≥ 28
评价	重度瘦弱	中度瘦弱	轻度消瘦	正常	超重	肥胖

（2）标准体重指数。

公式：标准体重指数 = [实测体重（kg）– 标准体重（kg）] / 标准体重（kg）× 100%

其中，成人标准体重（kg）= 身高（cm）–105

评价：参照成人标准体重指数分级，见表 4–15。

表 4–15 成人标准体重指数分级

标准体重指数	<–20%	<–10%	–10%～10%	>10%	>20%
评价	重度瘦弱	瘦弱	正常	超重	肥胖

（3）腰臀比（Waist–to–Hip Ratio，WHR）。

公式：腰臀比（WHR）= 腰围（cm）/ 臀围（cm）

若成年男性≥ 0.9，成年女性≥ 0.8，则表明该被检测对象属腹型肥胖，比四肢型肥胖更易患高脂血症、高血压、冠心病等慢性病。

（4）Vervaeck 指数。

Vervaeck 指数用于衡量青年的体格发育情况。它是体重与身高之比和胸围与身高之比的总和，充分反映了人体纵轴、横轴和组织密度，与心肺和呼吸机能关系密切，是一个很好的评价体质、体格状况的指数。

公式：Vervaeck 指数 = [体重（kg）+ 胸围（cm）] / 身高（cm）× 100

我国青年 Vervaeck 指数营养评价标准见表 4–16。

表 4–16 我国青年 Vervaeck 指数营养评价标准

营养评价	男	17 岁	18 岁	19 岁	20 岁	21 岁以上
	女		17 岁	18 岁	19 岁	20 岁以上
优		>85.5	>87.5	>89.0	>89.5	>90.0
良		>80.5	>82.5	>84.0	>84.5	>85.0
中		>75.5	>77.5	>79.0	>79.0	>80.0
营养不良		>70.5	>72.5	>74.0	>74.0	>75.0
重度营养不良		<70.5	<72.5	<74.0	<74.0	<75.0

4.3 营养配餐的安全控制体系

食品安全是全球关注的热点，它关系到人类健康和国计民生。我国发生的恶性食品安全事件，例如，“劣质奶粉大头娃娃事件”“三聚氰胺奶粉事件”和“地沟油事件”等，严重损害了人们的健康。我国正在努力建立从源头到餐桌的现代食品安全控制体系。

为指导餐饮服务提供者规范经营行为，提升食品安全管理能力，保证餐饮食品安全，我国制定了相关法规、标准。

4.3.1 良好操作规范

良好操作规范（Good Manufacturing Practice，GMP）是企业在原料、人员、设施设备、生产过程、包装运输、质量控制等方面，为达到国家有关法规的要求，形成一套可操作的作业规范。良好操作规范在食品中的应用主要是解决食品生产中的质量问题和安全卫生问题。它要求食品生产企业应具有良好的生产设备、合理的生产过程、完善的卫生与质量的检测系统，以确保食品的安全性和质量符合标准。

【营养配餐的安全控制体系 GMP 和 SSOP】

1. GMP 的发展历程

美国是最早将 GMP 用于食品工业生产的国家，陆续公布了相关的食品制造、加工、包装储存的操作规范和生产工艺通则。WHO 于 1969 年向各成员国首次推荐了 GMP，于 1975 年正式颁布了 GMP。

世界上很多国家采用了 GMP，如日本、加拿大、新加坡、德国、澳大利亚等，并建立了有关法律法规。

1998 年我国发布了《保健食品良好生产规范》（GB 17405—1998），这是我国首批颁布的食品 GMP，标志着我国食品企业管理向高层次的发展。

2. GMP 的分类

依据制定机构和适用范围，GMP 可分为 4 类，包括国际组织颁布、国家权力机构颁布、行业组织制定、食品企业自己制定。依据法律效力，GMP 可分为 2 类，包括强制性 GMP 和指导性（或推荐性）GMP。我国的《保健食品良好生产规范》是国家权力机构颁布的、强制性的 GMP。

3. GMP 的内容简介

GMP 规定的内容是食品加工企业或大型餐饮企业必须达到的最基本的条件，也是实施危害分析与关键控制点体系的前提条件。采用 GMP 对食品加工企业、餐饮企业进行质量管理的国家，已取得了显著的社会效益和经济效益。在我国餐饮企业中有必要大力推广 GMP，以提高饮食卫生安全质量。

GMP 的内容可概括为硬件和软件两个部分。硬件是指对厂区环境、厂房与设施、设备与工具等方面的要求；软件是指对人员的教育培训，对质量管理、成品的储存与运输、食品安全管理的记录。

（1）厂区环境。周围环境良好，不得有污染源，等等。

（2）厂房与设施。对厂区与车间布置、设备配置、地面、屋顶、墙壁、门窗、通风设施、给排水、照明及洗手设施等提出要求。

（3）设备与工具。对设备与工具的材质、设计和构造、布置，检验仪器配备等提出要求。

（4）人员。对人员素质、教育、培训、健康等提出要求。

（5）质量管理。对管理机构和质量管理部门的任务，生产过程管理，原料、半成品、成品的品质管理提出要求。

（6）成品的储存与运输。对成品储存的注意事项及运输工具、运输作业提出要求。

（7）食品安全管理。对维修与保养工作、清洗与消毒工作、除虫与灭害管理、污水与污物管理、卫生设施管理等提出要求。

4.3.2 卫生标准操作程序

卫生标准操作程序（Sanitation Standard Operation Procedure，SSOP）是食品加工企业为保证达到 GMP 所规定的要求，确保加工过程中消除不良因素，使其加工的食品符合卫生要求而制定的实施细则，用于指导食品生产加工过程中如何实施清洗、消毒和卫生保持。企业可根据法规和自身需要建立文件化的 SSOP。

4.3.3 危害分析与关键控制点和营养配餐质量控制

危害分析与关键控制点（Hazard Analysis and Critical Control Point，HACCP）是对食品安全危害予以识别、评估和控制的一种系统方法。HACCP 是确保食品加工者能为消费者提供安全的食品，对原料、生产工序中影响食品安全的各种危害因素进行分析，在此基础上，确定能有效地预防、减轻或消除各种危害的关键控制点，并在关键控制点上对危害因素进行控制，同时监测控制效果并进行纠正和补充。HACCP 是目前防止食品安全危害最有效、最常用的一种食品安全控制体系。虽然 HACCP 不是零风险体系，不能完全消灭所有的危害，但 HACCP 可使食品安全危害的风险，达到一个可接受的水平。

【营养配餐的安全控制体系HACCP】

1. HACCP的发展

1959年，美国开发研制出HACCP体系。1971年，美国正式将HACCP用于航空食品的生产。1974年，美国将HACCP原理引入低酸罐头食品生产。1989年，美国提出了《用于食品生产的HACCP原理的基本准则》。1997年，国际食品法典委员会颁发了《HACCP体系及其应用准则》，在全世界大力推行HACCP计划。

我国《食品生产企业危害分析与关键控制点（HACCP）管理体系认证管理规定》自2002年5月1日起施行。2003年，我国发布《食品安全行动计划》，把HACCP管理体系运用于餐饮业，最大限度地保证饮食安全，预防食物中毒。

我国要求集体用餐配送单位，加工经营场所面积2000m^{2}以上的餐馆，就餐场所300座位以上或单餐供应300人以上的餐馆、食堂及连锁经营的餐饮业经营者，应建立和实施HACCP食品安全管理体系，制订HACCP计划和执行文件。

2. HACCP的基本原理

HACCP作为一个系统的管理方式，要求原料的采购、验收、储存、加工、流通、消费，每个环节都要经过危害分析评估并加以控制，最后提供的食品是安全无害的。从管理实施过程来看，HACCP由7部分连续而有机地构成，这7部分也是HACCP的7个基本原理，如图4.3所示。

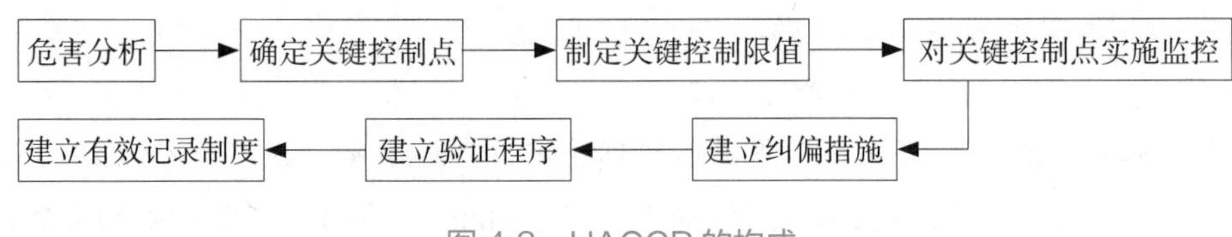

图4.3 HACCP的构成

（1）危害分析。对食品原料、生产、加工、销售、消费所有步骤逐一进行分析，以确定哪一个步骤可能会有危害（生物性、化学性或物理性危害）产生或介入。对显著性危害一定要加以控制，同时找出防止危害发生的所有预防措施。所谓显著性危害是指从原理上讲有可能发生，而一旦发生将对消费者造成不可接受的危害。

（2）确定关键控制点。根据上文提出的危害分析和预防措施，找出食品生产制造过程中的关键控制点（Critical Control Point，CCP）。通过控制这些CCP来防止、排除食品生产过程中的潜在危害或使其降低至可接受水平。HACCP小组成员通过关键控制点判断树（图4.4）寻找生产过程的CCP。关键控制点判断树对确定CCP很有帮助，但工作中一定要结合食品加工过程中的实际情况确定CCP。

（3）制定关键控制限值。在CCP上衡量产品是否安全，必须有可操作性的关键控制限值作为判断的基准，以确保每个CCP都在安全范围内。关键控制限值通常采用温度、时间、压力、流速、水分活度等，也可以采用外观和组织结构指标等。

（4）对关键控制点实施监控。用各种物理及化学方法对 CCP 进行有计划的连续观察或测定，以监控判断 CCP 有没有超出关键控制限值，做好准确记录，作为进一步评价的基础。

（5）建立纠偏措施。在控制过程中如果发现 CCP 超出关键控制限值，应及时纠正，使之在安全范围内运用。

（6）建立验证程序。建立验证程序，确定 HACCP 是否正确运行。验证内容要包括 HACCP 的文件和记录，并审核出现的偏差及其相关产品的处理，确认 CCP 是否在控制之内。必要时还可以重新验证该 HACCP 诸要素是否能有效监控食品安全。

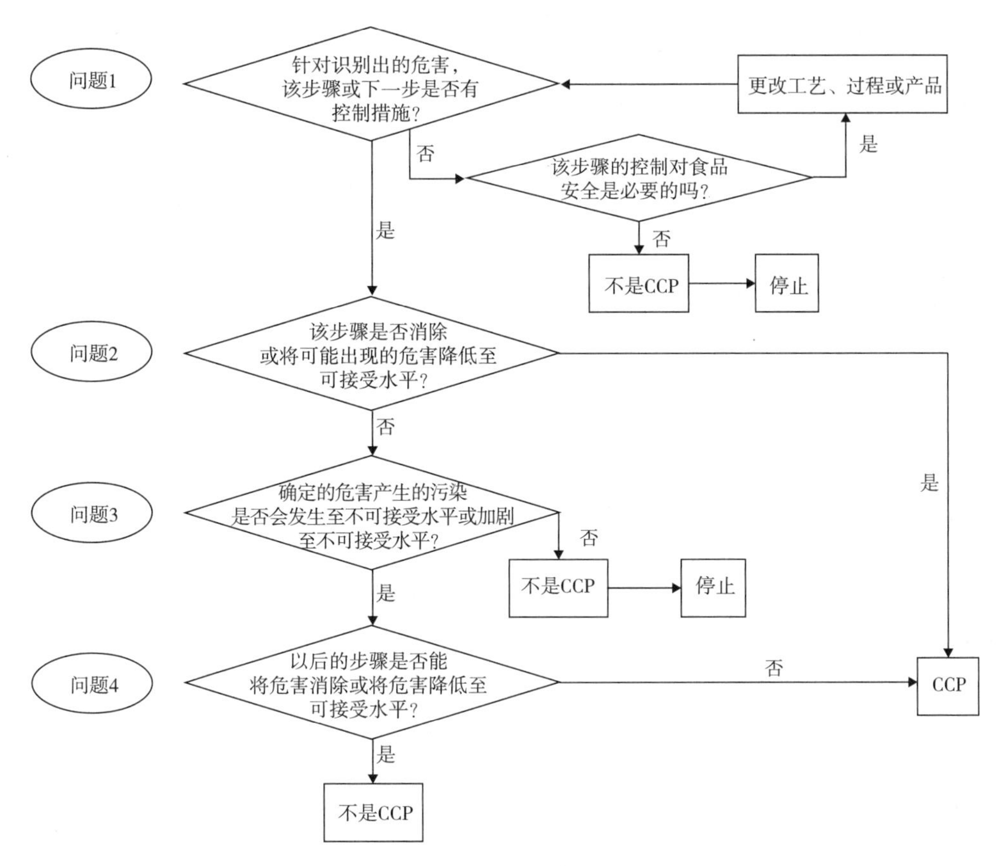

图 4.4　关键控制点判断树

（7）建立有效记录制度。保持有效和准确的记录，对 HACCP 的实施是很重要的。实施过程中必须建立有效的书面记录，对控制过程进行原始性记录，并保存档案。

【HACCP 在餐饮业的应用】

3. HACCP 在餐饮业的应用

（1）对菜品进行分类。餐饮企业在建立和实施 HACCP 的过程中，应建立HACCP工作小组，全面负责实施HACCP。根据加工特点对食品进行分类，对不同的食品相同的生产或操作过程，可以采用类似的安全分析和控制手段。食品按加工流程分类见表4–17。

表4–17 食品按加工流程分类

类别	食品类别	流 程	备注
A	生食	原料接收—储存—初加工—食用	如中餐冷菜
B	热加工后即时食用	原料接收—储存—初加工—加热烹调—食用	2小时内供应
C	热加工后放冷食用	原料接收—储存—初加工—加热烹调—常温或冷藏放置—食用	如冷荤菜
D	热加工后保温食用	原料接收—储存—初加工—加热烹调—保温放置—食用	如快餐盒饭
E	热加工后放冷后，再加热食用	原料接收—储存—初加工—加热烹调—冷藏放置—再加热—食用	如微波食品

（2）食品描述。在危害分析之前还要对食品进行总体描述。描述内容包括食品名称，烹饪原料（主料、辅料及调味品），加工方法，成品特点，储存条件，食用期及消费对象，等等。食品描述内容举例见表4–18。

表4–18 食品描述内容举例

食品名称	烹饪原料	加工方法	成品特点	储存条件	食用期	消费对象	包装类型	有无敏感人群
鸡蛋肉菜卷	鸡蛋、牛肉、圆白菜、油、食盐	热加工	色彩白绿相间，口感细腻，鲜香可口	室温（25℃）或热柜储存	加工后2小时内食用	职工	散装	对鸡蛋过敏者

（3）餐饮业常见的CCP。餐饮业制作的食品种类繁多，加工供应方式也多样，食品危害程度取决于不同食品加工过程中的各环节存在的危险因素：原料采购、原料储藏、生原料处理、烹调、热保存等。餐饮业的常见CCP见表4–19（仅供参考）。

表4–19 餐饮业的常见CCP

食品类别	原料采购	原料储藏	生原料处理	烹调	热保存	冷却	熟食操作	再加热	供应
A	*	*	*						
B	*	*	*	*					
C	*	*	*	*		*	*		*
D	*	*	*	*	*		*		
E	*	*	*	*		*	*	*	

注：*代表CCP。

【知识链接】

HACCP在餐饮业中的应用

某市卫生监督部门在市区选择20家大中型中式餐饮企业（经营面积在500m^{2}以上）作为研究对象，分析近年来我国及当地食物中毒流行病学。确定原料采购验收、食品储存、烹调、食用具洗消、冷荤制作、从业人员健康管理6个环节为CCP，并制定实施了一般餐饮业“HACCP计划”。对“HACCP计划”实施前后1年内CCP情况进行抽查对比，情况见表4–20。

表4–20 “HACCP计划”实施前后1年内CCP对比情况

CCP	实施前		实施后		x^2
	合格户/户	合格率/（%）	合格户/户	合格率/（%）	
原料采购验收	6	30.0	18	90.0	15.00
食品储存	8	40.0	20	100.0	17.14
烹调	12	60.0	20	100.0	10.00
食用具洗消	8	40.0	16	80.0	6.67
冷荤制作	10	50.0	19	95.0	10.16
从业人员健康管理	5	25.0	18	90.0	17.29

20家单位实施“HACCP计划”后，未发生一起食物中毒事故，冷荤菜、餐具抽检合格率明显提高，从业人员卫生意识明显增强。

（4）危害分析与CCP的确定。以鸡蛋菜肉卷加工制作为例，其危害分析与CCP的确定见表4–21。

表4–21 鸡蛋菜肉卷加工制作危害分析与CCP的确定

加工步骤	在此步骤是否有危害介入、增强或在此受损	做出左侧判断的理由	是否危害显著	预防/控制措施	CCP判断树				
					问题1	问题2	问题3	问题4	是否为CCP
原料采购	生物性：寄生虫、致病菌	①鸡蛋沙门氏菌会导致急性食物中毒；②牛肉可能携带有各种有害细菌、病毒、寄生虫	是	从合格供应商处采购，提供检验检疫证明，进货验收	是	是			CCP1
	化学性：农药、兽药残留，重金属污染	①饲养过程用药控制不当或不规范用药所致；②菜种植过程用药控制不当所致	是	从合格供应商处采购，提供检验检疫证明，进货验收	是	是			CCP2
	物理性：铁屑、碎石、玻璃片等异物	蔬菜采摘和储运过程受异物污染	是	从合格供应商处采购，提供检验检疫证明，进货验收					否

续表

加工步骤	在此步骤是否有危害介入、增强或在此受损	做出左侧判断的理由	是否危害显著	预防/控制措施	CCP判断树				
					问题1	问题2	问题3	问题4	是否为CCP
原料储藏	生物性：有害细菌生长繁殖	牛肉存放在常温条件下时间过长，有害细菌将会大量繁殖	是	将牛肉存放在5℃以下	是	是			CCP3
	化学性：洗涤剂、消毒剂、杀虫剂对原料造成的污染	化学品管理不当会导致对原料的污染	是	严格执行化学品管控SSOP规定的有关措施					否
	物理性：异物会混入产品中	加工作业区的异物控制不当	是	严格执行异物防控SSOP规定的有关措施					否
原料预处理	生物性：有害微生物繁殖	牛肉在预处理过程，处于常温条件下时间过长会导致有害微生物大量繁殖	是	控制好预处理过程的牛肉暴露在常温下的时间	是	是			CCP4
	化学性：洗涤剂、消毒剂、杀虫剂对产品造成的污染	化学品管理不当会导致对产品的污染	是	严格执行化学品管控SSOP规定的有关措施					否
	物理性：异物会混入产品中	来自人员、设备、工器具的异物混入产品	是	严格执行异物防控SSOP规定的有关措施					否
烹调	生物性：有害微生物存活	加热温度和时间不当，不能有效杀灭致病菌、病毒、寄生虫等有害微生物	是	严格控制烹调过程的加热温度和时间	是	是			CCP5
	化学性：无		否						否
	物理性：异物会混入产品中	来自人员、设备、工器具的异物混入产品	是	严格执行异物防控SSOP规定的有关措施					否
保温	生物性：有害微生物繁殖	致病菌、病毒等生长繁殖、污染	是	控制保温的温度	是	是			CCP6
	化学性：无		否						否
	物理性：无		否						否

续表

加工步骤	在此步骤是否有危害介入、增强或在此受损	做出左侧判断的理由	是否危害显著	预防/控制措施	CCP判断树				
					问题1	问题2	问题3	问题4	是否为CCP
餐具清洗消毒	生物性：致病菌	消毒剂浓度过低或热力消毒温度时间不够导致消毒不彻底；消毒后保洁不善造成二次污染	是	严格执行餐具消毒SSOP规定的有关措施					否
	化学性：洗涤剂、消毒剂残留	洗涤剂、消毒剂本身含有影响产品质量的物质	是	严格执行餐具消毒SSOP规定的有关措施					否
	物理性：无		否						否
分装	生物性：有害微生物	来自操作人员的污染	是	严格执行人员卫生管理SSOP规定的有关措施					否
	化学性：无		否						否
	物理性：异物会混入产品中	来自人员、设施设备和工器具的异物混入	是	严格执行异物防控SSOP规定的有关措施					否
供应	生物性：致病菌	来自操作人员的污染	是	严格执行人员卫生管理SSOP规定的有关措施					否
	化学性：无		否						否
	物理性：异物会混入产品中	来自工作人员身上的异物混入	是	严格执行异物防控SSOP规定的有关措施					否

（5）制订HACCP计划表。某餐饮有限公司鸡蛋菜肉卷HACCP计划表见表4-22。

表 4–22　某餐饮有限公司鸡蛋菜肉卷 HACCP 计划表

加工步骤	显著危害	控制措施	关键限值	监控程序					纠偏措施	审核验证	记录
				对象	哪里	方法	频率	负责人			
原料采购	寄生虫、病毒、致病菌	从合格供应商处采购，提供检验检疫证明，进货验收	无寄生虫、虫卵，不得检出病毒、致病菌	寄生虫、病毒、致病菌	采购现场	向供应商索取检疫合格证明	每批	采购员	拒收	定期检查采购记录	采购记录
	农药、兽药残留，重金属污染	从合格供应商处采购，提供检验检疫证明，进货验收	药物残留、重金属污染符合相应国标要求	农药、兽药与重金属	采购现场	向供应商索取药物残留检验合格证明，了解农药使用情况	每批	采购员、检验员	拒收	定期检查采购记录	采购记录
原料储藏	有害细菌生长繁殖	将牛肉存放在5℃以下	储藏温度在5℃以下	冷藏柜温度	储藏室	人工观察	每天	仓管员	隔离，废弃	定期检查仓管记录	仓管记录
预处理	有害微生物繁殖	控制肉类原料暴露在常温条件下的时间	夏天不超过2小时，冬天不超过4小时	原料周转筐上标注的出料时间	中心厨房	人工观察	每小时	当班厨师长	隔离，由厨师长决定处置措施	厨师长每天审核加工进程记录表	加工进程记录
烹调	有害微生物存活	严格控制烹调过程的加热温度和时间	蛋卷中心温度关键限值：68℃，15s；操作限值：≥ 70℃，15s	蛋卷中心温度	灶台	用针式温度计探测	1次/锅	当班厨师	延长加热时间	厨师长每天审核烹制作业日志；每季度进行一次取样检验，检测菌落总数和主要致病菌指标	烹制作业日志；样品微生物指标检验报告
保温	有害微生物繁殖	控制保温的温度	热柜温度≥ 65℃（产品中心温度≥ 60℃）；无热柜时，常温下放置的时间不得超过2小时	热柜温度	单位餐厅	人工观察	每餐	组长	隔离，废弃，不得供应给消费者	品管经理每天审核保温记录，按规定对保温柜温度计进行校验	保温记录

4.3.4 GMP、SSOP 与 HACCP 之间的关系

GMP 是政府制定的食品生产加工企业必须达到的强制性基本条件；SSOP 是企业为达到 GMP 的要求而制定的内部管理文件。GMP 的规定是原则性的，其目的是保证生产出符合安全卫生要求的食品；SSOP 的规定是具体的，其目的是使企业达到 GMP 的要求。

GMP、SSOP 与 HACCP 的共同目的都是使企业具有完善、可靠的食品安全质量保证体系，确保生产出安全的食品。GMP、SSOP 控制的是一般的食品卫生方面的危害，HACCP 则是在此基础上重点控制食品安全方面的显著性危害，以帮助企业能集中精力、严格有效地控制对消费者带来的不可接受的伤害。因此，GMP、SSOP 是制定和实施 HACCP 的前提和基础，如果企业没有达到 GMP 的要求，或者没有制定有效的 SSOP 并有效实施，那么 HACCP 就是一句空话。由此可看出 GMP 是食品安全控制体系的基础，SSOP 是根据 GMP 中有关卫生方面的要求的卫生控制程序，HACCP 则是控制食品安全的关键程序。GMP、SSOP 和 HACCP 三者关系如图 4.5 所示。

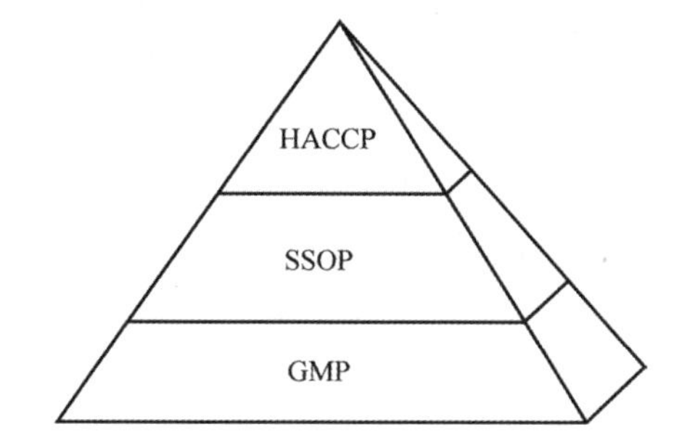

图 4.5 GMP、SSOP 和 HACCP 三者关系

本章小结

本章首先介绍了就餐对象基本情况调查的方法和内容，食物原料库存与实价的方法，营养餐和一般宴会的成本核算；其次介绍了对个体和群体进行膳食调查的常用方法，每种膳食调查方法的使用范围、优缺点和实施过程，相应膳食调查表的设计，以及膳食调查结束后膳食调查结果的计算与评价（包括膳食结构分析、营养素摄入量分析、能量和营养素来源分析）；最后介绍了营养配餐的安全控制体系（包括 GMP、SSOP 和 HACCP）。为第 5 章的食谱计算与编制做好理论知识和技能的准备。

习 题

1. 名词解释

GMP，SSOP，HACCP，显著性危害

2. 计算题

（1）某单位食堂，早餐有 30 人进餐，午餐有 50 人进餐，晚餐有 20 人进餐，三餐的餐次比分别为 30%、40%、30%，请计算总人日数。

（2）某人一周之内在家中用早餐 7 次，午餐 5 次，晚餐 4 次，其餐次比分别为 20%、40%、40%，请计算其个人总人日数。

（3）某学校食堂 16 日就餐人数 356 人，其中行政人员 10 人，教师 31 人，9 岁男生 110 人，9 岁女生 205 人。就餐人群中成年男性 20 人，成年女性 21 人，都为中体力活动水平。请计算：

① 各人群标准人系数；

② 人日数及折合标准人日数；

③ 混合系数；

④ 折合标准人平均每日能量摄入量。

3. 思考题

（1）称重法、24h 回顾法、记账法的使用范围及优缺点分别是什么？

（2）计算人日数、标准人系数的方法及其实际意义是什么？

（3）怎样应用中国居民平衡膳食宝塔评价调查对象的膳食结构？

（4）膳食调查结果的评价包括哪些方面？

（5）HACCP 与传统食品卫生质量控制有何区别？

（6）如何确定 HACCP 的 CCP ？

4. 案例分析

（1）2010 年 9 月，北京市启动新一轮的“居民营养与健康状况监测”，通过对居民营养状况的入户调查，帮助居民进一步改善膳食结构。这次北京市启动居民营养与健康状况监测主要是通过西城、东城、海淀、丰台四个城区中几十个居委会，对 1560 户、约 5000 名居民的膳食情况进行入户调查，采用了 24h 回顾法和称重法等，对居民营养的摄入情况进行了解。请根据上述情景回答以下问题。

① 目前我国最常用的个人膳食摄入量调查方法是哪种？该方法的特点是什么？

② 膳食调查质量控制十分重要，一般大型膳食调查中都会采用何种膳食调查方法作为“金标准”来判断其他方法的准确性？该方法的应用质量和误差控制要点是什么？

（2）下图是青椒炒肉丝的加工流程，请对其各步骤进行危害分析并确定 CCP。

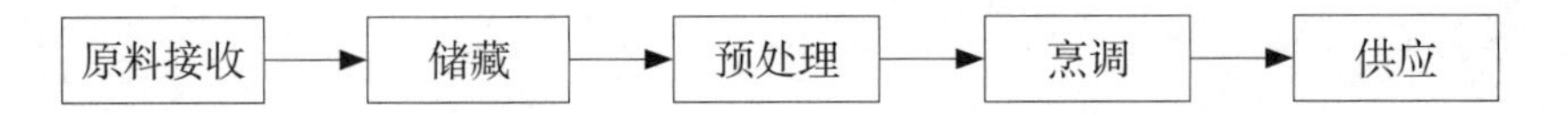

05 食谱计算与编制

导入案例

陈先生，32岁，某公司营销部经理，身高173cm，体重78kg，已婚，平时工作十分繁忙。每天7：50左右起床，9：00上班，早餐饮食不太规律，有时吃包子或粽子，喝豆浆或牛奶等，有时不吃；午餐用餐时间不固定，经常在11：00~14：00，且多为外卖打包快餐食品；晚餐应酬不断，很少在家吃饭，经常和客户或朋友一起在外用餐，每次都要喝酒，而且爱吃肉类，口味偏向香辣味，不太吃豆制品和蔬菜，很少吃水果，经常不吃主食，饭后还经常一起打牌或参加其他娱乐活动，24：00左右回家，凌晨1：00左右睡觉。同时有抽烟的习惯，每天大约一包烟。近期单位体检，发现其患有胃溃疡、脂肪肝且血脂异常。

请结合陈先生的实际情况，对其进行膳食指导并为其编制营养食谱。

人体每天都要从膳食中获得所需的能量和营养素，个体由于年龄、性别、生理特点及体力活动水平不同，对能量及营养素的需求也不同。因此，每日应科学合理地安排膳食，以获得种类齐全、数量充足的营养。

营养配餐是按照就餐者的生理特点和营养需求特点，根据食物中各种营养素的含量，设计一餐，一日、一周或一个月的食谱，保证提供的营养素数量和比例基本合理，使就餐者达到基本的膳食平衡。因此，营养配餐是实现膳食平衡的一种举措，而膳食平衡只有通过食谱表现出来，才具有实际意义。

我国自20世纪90年代起就大规模地实施学生营养餐。同时，一些民航、铁路、医院等单位也都在积极实施营养配餐。随着居民营养意识的提高，一些家庭也希望进行营养配餐，使自己的日常膳食安排更加科学合理。

5.1 能量及营养素的基本计算方法

【能量需要量的确定方法】

5.1.1 能量需要量的确定方法

在给就餐者编制食谱时，如果就餐者体型正常，那么先了解其年龄、性别、体力活动水平等基本资料，然后通过检索《中国居民DRIs（2013版）》可知其能量需要量。如果体型超重或消瘦，那么应根据其体型状况采用计算法求出一日能量供给量。

1. 查表法

从《中国居民DRIs（2013版）》中可直接查出各个年龄段不同人群对应的能量需要量，如18周岁从事轻体力活动的男性每日需要2250kcal（9.41MJ）的能量。集体供餐单位的就餐对象的能量需要量，也可通过查此表得到的数据进行计算。

【例题5-1】计算一位怀孕24周孕妇（孕前从事轻体力活动）的一日能量需要量。

解：怀孕24周为孕中期，查《中国居民DRIs（2013版）》得知从事轻体力活动的女性一日能量需要量为1800kcal，孕中期需额外增加300kcal。则：

该孕妇一日能量需要量 =（1800+300）kcal=2100（kcal）

2. 成人计算法

对成人就餐者来说，如果体型超重或消瘦，就应根据其体型状况采用计算法求出一日能量需要量。具体计算步骤如下。

（1）根据成人的身高，计算出标准体重。公式为

$$标准体重（kg）= 身高（cm）-105$$

（2）根据成人的实际体重与身高计算出体质指数（BMI）。公式为

$$体质指数（kg/m^2）= 实际体重（kg）/［身高的平方（m^2）］$$

（3）判断成人的胖瘦情况：成人的 BMI 在 18.5～23.9kg/m^2 之间为正常，BMI<18.5 kg/m^2 为消瘦，BMI 在 24～27.9 kg/m^2 之间为超重，BMI ≥ 28 kg/m^2 为肥胖。

（4）根据成人的体力活动及胖瘦情况，查表 5-1 确定单位体重能量需要量。

（5）计算成人一日能量需要量。公式为

成人一日能量需要量（kcal）= 标准体重（kg）× 单位体重的能量需要量（kcal/kg）

表 5-1　成人单位体重的能量需要量（kcal/kg）

体型	体力活动水平			
	极轻体力活动	轻体力活动	中体力活动	重体力活动
消瘦	35	40	45	45 ～ 55
正常	25 ～ 30	35	40	45
超重	20 ～ 25	30	35	40
肥胖	15 ～ 20	20 ～ 25	30	35

注：① 年龄超过 50 岁者，每增加 10 岁，比规定值酌减 10% 左右；② 1kcal=4.184kJ。

【例题 5-2】王先生，38 岁，身高 175cm，体重 80kg，从事中体力活动，若为其配餐，则其一日所需要能量为多少？

解：（1）该成年人标准体重 =175-105=70（kg）。

（2）该成人 BMI=80 ÷ 1.75^2≈26.1（kg/m^2），在 24～27.9 之间。

（3）查表 5-1 知体型超重、中体力活动者单位体重能量需要量为 35kcal/kg。

（4）一日能量需要量 =70 × 35=2450（kcal）=10250.8（kJ）。

【实例分析 5-1】

周女士，28 岁，身高 165cm，体重 55kg，公务员，健康无疾病，不抽烟也不饮酒。她的丈夫为本章导入案例中的陈先生，32 岁，某公司营销部经理，身高 173cm，体重 78kg，平时抽烟喝酒较多，体检发现患有胃溃疡、脂肪肝且血脂异常。

为他们编制食谱时，确定周女士为轻体力劳动者，她的 BMI= $55 \div 1.65^2 \approx 20.2$（$kg/m^2$），属于正常体型，其一日能量需要量及其他营养素供给量可以通过直接检索《中国居民 DRIs（2013 版）》来确定。

而陈先生就不同，他的 BMI=$78 \div 1.73^2 \approx 26.1$（$kg/m^2$），属于超重体型，需要适当减肥。发现患有胃溃疡、脂肪肝且血脂异常，因此不属于健康个体。喝酒较多者要保证主食的供应，抽烟者需增加维生素 C 的供应。故陈先生的一日能量需要量及其他营养素供给量就不能按照《中国居民 DRIs（2013 版）》来确定，一日能量需要量应根据其体型状况采用计算法求出。此外，考虑到减轻体重，缓解胃溃疡、脂肪肝及血脂异常的需求，需制定个性化的营养素供给标准。

5.1.2 产能营养素供给量的计算方法

【产能（宏量）营养素供给量的计算方法】

产能营养素供给量的计算步骤如下。

（1）掌握每日三大产能营养素的供能比。蛋白质占 10%～15%，脂肪占 20%～30%，碳水化合物占 50%～65%，且三者供能比之和为 100%（若取中等值计算，则蛋白质占 15%、脂肪占 25%、碳水化合物占 60%）。

（2）根据产能系数求出每日产能营养素供给量。

（3）确定三餐能量分配比例（早餐占 30%，午餐占 40%，晚餐占 30%）。

（4）根据三餐餐次比，计算出每餐产能营养素的供给量。

【例题 5-3】一从事重体力活动水平的成年女子，体型正常，一日能量需要量为 2400kcal，请计算出她每餐蛋白质、脂肪、碳水化合物的供给量。

解：

早餐蛋白质的供给量：2400kcal × 15% ÷ 4kcal/g × 30%=27（g）

早餐脂肪的供给量：2400kcal × 25% ÷ 9kcal/g × 30%=20（g）

早餐碳水化合物的供给量：2400kcal × 60% ÷ 4kcal/g × 30%=108（g）

午餐蛋白质的供给量：2400kcal × 15% ÷ 4kcal/g × 40%=36（g）

午餐脂肪的供给量：2400kcal × 25% ÷ 9kcal/g × 40%≈27（g）

午餐碳水化合物的供给量：2400kcal × 60% ÷ 4kcal/g × 40%=144（g）

晚餐蛋白质的供给量：2400kcal × 15% ÷ 4kcal/g × 30%=27（g）

晚餐脂肪的供给量：2400kcal × 25% ÷ 9kcal/g × 30%=20（g）

晚餐碳水化合物的供给量：2400kcal × 60% ÷ 4kcal/g × 30%=108（g）

5.1.3 主食、副食品种和需要量确定的计算方法

1. 主食品种、需要量的确定

主食的品种、需要量主要根据主食选料中碳水化合物的含量确定。其确定步骤如下。

【主食、副食数量确定的计算方法】

（1）确定主食的品种。

（2）查表确定食物（原料或成品）中碳水化合物的含量。

（3）根据所提供的主食中碳水化合物的分配比例，确定各类食物的需要量。

【例题 5-4】已知某中等体力活动者的午餐需要碳水化合物 144g，如果以米饭（稻米）、馒头［小麦粉（富强粉）］为主食，并分别提供 50% 的碳水化合物，请确定稻米、小麦粉（富强粉）所需的质量。

解：查《中国食物成分表》得，稻米含碳水化合物 77.2%，小麦粉（富强粉）含碳水化合物 75.2%。则

所需稻米质量 =144g × 50% ÷ 77.2% ≈ 93.3（g）

所需小麦粉（富强粉）质量 =144g × 50% ÷ 75.2% ≈ 95.7（g）

【例题 5-5】已知某中等体力活动者的早餐需要碳水化合物 108g，如果以烙饼、小米粥、馒头为主食，并分别提供 40%、15%、45% 的碳水化合物，请确定各自所需的质量。

解：查《中国食物成分表》得，烙饼（标准粉）含碳水化合物 52.9%，小米粥含碳水化合物 8.4%，馒头（标准粉）含碳水化合物 49.8%。则

所需烙饼（标准粉）质量 =108g × 40% ÷ 52.9% ≈ 81.7（g）

所需小米粥质量 =108g × 15% ÷ 8.4% ≈ 192.9（g）

所需馒头（标准粉）质量 =108g × 45% ÷ 49.8%=97.6（g）

2. 副食品种、需要量的确定

计算副食品种、需要量的步骤如下。

（1）计算主食中含有的蛋白质质量。

（2）计算副食应提供的蛋白质质量（蛋白质总供给量减去主食中蛋白质质量）。

（3）副食中的蛋白质 2/3 由动物性食物提供，1/3 由豆制品提供，由此求出各自的蛋白质供给量。

（4）查表并计算各类动物性食物及豆制品的供给量。

（5）确定蔬菜、水果的品种及需要量。

（6）确定食用油的需要量（脂肪总供给量减去主食、副食中提供的脂肪质量）。

【例题 5–6】已知某中等体力活动者的午餐食物中应含蛋白质 36g，现在已知猪肉（瘦）蛋白质的含量为 20.3%、鸡腿肉蛋白质的含量为 16%、鸡胸脯肉蛋白质的含量为 19.4%；豆腐（北）蛋白质的含量为 12.2%、豆腐干（熏）蛋白质的含量为 15.8%、素虾（炸）蛋白质的含量为 27.6%。假设以馒头（富强粉：含蛋白质 10.3%）、米饭（稻米：含蛋白质 7.9%）为主食，所需富强粉和稻米的质量分别为 80g、100g。若选择一种动物性食物和一种豆制品，请计算各自的质量。

解：（1）主食中蛋白质含量 =80g × 10.3%+100g × 7.9% ≈ 16.1g

（2）副食中的蛋白质含量 =36g–16.1g=19.9g

（3）副食中的蛋白质 2/3 由动物性食物提供，1/3 由豆制品提供，因此动物性食物应含蛋白质质量 =19.9g × 66.7% ≈ 13.3g

豆制品应含蛋白质质量 =19.9g × 33.3% ≈ 6.6g

（4）猪瘦肉质量 =13.3g ÷ 20.3% ≈ 65.5g

鸡腿肉质量 =13.3g ÷ 16% ≈ 83.1g

鸡胸脯肉质量 =13.3g ÷ 19.4% ≈ 68.6g

豆腐（北）质量 =6.6g ÷ 12.2% ≈ 54.1g

豆腐干（熏）质量 =6.6g ÷ 15.8% ≈ 41.8g

素虾（炸）质量 =6.6g ÷ 27.6% ≈ 23.9g

【例题 5–7】一 18 岁高中男生，准备的午餐食物原料如下：大白菜 250 克（可食部 92%）、一条非洲黑鲫鱼 250 克（可食部 53%），鸡腿一个 90 克（可食部 69%），大米（晚籼，标一）150 克。

请问：（1）这些食物能提供多少能量？

（2）若该男生一天需要 2800kcal 的能量，请问这些午餐食物中的碳水化合物能否满足他午餐所需的碳水化合物的量？［已知：每 100 克可食部的大白菜、非洲黑鲫鱼、鸡腿、大米（晚籼，标一）含能量和碳水化合物分别为 21kcal、77kcal、181kcal、345kcal 和 3.1g、1g、0g、76.8g］

解：（1）250 克大白菜提供能量 =250 × 92% ÷ 100 × 21 ≈ 48（kcal）

250 克非洲黑鲫鱼提供能量 =250 × 53% ÷ 100 × 77 ≈ 102（kcal）

90 克鸡腿提供能量 =90 × 69% ÷ 100 × 181 ≈ 112（kcal）

150 克大米（晚籼，标一）提供能量 =150 ÷ 100 × 345 ≈ 518（kcal）

四种食物合计提供能量为：48+102+112+518=780（kcal）

（2）四种食物合计提供碳水化合物 =250 × 92% ÷ 100 × 3.1+250 × 53% ÷ 100 × 1+150 ÷ 100 × 76.8 ≈ 7.13+1.33+115.2 ≈ 123.7（g）

该男生午餐所需的碳水化合物量 =2800 × 40% × 60% ÷ 4=168（g）

通过比较计算结果可知，这些食物不能满足他午餐碳水化合物的需要。

5.2 食谱定量计算与编制

食谱是根据就餐者的营养需要量、饮食习惯、食物供应状况等，将一天或一周的每餐主食、副食的食物原料名称、数量、烹调方法，进餐时间等做详细的计划，并以表格的形式展示给就餐者及食物加工人员。

按照使用周期的不同，食谱有一餐食谱、一日食谱、一周食谱、十日食谱、半月食谱和月食谱等，一餐食谱可具体细分为早餐食谱、午餐食谱、晚餐食谱甚至夜宵食谱。按就餐者的不同，有个体食谱和群体食谱。为达到某些治疗或诊断目的而设计的膳食计划也可纳入食谱范畴。

5.2.1 食谱编制的基本原则

食谱编制的基本原则是满足就餐者对能量及营养素的需要，并保证营养素之间达到平衡；选择合理的烹调方法，避免营养素在烹调过程中的损失，使食物呈现适当的色、香、味、形，以增进就餐者的食欲。当然，食物的卫生安全是食谱制订时首要的考虑因素。

1. 满足不同人群能量及营养素的需要，保证营养平衡

膳食应满足人体所需的能量及营养素的需要，且数量充足。要求符合或基本符合《中国居民 DRIs（2013 版）》标准，允许的浮动范围在参考摄入量标准规定的 ±10% 以内。

【食谱编制的基本原则】

2. 膳食中营养素供能比例适当

营养素供能比例是一个关系膳食结构的重要指标。碳水化合物、蛋白质、脂肪在供能方面可以在一定程度上相互代替，但在营养功能方面却不能相互取代，尤其是蛋白质具有构成组织与调节生理机能的作用，是其他任何营养素所不具备的。因此要求膳食中三大产能营养素比例要适当，成年人营养食谱当中，蛋白质供能占总能量的 10%～15%，脂肪占 20%～30%，碳水化合物占 50%～65%。对于某些特殊人群，这个比例会有所差异。如对幼儿来说，脂肪的供能比例应提高；而对健美运动员和减肥者来说，蛋白质的供能比例应适当提高。

【知识链接】

为什么要强调脂肪所供应的能量比例不超过30%？

一日摄入的总能量是一定的，脂肪所占的能量比例越高，就说明一日当中摄入的脂肪越多。尽管其他营养素都很充足，能量也不超标，但脂肪比例过高，就意味着脂肪摄入过多。这样的膳食结构有引发心血管疾病、糖尿病等慢性疾病的风险。

控制脂肪的摄入量，就需要控制烹调油的用量，控制脂肪过高的动物性食物，吃清淡少油的食物，少吃大量添加脂肪的薯片、油炸食品、饼干、蛋糕、点心等。脂肪供能比不要超过30%，这样的控制有利于提高膳食质量，改善营养。

3. 餐次分配合理，且定时定量进餐

通常成人一日三餐，间隔4～6小时，三餐食物分配的比例，一般应以午餐为主，早餐、晚餐的分配可相似，或晚餐略高于早餐。通常午餐餐次占40%，早餐、晚餐各占30%。实际应用中，不同人群的餐次比不同，可根据具体情况确定餐次数及餐次比。

4. 食物多样，新鲜卫生

在自然界，没有哪一种食物能够满足人体营养素的全部需要，每一种食物原料，在营养素的种类组成及含量上都具有一定的特点。不同品种的原料在营养素的种类和含量上有很大的差异。因此，只有选择不同种类、不同来源、不同产地、不同加工方法的食物原料，才能达到平衡膳食的要求，满足营养的全面需要。

中国居民平衡膳食宝塔（2022）将食物分为谷薯类，蔬菜水果类，动物性食物，奶及奶制品、大豆及坚果类，油盐五大类。每类食物中应该至少选择三个不同的品种，蔬菜水果还需更多，一般情况下，要求一日食谱食物原料的种类不少于25种。

此外，尽量选择新鲜、卫生的原料。

【知识链接】

如何实现食物多样化？

很多人以为食物多样化就是烹调花样翻新。其实，食物多样化必须是原料的多样化。炒肉片、炖肉块、熘肉片、炸肉丸，这些菜看起来丰富多样，实际上只有一种原料。此外，不少人感觉吃多样化的食物很困难、很麻烦。这种观点需要改变。

在设计食谱时，应当考虑到多样化的要求。在一份食物中加入多样化的原料是个简单的方法。例如，蒸饭、煮粥放些粗粮豆类，炒菜时放多种配菜原料，炖肉时加些大块蔬菜和菌类，做豆浆时加不同豆子等。此外，零食和水果品种也应丰富些，宜选坚果等天然原料。

在选择植物性食物时，应当考虑到不同颜色含有不同类型的抗氧化物质，所以尽量做到颜色丰富，绿色、橙黄色、红紫色、蓝黑色等颜色的植物性原料都应经常加入食谱中。

5. 注意饭菜的适口性，满足个体或群体营养需求

饭菜的适口性是膳食调配的重要原则。因为就餐者对食物的直接感受首先是适口性，然后才会考虑营养功效。只有先引起食欲，让就餐者喜爱富有营养的饭菜，并且吃进足够的量，才有可能发挥预期的营养功效。

要做到饭菜适口，不仅要讲究饭菜的色、香、味，博采众长、口味多样，而且还要审时度势，因人因时调剂饭菜口味。人员和环境不同，季节时令改变，都会影响就餐者的口味。

6. 兼顾经济条件，权衡食物营养价值与价格

饮食消费与经济发展水平紧密相关，满足营养需求与经济投入也紧密相关，因此食谱编制需要考虑现实经济状况。食物的价格与营养价值之间没有直接联系，配餐时应从食物的营养价值出发，兼顾口味与习惯，做出科学、经济的选择。

【实例分析 5–2】

两个学校的营养午餐

某营养公司接受了两个寄宿中学的营养餐任务，一个是民办的高收费学校，每月就餐费用 2500 元；另一个是普通学校，每月就餐费用 600 元。两个学校的学生年龄相当，营养素需求基本相同。

根据民办学校的餐饮标准，在设计食谱时，同类食物选择了高价品种。例如，肉类、蔬菜、水果和主食全部选用有机认证和绿色认证的品牌产品，烹调油选择橄榄油和其他植物油搭配使用，且经常选用新品种。普通学校的食物选择普通产品和当季产品。这样，两所学校都很满意。

5.2.2 食谱的标示方法与格式

【食谱的标示方法与格式】

通过阅读食谱，就餐者不仅可以了解所吃食物的种类、数量，还能知道制作食物所使用的烹调方法和食物的营养作用。一个完整的食谱应包括以下几项内容。

1. 标题

说明食谱的就餐对象、餐次等内容。

2. 餐次

一般情况下是一日三餐，但在早餐与午餐、午餐与晚餐之间，或晚餐之后都可以有加餐。

3. 食物名称

一般是菜肴的名称和主食名称。

4. 原料组成和质量

进一步说明食物名称，尤其是一些中国菜肴的名称，一般就餐者很难读懂具体食物组成。标出原料组成，给就餐者做出了解答，也给食物的制作者提供了依据。

5. 烹调方法

烹调方法是食谱中一个非常重要的信息。中式烹饪烹调方法很多，有些符合营养学的原则，属于合理烹饪；但也有一些烹调方法使原料营养素损失过多，甚至会产生对人体健康不利的物质。因此，选择合理的烹调方法在食谱编制时也是十分重要的。

6. 备注

备注是说明原料的选择、烹调方法的使用等，或是提醒就餐者、食物制作者注意的事项。表 5-2 是孕 20 周妇女的早餐食谱。

表 5-2　孕 20 周妇女的早餐食谱（按可食部计）

<table>
<tr><th>餐次</th><th>食物名称</th><th>原料组成</th><th>质量 /g</th><th>烹调方法</th><th>备注</th></tr>
<tr><td rowspan="9">早餐</td><td rowspan="2">红豆大米粥</td><td>红豆</td><td>10</td><td rowspan="2">煮</td><td rowspan="2">主食粗细搭配，蛋白质互补作用</td></tr>
<tr><td>粳米</td><td>25</td></tr>
<tr><td>花卷</td><td>特一粉</td><td>50</td><td>蒸</td><td></td></tr>
<tr><td>煮鸡蛋</td><td>鸡蛋</td><td>60</td><td>煮</td><td></td></tr>
<tr><td rowspan="3">虾皮拌黄瓜</td><td>虾皮</td><td>10</td><td rowspan="3">凉拌</td><td rowspan="3">加醋少许，保护维生素 C</td></tr>
<tr><td>黄瓜</td><td>75</td></tr>
<tr><td>香油</td><td>1</td></tr>
<tr><td>牛奶</td><td>牛奶</td><td>200</td><td></td><td rowspan="2">也可放在加餐时食用</td></tr>
<tr><td>核桃仁</td><td>核桃仁</td><td>15</td><td></td></tr>
</table>

5.2.3　食谱编制的方法

常用的食谱编制方法主要有三种：计算法、食物交换份法和营养配餐软件法。这三种食谱编制方法各有特点，适合不同的工作环境和不同的服务对象。计算法是最早采用的食谱编制方法，虽然编制过程烦琐，但比较精确，是其他两种食谱编制方法的基础。只有较好地掌握了计算法，才能较好地使用食物交换份法和营养配餐软件法。尤其是初学者，必须先掌握好此方法。

1. 用计算法编制一餐食谱

【三餐食谱制定注意事项】

【计算法食谱编制】

【一餐食谱的计算与编制】

（1）一餐食谱编制的基本步骤。

[步骤 1] 了解就餐对象，确定其年龄、性别、体力活动水平、生理状况等基本情况。

[步骤 2] 检索《中国居民 DRIs（2013 版）》或采用 BMI 计算法，确定就餐对象一日能量和三大产能营养素的供给量。

[步骤 3] 确定一餐的餐次比及三大产能营养素的供给量。

[步骤 4] 确定一餐主食的品种和需要量。

[步骤 5] 确定一餐动物类副食和豆制品的品种和需要量。

[步骤 6] 确定一餐蔬菜水果的品种和需要量。

[步骤 7] 确定一餐食用油和其他主要调味品的品种和需要量。

[步骤 8] 编制一餐食谱。

[步骤 9] 计算一餐食谱的实际能量和营养素含量。

[步骤 10] 根据就餐者的营养素需要，对照所选择食物的实际营养素供给量，进行调整。

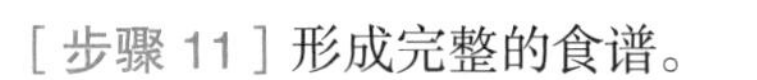

[步骤 11] 形成完整的食谱。

【实例分析 5-3】

某就餐对象的基本情况如下：一名女大学生，从事轻体力活动，21 岁，身高 164cm，体重 53kg。请为她编制一份早餐食谱。

准备《中国食物成分表》、计算器、《中国居民 DRIs（2013 版）》。

[步骤 1] 了解就餐对象的基本情况。该就餐对象为一名女大学生，从事轻体力活动者，根据她的身高体重，计算出她的 BMI。$BMI=53 \div 1.64^2 \approx 19.7kg/m^2$，在 $18.5 \sim 23.9\ kg/m^2$ 之间，属于正常体型。

[步骤 2] 检索《中国居民 DRIs（2013 版）》。查出该女生一日能量的需要量：轻体力活动者，一日能量需要量为 1800kcal。

根据蛋白质、脂肪、碳水化合物占总能量的比例分别为 15%、25%、60%，来计算供给量。

$$蛋白质的供给量 =1800 \times 15\% \div 4=67.5（g）$$

$$脂肪的供给量 =1800 \times 25\% \div 9=50（g）$$

$$碳水化合物的供给量 =1800 \times 60\% \div 4=270（g）$$

[步骤 3] 确定早餐能量和三大产能营养素的供给量。早餐能量和三大营养素的供给量可按占全天需要量 30% 分配。

早餐蛋白质的供给量 $=67.5\times30\%\approx20.3$（g）

早餐脂肪的供给量 $=50\times30\%=15$（g）

早餐碳水化合物的供给量 $=270\times30\%=81$（g）

[步骤4] 确定早餐主食的品种和需要量。为了增加早餐的品种和粗粮的供应，可以选择玉米面和小麦面粉作为早餐的食物原料。并按照习惯，80% 选择面粉，20% 选择玉米。

查《中国食物成分表》得知，小麦面粉、玉米面的碳水化合物含量分别为 71.5%、69.6%，则

需小麦面粉质量 $=81\times80\%\div71.5\%\approx90.6$（g）

需玉米面质量 $=81\times20\%\div69.6\%\approx23.3$（g）

[步骤5] 确定早餐动物类副食和豆制品的品种和需要量。

（1）主食中蛋白质含量 $=90.6\times11.2\%+23.3\times8.1\%\approx12$（g）

（2）副食的蛋白质的供给量 = 蛋白质的供给量 − 主食中蛋白质含量 $=20.3-12=8.3$（g）

（3）动物类副食蛋白质供给量 $=8.3\times2/3\approx5.5$（g）

牛奶供给量 $=5.5\div3\%\approx183.3$（g）

（4）豆制品蛋白含量 $=8.3\times1/3\approx2.8$（g）

豆腐干供给量 $=2.8\div16.2\%\approx17.3$（g）

[步骤6] 确定早餐蔬菜水果的品种和需要量。按中国居民平衡膳食宝塔结构中蔬菜水果的要求，每天要有 300～500g 的蔬菜和 200～350g 的水果。因此，早餐应有 90～150g 的蔬菜和 60～105g 的水果供应。

[步骤7] 确定早餐食用油和其他主要调味品的品种和需要量。因蔬菜水果中脂肪的含量很低，所以可以不计。

早餐食用油脂的摄入量为总需要量减去食物中脂肪的含量。

面粉脂肪的含量 $=90.6\times1.5\%\approx1.4$（g）

玉米面脂肪的含量 $=23.3\times3.3\%\approx0.8$（g）

牛奶脂肪的含量 $=183.3\times3.2\%\approx5.9$（g）

豆腐干脂肪的含量 $=17.3\times3.6\%\approx0.6$（g）

总供给脂肪 8.7g。早餐脂肪的供给量为 15g，因此，可再使用 $15-8.7=6.3$（g）食用油。

[步骤8] 编制女大学生的早餐食谱，见表 5-3。

表 5-3 女大学生的早餐食谱

<table>
<tr><th>餐 次</th><th>食物名称</th><th>原料组成</th><th>质量 /g</th><th>烹调方法</th><th>备 注</th></tr>
<tr><td rowspan="8">早餐</td><td>牛奶</td><td>牛奶</td><td>183.3</td><td></td><td></td></tr>
<tr><td rowspan="2">金银卷</td><td>面粉（标准粉）</td><td>90.6</td><td rowspan="2">蒸</td><td rowspan="2">增加粗粮，蛋白质互补作用</td></tr>
<tr><td>玉米面</td><td>23.3</td></tr>
<tr><td rowspan="4">柿椒芹菜拌干丝</td><td>柿子椒</td><td>40</td><td rowspan="4">凉拌</td><td rowspan="4">加少量醋可保护维生素 C</td></tr>
<tr><td>芹菜</td><td>100</td></tr>
<tr><td>豆腐干</td><td>17.3</td></tr>
<tr><td>芝麻油</td><td>6.3</td></tr>
<tr><td>水果</td><td>桃子</td><td>60</td><td></td><td>可放在加餐时食用</td></tr>
</table>

[步骤 9] 计算早餐食谱的实际能量和营养素含量。从《中国食物成分表》查出每100g 食物所含营养素的量，见表 5-4。计算出每种食物所含营养素，计算公式：

食物中某营养素含量 = 食物可食部质量（g）× 100g 食物营养素含量 ÷ 100

将所有食物的各种营养素分别累计相加，求出早餐食谱各种营养素供给量。结果见表 5-5。

表 5-4 每 100g 食物所含营养素的量

食 物	质量 /g	能量 /kcal	蛋白质 /g	脂肪 /g	碳水化合物 /g	钙 /mg	维生素 C /mg	维生素 A /μgRAE
面粉（标准粉）	100	344	11.2	1.5	71.5	31	0	0
玉米面	100	341	8.1	3.3	69.6	22	0	7
牛奶	100	54	3.0	3.2	3.4	104	1	24
豆腐干	100	140	16.2	3.6	10.7	308	0	0
芹菜	100	14	0.8	0.1	2.5	48	12	10
柿子椒	100	22	1.0	0.2	4.0	14	72	57
芝麻油	100	898	0	99.7	0.2	9	0	0
桃子	100	48	0.9	0.1	10.9	6	7	3

表 5-5　女大学生早餐食谱各种营养素供给量

食　物	可食部质量 /g	能量 /kcal	蛋白质 /g	脂肪 /g	碳水化合物 /g	钙 /mg	维生素 C /mg	维生素 A /μgRAE
面粉（标准粉）	90.6	311.7	10.1	1.4	64.8	28.1	0.0	0.0
玉米面	23.3	79.5	1.9	0.8	16.2	5.1	0.0	1.6
牛奶	183.3	99.0	5.5	5.9	6.2	190.6	1.8	44.0
豆腐干	17.3	24.2	2.8	0.6	1.9	53.3	0.0	0.0
芹菜	100.0	14.0	0.8	0.1	2.5	48.0	12.0	10.0
柿子椒	40.0	8.8	0.4	0.1	1.6	5.6	28.8	22.8
芝麻油	6.3	56.6	0.0	6.3	0.0	0.6	0.0	0.0
桃子	60.0	28.8	0.5	0.1	6.5	3.6	4.2	1.8
合计	—	622.6	22	15.3	99.7	334.9	46.8	80.2
早餐推荐量	—	540.0	20.3	15.0	81.0	240.0	30.0	210.0
占推荐量百分比 /（%）	—	115.3	108.4	102	123.1	139.5	156	38.2

［步骤 10］根据就餐对象的营养素需要，对照所选择食物的实际营养素供给量，进行调整。

由表 5-5 可以看出，这例食谱在制订时，由于注重了蔬菜和乳类的选择，因此改善了早餐的营养素供给量。可以适当降低碳水化合物类食物的供给量，将面粉调整为 75g，玉米面调整为 15g。维生素 A 属于脂溶性维生素，不一定每餐都要达到推荐量，一般只要在一周内达到推荐量即可。

［步骤 11］形成完整的食谱。将上述选择的食物按合理烹调的要求和生活习惯，编制成早餐食谱，见表 5-6。

表 5-6　调整后的女大学生的早餐食谱

餐　次	食物名称	原料组成	质量 /g	烹调方法	备　注
早餐	牛奶	牛奶	183.3		
	金银卷	面粉（标准粉）	75	蒸	增加粗粮，蛋白质互补作用
		玉米面	15		
	柿椒芹菜拌干丝	柿子椒	40	凉拌	加少量醋可保护维生素 C
		芹菜	100		
		豆腐干	17.3		
		芝麻油	6.3		
	水果	桃子	60		可放在加餐时食用

【实例分析 5-4】

某就餐者的基本情况如下：男性，建筑工人，35 岁，身高 172cm，体重 65kg。请为他编制一份午餐食谱。

准备《中国食物成分表》、计算器、《中国居民 DRIs（2013 版）》。

[步骤 1] 了解就餐对象。该就餐者为建筑工人，属于重体力活动者，根据他的身高体重，计算出他的 BMI。属于正常体型。

$$BMI=65 \div 1.72^2 \approx 22.0\ (kg/m^2)$$

[步骤 2] 检索《中国居民 DRIs（2013 版）》，查出该男子一日能量的需要量：重体力活动者，一日能量需要量为 3000kcal。

蛋白质按占能量的 12%～15% 计算出供给量。

蛋白质的供给量 =3000 × 12% ÷ 4=90（g）

脂肪的供给量可按占能量的 20%～30% 计算，因为是重体力活动者，能量的消耗比较高，脂肪属于高能量密度的营养素，因此，按高比例的 30% 计算。

脂肪的供给量 =3000 × 30% ÷ 9=100（g）

碳水化合物的供给量按其占能量的 50%～65%，本例按 58%（100%−12%−30%）计算。

碳水化合物的供给量 =3000 × 58% ÷ 4=435（g）

[步骤 3] 确定午餐餐次比和三大营养素的供给量。

午餐能量和三大营养素的供给量可按占全天需要量 40% 计算。

午餐蛋白质的供给量 =90 × 40%=36（g）

午餐脂肪的供给量 =100 × 40%=40（g）

午餐碳水化合物的供给量 =435 × 40%=174（g）

[步骤 4] 确定午餐主食的品种和需要量。

增加主食品种，选择面粉和大米作为食物的原料。并按照习惯，选择 100g 面粉做成馒头，剩余的碳水化合物选择大米。

根据《中国食物成分表》，小麦粉（标准粉）的碳水化合物含量为 71.5%，100g 面粉可供的碳水化合物为：100 × 71.5%=71.5（g）。

还需大米供给碳水化合物的量 =174−71.5=102.5（g）

大米的碳水化合物的含量为 77.2%，大米的供给量为：大米 =102.5 ÷ 77.2%≈132.8（g）。

午餐选择 100g 面粉和 132.8g 大米作为主食。

[步骤 5] 确定午餐动物类副食的品种和需要量。

午餐蛋白质的总供给量为 36g，减去主食面粉和大米的蛋白质的供给量

午餐动物类食物中可供给的蛋白质 =36−（100 × 11.2%+132.8 × 7.4%）≈15.0（g）

即午餐从动物类副食品中供给约 15g 蛋白质。对于重体力劳动者来说，动物类食物可选择畜肉类。

查《中国食物成分表》，猪肉（腿）、猪肝蛋白质含量分别为 17.9%、19.3%，假设两者比例为 1∶1。则

猪肉供给量 =15 × 50% ÷ 17.9%≈41.9（g）

猪肝供给量 =15 × 50% ÷ 19.3%≈38.9（g）

［步骤6］确定午餐蔬菜水果的品种和需要量。

按每天要有300～500g的蔬菜和200～350g的水果计算，午餐应供应120～200g蔬菜，再加80～140g的水果。结合动物类午餐食物的选择，同时应增加一些碳水化合物供给量，可以选择芋头、青椒、韭菜、大白菜等作为蔬菜的来源，分别为80g、20g、60g、60g。水果选择苹果100g。

［步骤7］确定每日食用油和其他主要调味料的品种和需要量。由于蔬菜水果中脂肪的含量很低，可以不计。

午餐食用脂肪的摄入量为总需要量减去食物中脂肪的含量。

面粉脂肪的含量 =100×1.5%=1.5（g）

大米脂肪的含量 =132.8×0.8%≈1.1（g）

猪肉脂肪的供给量 =41.9×12.8%≈5.4（g）

猪肝脂肪的供给量 =38.9×3.5%≈1.4（g）

午餐食用油脂的供给量 =40–（1.5+1.1+5.4+1.4）=30.6（g）

蔬菜水果中脂肪的含量较低，可以将午餐食用油的用量定为28g，即可使用约28g食用油。

［步骤8］计算男建筑工人一餐食谱的实际能量和营养素含量，见表5–7。

表5–7　男建筑工人午餐营养素供给量

食 物	可食部质量/g	能量/kcal	蛋白质/g	脂肪/g	碳水化合物/g	钙/mg	维生素C/mg	维生素A/μgRAE
面粉（标准粉）	100	344.0	11.2	1.5	71.5	31.0	0.0	0.0
大米	132.8	459.5	9.8	1.1	102.5	17.3	0.0	0.0
猪肉	41.9	79.6	7.5	5.4	0.3	2.5	0.0	1.3
猪肝	38.9	50.2	7.5	1.4	1.9	2.3	0.0	1934.1
芋头	80	63.2	1.8	0.2	13.7	28.8	4.8	21.6
青椒	20	4.4	0.2	0.0	0.8	2.8	14.4	11.4
韭菜	60	15.6	1.4	0.2	1.9	25.2	14.4	141.0
大白菜	60	9.0	0.8	0.1	1.3	21.0	16.8	7.8
苹果	100	52.0	0.2	0.2	12.3	4.0	4.0	3.0
食用油	28	251.7	0.0	28.0	0.0	3.6	0.0	0.0
合计	—	1329.2	40.4	38.1	206.2	138.5	54.4	2120.2
午餐推荐量	—	1200.0	36.0	40.0	174.0	320.0	40.0	320.0
占推荐量百分比/（%）	—	110.8	112.2	95.3	118.5	43.3	136.0	662.6

［步骤9］根据就餐者的营养素需要，对照所选择的食物，进行调整。

由表5–7可以看出，三大产能营养素的供给量与推荐值相比，碳水化合物高了18%，蛋白质高了12%，脂肪低了5%。对于重体力活动者来说，适当增加脂肪供给量，将食用油调整为 35g，并降低碳水化合物供给量，大米调整为 110g；维生素 A 的供给量已大大满足了需要，在一周内可以不再考虑其供给量；但钙的供给量严重不足，可以增加 15g 小虾皮，以增加钙的供给。可以考虑在早餐和晚餐中增加供给量，满足全天的需要即可。调整后的男建筑工人食物来源和营养素供给量见表 5–8。

表 5–8 调整后的男建筑工人食物来源和午餐营养素供给量

食 物	可食部质量 /g	能量 /kcal	蛋白质 /g	脂肪 /g	碳水化合物 /g	钙 /mg	维生素 C /mg	维生素 A /μgRAE
面粉（标准粉）	100	344.0	11.2	1.5	71.5	31.0	0.0	0.0
大米	110	380.6	8.1	0.9	84.9	14.3	0.0	0.0
猪肉	41.9	79.6	7.5	5.4	0.3	2.5	0.0	1.3
猪肝	38.9	50.2	7.5	1.4	1.9	2.3	0.0	1934.1
芋头	80	63.2	1.8	0.2	13.7	28.8	4.8	21.6
青椒	20	4.4	0.2	0.0	0.8	2.8	14.4	11.4
韭菜	60	15.6	1.4	0.2	1.9	25.2	14.4	141.0
大白菜	60	9.0	0.8	0.1	1.3	21.0	16.8	7.8
苹果	100	52.0	0.2	0.2	12.3	4.0	4.0	3.0
虾皮	10	15.3	3.1	0.2	0.3	99.1	0.0	1.9
食用油	35	314.7	0.0	35.0	0.0	4.6	0.0	0.0
合计	—	1328.6	41.8	45.1	188.9	235.6	54.4	2122.1
午餐推荐量	—	1280.0	38.4	42.8	185.6	320.0	40.0	320.0
占推荐量百分比 /（%）	—	103.8	1.089	1.054	101.8	73.6	136.0	663.1

[步骤 10] 形成完整食谱。将上述选择的食物按照合理烹调的要求和生活习惯，编制成一份午餐食谱。男建筑工人的午餐食谱见表 5–9，男建筑工人的午餐食谱作品如图 5.1 所示。

表 5–9 男建筑工人的午餐食谱

餐次	食物名称	原料组成	质量 /g	烹调方法	备注
午餐	馒头	面粉	100	蒸	用干酵母发酵
	米饭	大米	110	煮	
	芋头烧肉	猪肉	41.9	烧	
		芋头	80		
	韭菜炒猪肝	韭菜	60	炒	
		猪肝	38.9		
		青椒	20		
	白菜虾皮汤	大白菜	60	煮	
		小虾皮	10		
	烹调用油（共）		35		
	水果	苹果	100		可在餐后食用

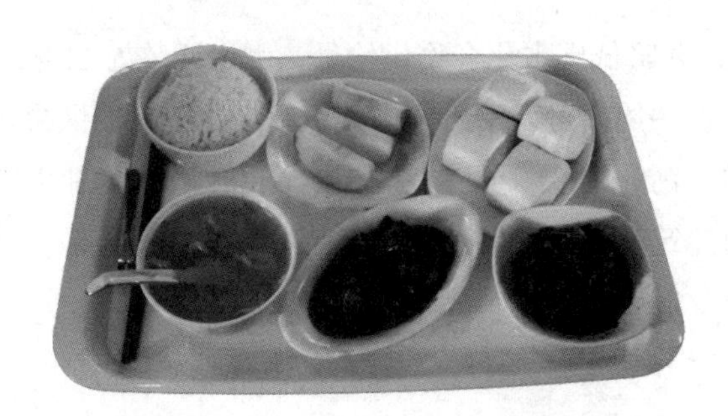

图5.1　男建筑工人午餐食谱作品

【一日食谱的计算与编制】

2. 用计算法编制一日食谱

（1）基本步骤。

［步骤1］了解就餐者，确定他（她）所属的年龄、性别、劳动强度、生理状况等基本情况。

［步骤2］检索《中国居民 DRIs（2013 版）》或采用 BMI 计算法，确定就餐者一日所需能量和三大产能营养素的供给量。

［步骤3］确定一日主食的品种和需要量。

［步骤4］确定一日动物性食物及豆制品的品种和需要量。

［步骤5］确定一日蔬菜水果的品种和需要量。

［步骤6］确定一日食用油和其他主要调味品的品种和需要量。

［步骤7］计算一日食谱的实际能量和营养素含量。

［步骤8］根据就餐者的营养素需要，对照所选择的食物营养素供给量，进行调整。

［步骤9］分配至一日三餐中。

［步骤10］形成完整的食谱。

【实例分析5–5】

某就餐者的基本情况如下：男性，公司职员，35 岁，体型正常，从事轻体力活动。请为他编制一份一日食谱。

准备《中国食物成分表》、计算器、《中国居民 DRIs（2013 版）》。

［步骤1］了解就餐者基本情况。

就餐者为 35 岁的男性，体型正常，轻体力活动者。

［步骤2］该男性体型正常，检索《中国居民 DRIs（2013 版）》确定就餐对象一日能量和三大产能营养素的供给量。

检索《中国居民 DRIs（2013 版）》，查得他每日需要能量为 2250kcal（9.41MJ）。

因其从事轻体力活动，所以三大产能营养素的需要量分别以蛋白质供能比占 12%，脂肪供能比占 25%，碳水化合物供能比占 63% 计算，则这三大产能营养素的供给量分别是：

$$蛋白质=2250\times 12\%\div 4=67.5\ (g)$$

$$脂肪=2250\times 25\%\div 9=62.5\ (g)$$

$$碳水化合物=2250\times 63\%\div 4\approx 354.4\ (g)$$

[步骤3]确定一日主食的品种和需要量。

根据碳水化合物的供给量计算一日主食的供给量。按照我国居民的生活习惯，主食以大米、面粉为主。先假设就餐者都食用大米，根据《中国食物成分表》的大米每100g碳水化合物的含量为77.2g，则他的主食供给量为：

$$主食供给量=354.4\div 77.2\%\approx 459.1\ (g)$$

考虑到一日食谱其他食物，特别是一些蔬菜水果中也含有碳水化合物，因此，可以将主食的供给量定为400g。

[步骤4]确定一日动物性食物及豆制品的品种和需要量。

动物性食物的品种和供给量可以根据中国居民平衡膳食宝塔结构中的要求和生活习惯，如每天一杯牛奶约300mL，鸡蛋约50g，肉类约50g，鱼类约80g，计算出蛋白质的总含量，不足的部分再加豆制品。一日副食及主食营养素的供给量见表5–10。

表5–10 一日副食及主食营养素的供给量

原料名称	可食部质量/g	能量/kcal	蛋白质/g	脂肪/g	碳水化合物/g	钙/mg	铁/mg	维生素A/μgRAE	维生素C/mg
鲜牛奶	300.0	162.0	9.0	9.6	10.2	312.0	0.9	72.0	0
鸡蛋	50.0	72.0	6.7	4.4	1.4	28.0	1.0	117.0	0
瘦猪肉	40.0	57.2	8.1	2.5	0.6	2.4	1.2	17.6	0
鸡肉	30.0	50.1	5.8	2.8	0.4	2.7	0.4	14.4	0
带鱼	80.0	101.6	14.2	3.9	2.5	22.4	1.0	23.2	0
大米	400.0	1384.0	29.6	3.2	308.8	52.0	9.2	0.0	0
合计	900.0	1826.9	73.4	26.4	323.9	419.5	13.7	244.2	0

由表5–10可见，目前所选择的各类食物，除蛋白质的供给量已满足需要外，其他营养素的供给都还远远低于需要量。但只要选择适量的油脂就能满足脂肪的需要量，再选择蔬菜水果，就可以获得各种维生素。

[步骤5]确定一日蔬菜水果的品种和需要量。

根据中国居民平衡膳食宝塔结构中的要求，每日要供给300～500g蔬菜和200～350g水果，并尽量选择不同品种和颜色的蔬菜。一日蔬菜水果营养素的供给量见表5–11。

表5-11　一日蔬菜水果营养素的供给量

原料名称	可食部质量/g	能量/kcal	蛋白质/g	脂肪/g	碳水化合物/g	钙/mg	铁/mg	维生素A/μgRAE	维生素C/mg
绿豆芽	50.0	9.0	1.1	0.1	1.1	4.5	0.3	1.5	3.0
西红柿	100.0	19.0	0.9	0.2	3.5	10.0	0.4	92.0	19.0
青椒	100.0	22.0	1.0	0.2	4	14.0	0.8	57.0	72.0
鲜蘑菇	100.0	20.0	2.7	0.1	2	6.0	1.2	2.0	2.0
黄瓜	50.0	7.5	0.4	0.1	1.2	12.0	0.3	7.5	4.5
青菜	100.0	15.0	1.5	0.3	1.6	90.0	1.9	280.0	28.0
葡萄	100.0	43.0	0.5	0.2	9.9	5.0	0.4	8.0	25.0
橘子	100.0	91.0	1.4	0.2	20.8	7.0	0.4	10.0	8.0
合计	700.0	226.5	9.5	1.4	44.1	148.5	5.7	458.0	161.5

[步骤6] 确定一日食用油和其他主要调味品的品种和需要量。

油脂的供给量是以一天脂肪的需要量减去所供给食物中的脂肪含量。在本食谱制订过程中，食物的脂肪供给量为26.4+1.4=27.8（g），则

油脂的供给量=62.5−27.8=34.7（g）≈35（g）

另外，根据一般烹调加工食物的习惯，每日约有25g食糖作为调味品使用。

[步骤7] 根据就餐对象的营养素需要，对照所选择食物的营养素供给量，进行调整。

与供给量标准进行比较，如果某种营养素的供给量与标准相差过大，必须进行适当的调整，直至基本符合要求。一日食谱营养素的供给量见表5-12。

表5-12　一日食谱营养素的供给量

原料名称	可食部质量/g	能量/kcal	蛋白质/g	脂肪/g	碳水化合物/g	钙/mg	铁/mg	维生素A/μgRAE	维生素C/mg
鲜牛奶	300.0	162.0	9.0	9.6	10.2	312.0	0.9	72.0	0.0
鸡蛋	50.0	72.0	6.7	4.4	1.4	28.0	1.0	117.0	0.0
瘦猪肉	40.0	57.2	8.1	2.5	0.6	2.4	1.2	17.6	0.0
鸡肉	30.0	50.1	5.8	2.8	0.4	2.7	0.4	14.4	0.0
带鱼	80.0	101.6	14.2	3.9	2.5	22.4	1.0	23.2	0.0
大米	400.0	1384.0	29.6	3.2	308.8	52.0	9.2	0.0	0.0
绿豆芽	50.0	9.0	1.1	0.05	1.1	4.5	0.3	1.5	3.0
西红柿	100.0	19.0	0.9	0.2	3.5	10.0	0.4	92.0	19.0
青椒	100.0	22.0	1.0	0.2	4.0	14.0	0.8	57.0	72.0
鲜蘑菇	100.0	20.0	2.7	0.1	2.0	6.0	1.2	2.0	2.0
黄瓜	50.0	7.5	0.4	0.1	1.2	12.0	0.25	7.5	4.5

续表

原料名称	可食部质量 /g	能量 /kcal	蛋白质 /g	脂肪 /g	碳水化合物 /g	钙 /mg	铁 /mg	维生素 A /μgRAE	维生素 C /mg
青菜	100.0	15.0	1.5	0.3	1.6	90.0	1.9	280.0	28.0
葡萄	100.0	43.0	0.5	0.2	9.9	5.0	0.4	8.0	25.0
橘子	100.0	91.0	1.4	0.2	20.8	7.0	0.4	10.0	8.0
油脂	35.0	350.6	0.0	39.0	0.0	5.1	0.8	0.0	0.0
食糖	25.0	100.0	0.0	0.0	25.0	5.0	0.15	0.0	0.0
合计	—	2504.0	82.9	66.8	393.0	578.1	20.1	702.2	161.5
推荐摄入量	—	2250.0	67.5	62.5	354.4	800.0	12.0	800.0	100.0
占推荐量的百分比 /(%)	—	111.3	122.8	106.8	110.9	72.3	167.5	87.8	161.5

由表 5-12 可以看出，选择的食物，三大产能营养素及能量的供给与标准基本符合，蛋白质超过标准；铁、维生素 C 的供给量超出标准比较多，但钙的供给量则只有标准的 72.3%。因此，需要通过食物选择的调整，增加钙含量高的食物的供给。可增加小虾皮 10g，获得钙 99mg，因虾皮中蛋白质含量丰富，为防止蛋白质供给量超标，10g 小虾皮量替代 10g 带鱼，带鱼供给量从 80g 降至 70g，这样使得钙由原来占供给量标准的 72.3% 上升到供给量标准的 84.3%。

有些营养素的供应只要在一段时间内保持平衡即可，不一定每天都十分精确地与供给量标准完全一致，如维生素 A、钙、铁等营养素，只要在一周内保持平衡即可，但蛋白质是例外。

[步骤 8] 将选择的食物大致按三大产能营养素 3∶4∶3 的比例分配至一日三餐中。

食物分配时要注意我国居民的膳食习惯，并且逐步改善不合理的膳食习惯。一日食谱及营养素分配见表 5-13。

表 5-13 一日食谱及营养素分配

餐次	原料名称	可食部质量 /g	能量 /kcal	蛋白质 /g	脂肪 /g	碳水化合物 /g
早餐	鲜牛奶	300.0	162.0	9.0	9.6	10.2
	大米	120.0	415.2	8.9	1.0	92.6
	鸡肉	30.0	50.1	5.8	2.8	0.4
	黄瓜	50.0	7.5	0.4	0.1	1.2
	麻油	8.0	71.8	0.0	8.0	0.0
	食糖	5.0	20.0	0.0	0.0	5.0
合计	—	—	726.6	24.1	21.5	109.4

续表

餐次	原料名称	可食部质量/g	能量/kcal	蛋白质/g	脂肪/g	碳水化合物/g
午餐	大米	130.0	449.8	9.6	1.0	100.4
	带鱼	70.0	88.9	12.4	3.4	2.2
	鸡蛋	50.0	72.0	6.7	4.4	1.4
	西红柿	100.0	19.0	0.9	0.2	3.5
	青菜	100.0	15.0	1.5	0.3	1.6
	油脂	20.0	179.8	0.0	20.0	0.0
	食糖	10.0	40.0	0.0	0.0	10.0
	葡萄	100.0	43.0	0.5	0.2	9.9
合计	—	—	907.5	31.6	29.5	129.0
晚餐	大米	150.0	519.0	11.1	1.2	115.8
	瘦猪肉	40.0	57.2	8.1	2.5	0.6
	青椒	100.0	22.0	1.0	0.2	4.0
	鲜蘑菇	100.0	20.0	2.7	0.1	2.0
	绿豆芽	50.0	9.0	1.1	0.05	1.1
	虾皮	10.0	15.3	3.1	0.2	0.25
	油脂	11.0	98.9	0.0	11.0	0.0
	食糖	10.0	40.0	0.0	0.0	10.0
	橘子	100.0	91.0	1.4	0.2	20.8
合计	—	—	872.4	28.5	15.5	154.6
总计	—	—	2506.5	84.2	66.5	393.0

早餐的能量占全日总能量（%）=726.6 ÷ 2506.5≈29.0%

午餐的能量占全日总能量（%）=907.5 ÷ 2506.5≈36.2%

晚餐的能量占全日总能量（%）=872.4 ÷ 2506.5≈34.8%

该食谱三餐能量比例为 2.9∶3.6∶3.5，基本上符合要求。

[步骤 9] 形成一日食谱，一日食谱见表 5-14，食谱作品如图 5.2 所示。

表 5-14　一日食谱

餐次	食物名称	原料组成	可食部质量/g	烹调方法	注意事项
早餐	牛奶	鲜牛奶	300	微加热	
	稀饭	大米	120	煮	
	鸡肉	鸡肉	30	煮	
	拌黄瓜	黄瓜	50	凉拌	加少量醋
	烹调用油	麻油	8		

续表

餐次	食物名称	原料组成	可食部质量 /g	烹调方法	注意事项
午餐	米饭	大米	130	煮	
	红烧带鱼	带鱼	70	烧	
	烹调用油	豆油	6	炒	
	西红柿鸡蛋	西红柿	100	烧	
		鸡蛋	50		
	烹调用油	豆油	10		
	青菜汤	青菜	100		时间不宜过长
	烹调用油	豆油	4		
	餐后水果	葡萄	100		
晚餐	米饭	大米	150	煮	
	炒肉片	猪肉	40	炒	
		鲜蘑菇	100		
		青椒	60		
	烹调用油	豆油	6		
	拌三丝	绿豆芽	50	凉拌	加少量醋
		青椒	40		
		小虾皮	10		
	烹调用油	豆油	5		
	餐后水果	橘子	100		

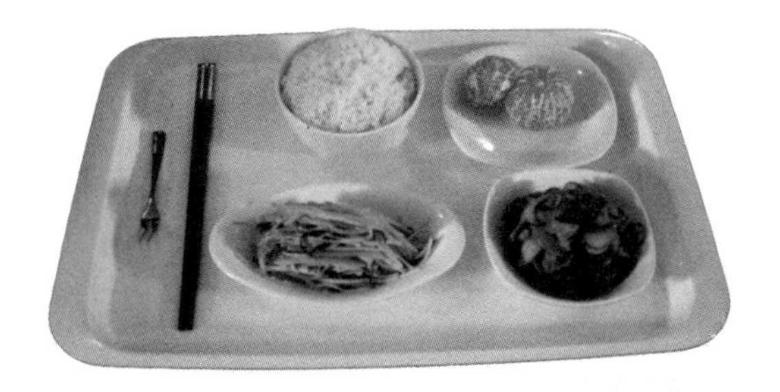

图 5.2　轻体力公司男职员晚餐食谱作品

3. 注意事项

为了让编制的食谱不仅符合平衡膳食的要求，而且能被就餐者接受，要注意以下事项。

（1）因为早餐的就餐时间紧，且往往食欲不佳，所以食物的量不宜过多，一般情况下，主食以一到两种为宜，我国居民往往蛋白质的供给不足，因此早餐要有牛奶和鸡蛋优质蛋白的补充，蔬菜也必不可少。此外，吃早餐时要注意补充水分，可以饮用液态奶、稀粥等，采取干稀搭配的方式，但也要注意不要过量，水分一般以500mL为宜。

（2）午餐在一天的能量和营养素供给方面起着承上启下的作用，因此，能量和营养素的供给量需充足但不过量。主食可以一到两种，副食品种可略多于晚餐，可以做两荤两素一汤。

（3）晚餐要尽量清淡。主食以一到两种为宜，副食品种仍可一荤两素一汤。无论是体型正常还是超重或肥胖者，在食物选择上，尽量使用饱和脂肪酸少、不饱和脂肪酸多的动物性食物、豆制品，烹调用油尽量选用植物油。

（4）主食选择上，尽量选择标准米、面，少选精白米、面，同时注重粗细搭配，每周吃三四次粗杂粮。

（5）在编制一周食谱时，可用同样的方法与步骤，根据就餐者的膳食习惯，了解与掌握当地的食物资源，如对超市和农贸市场各种主副食的供应情况、价格变化状况等。选择食物品种应注意来源和品种的多样性，做到有主有副、有粗有细、有荤有素、有干有稀，保证人体的营养需要。食物调整的基本原则是主食粗细合理安排，合理选择食物原料和烹调方法，菜肴品种、色、香、味、形经常变化，尽量做到一周内没有过多的重复。

在编制一周食谱时，有些营养素的供给量必须每天都达到需要量，如蛋白质、水溶性维生素等；但有些营养素如维生素A、钙、铁等只需在一周内平衡，也能满足人体的需要。

（6）贫困地区的居民或素食主义者，膳食中优质蛋白质的供给不足，同时钙、铁等矿物质，维生素A、维生素B_2的供给也可能不足。若膳食中这些营养素不能达到供给量标准的80%～90%时，则需设法弥补，可在日常膳食中合理利用大豆及其制品，补充优质蛋白质的同时，钙和维生素的供给量也可增加。

【知识链接】

人员复杂的情况下，怎样为需求不同的人配餐?

营养配餐并不是枯燥的数据计算，而是需要考虑就餐者的可接受性和可操作性。在实际中，经常遇到这样的问题：对不同群体设计营养素含量不同的饭菜，在食堂烹调和盒饭制作时很难实现。例如，学校不仅有男生，还有女生，年龄也不同。对每个人提供不同类别的菜肴和主食，操作难度太大。那么，如何解决这个问题呢?

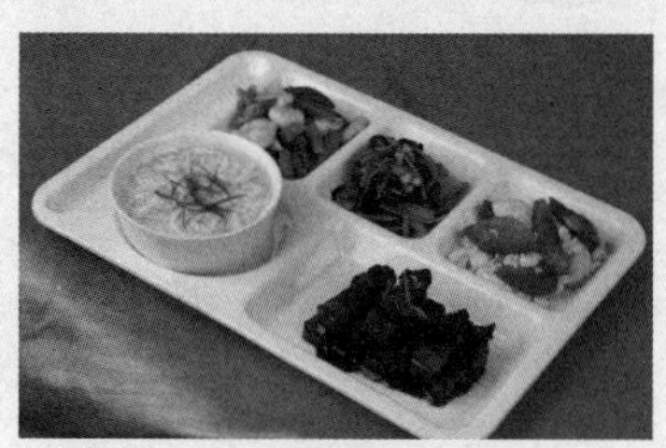

图5.3　某食堂普通套餐作品

如果是食堂，可采用半自助法。每个人都有一份基本食物供应，能够满足能量需要最少的人群；

此外再提供一些附加食物，由就餐者自选，并推荐给不同人群。例如，建议钙需求量较大的就餐者选择一份酸奶，蛋白质需求量较大的人群选择一份蒸蛋或豆制品，能量需求比较大的人群选择一份面点，等等。某食堂普通套餐作品如图5.3所示。

如果是自选餐厅，则可采用框架自助法。规定人们必须选哪些大类的食物，但在大类之内可自主挑选具体品种，其中对总能量影响较大的品种又可分大盘和小盘。

如果是盒饭，则可以考虑按照能量高、中、低分级装盒。菜肴数量相同，而主食量分大、中、小，分别供能量需求不同的就餐者选择。

如果是幼儿园，则可按需求量较小的幼儿准备基本量，为需求量较大的幼儿准备加量食物。例如，小班儿童每人吃 2 个小包子，而大班儿童每人增加 1 个；除小班儿童的饭菜外，大班儿童可以再加一小碗八宝粥。这样可避免浪费并满足各班儿童的需求。

5.2.4 食物交换份法的食谱编制

【食物交换份法的食谱编制（上）】

在营养配餐过程中，食物交换份法是将常用食物按其所含营养素量的近似值归类，计算出每类食物、每份食物所含的营养素值和食物质量，再将每类食物的内容编制成表格，供配餐时交换使用的一种方法。

与计算法食谱编制相比，食物交换份法特点是简单、实用、易于操作，但不如计算法精确；采用食物交换份法需要以计算法作为基础，同时对食物的营养素分布需有更为详细的了解，因此需要更多的实践经验。通过食物的同类互换，可以以一日食谱为模本，编制出一周或一月食谱。食物交换份法是完成一周食谱最简便的方法。

1. 食物归类的方法

（1）根据食物所含类似营养素的量，把常用食物归为四类。

① 含碳水化合物较丰富的谷薯类食物。主要提供碳水化合物、蛋白质及 B 族维生素。

② 含维生素、矿物质和膳食纤维丰富的蔬菜、水果类。主要提供膳食纤维、矿物质、维生素 C 和胡萝卜素。

③ 含优质蛋白质丰富的肉、鱼、乳、蛋、豆类及其制品。主要提供蛋白质、脂肪、矿物质、B 族维生素和维生素 A。

④ 含能量丰富的油脂、食糖和坚果类食物。主要提供能量；植物油还可提供维生素 E 和必需的脂肪酸。

（2）列出各类食物每个交换份的质量及能量（该能量由每个交换份特定食物所含三大产能营养素的数量查知），以及所含的主要营养素的量（表 5-15）。

表 5-15 每个交换份食物所含的主要营养素的量

组别	食品类别	每份质量 /g	能量 /kcal	蛋白质 /g	脂肪 /g	碳水化合物 /g	主要营养素
谷薯组	谷薯类	25	90	2	—	20	碳水化合物、膳食纤维
蔬果组	蔬菜类	500	90	5	—	17	矿物质、维生素、膳食纤维
	水果类	200	90	1		21	

续表

组别	食品类别	每份质量/g	能量/kcal	蛋白质/g	脂肪/g	碳水化合物/g	主要营养素
肉蛋组	大豆类	25	90	9	4	4	蛋白质
	乳类	160	90	5	5	6	蛋白质
	肉蛋类	50	90	9	6	—	蛋白质
供能组	坚果类	15	90	4	7	2	脂肪
	油脂类	10	90	—	10	—	脂肪
	食糖类	20	90	—	—	20	蔗糖

注：90kcal约合376kJ。

（3）按类别列出各类食物每个交换份的质量（表5-16～表5-22）。

表5-16　谷薯类食品能量等值交换份表

食品名称	质量/g	食品名称	质量/g
大米、小米、糯米、薏米	25	粉条、干莲子	25
高粱米、玉米渣	25	油条、油饼、苏打饼干	25
面粉、米粉、玉米面	25	烧饼、烙饼、馒头	35
混合面	25	咸面包、窝窝头	35
燕麦片、莜麦面	25	生面条、魔芋生面条	35
荞麦面、苦荞面	25	土豆	100
挂面、龙须面	25	湿粉皮	150
通心粉	25	鲜玉米（1个，带棒子）	200
绿豆、红豆、芸豆、干豌豆	25		

注：每份谷薯类食品提供蛋白质2g，碳水化合物20g，能量90kcal（376kJ）。根茎类都以净食部分计算。

表5-17　蔬菜类食品能量等值交换份表

食品名称	质量/g	食品名称	质量/g
大白菜、圆白菜、菠菜、油菜	500	白萝卜、青椒、茭白、冬笋	400
韭菜、茴香菜、茼蒿菜	500	倭瓜、南瓜、菜花	350
芹菜、苤蓝、莴苣笋、油菜薹	500	鲜豇豆、扁豆、洋葱、蒜苗	250
西葫芦、西红柿、冬瓜、苦瓜	500	胡萝卜	200
黄瓜、茄子、丝瓜	500	山药、荸荠、藕、凉薯	150
芥蓝菜、瓢菜	500	茨菰（慈姑）、百合、芋头	100
苋菜、龙须菜	500	毛豆、鲜豌豆	70
绿豆芽、鲜蘑、水浸海带	500		

注：每份蔬菜类食品提供蛋白质5g，碳水化合物17g，能量90kcal（376kJ）。每份蔬菜都以净食部分计算。

表 5–18　水果类食品能量等值交换份表

食品名称	质量 /g	食品名称	质量 /g
柿子、香蕉、鲜荔枝	150	李子、杏	200
梨、桃、苹果	200	葡萄	200
橘子、橙子、柚子	200	草莓	300
猕猴桃	200	西瓜	500

注：每份水果提供蛋白质 1g，碳水化合物 21g，能量 90kcal（376kJ）。每份水果都以市品质量计算。

表 5–19　肉蛋类食品能量等值交换份表

食品名称	质量 /g	食品名称	质量 /g
热火腿、香肠	20	鸡蛋（1 大个、带壳）	60
肥瘦猪肉	25	鸭蛋、松花蛋（1 大个，带壳）	60
熟叉烧肉（无糖）、午餐肉	35	鹌鹑蛋（6 个带壳）	60
熟酱牛肉、熟酱鸭、大肉肠	35	鸡蛋清	150
瘦猪肉、牛肉、羊肉	50	带鱼	80
带骨排骨	50	草鱼、鲤鱼、甲鱼、比目鱼	80
鸭肉	50	大黄鱼、黑鲢、鲫鱼	80
鹅肉	50	对虾、青虾、鲜贝	80
兔肉	100	蟹肉、水发鱿鱼	100
鸡蛋粉	15	水发海参	350

注：每份肉蛋类食品提供蛋白质 9g，脂肪 6g，能量 90kcal（376kJ）。除蛋类为市品质量，其余都以净食部分计算。

表 5–20　大豆类食品能量等值交换份表

食品名称	质量 /g	食品名称	质量 /g
腐竹	20	北豆腐	100
大豆	25	南豆腐（嫩豆腐）	150
大豆粉	25	豆浆	400
豆腐丝、豆腐干、油豆腐	50		

注：每份大豆类食品提供蛋白质 9g，脂肪 4g，能量 90kcal（376kJ）。

表 5–21　乳类食品能量等值交换份表

食品名称	质量 /g	食品名称	质量 /g
奶粉	20	牛奶	160
脱脂奶粉	25	羊奶	160
乳酪	25	无糖酸奶	130

注：每份乳类食品提供蛋白质 5g，脂肪 5g，能量 90kcal（376kJ）。

表 5-22　供能类食品能量等值交换份表

食品名称	质量 /g	食品名称	质量 /g
花生油、香油（1 汤匙）	10	芝麻酱	20
玉米油、菜籽油（1 汤匙）	10	花生米、核桃、杏仁	20
豆油、红花油（1 汤匙）	10	葵花籽、南瓜子	30
猪油、牛油、黄油	10	蔗糖	20

注：每份油脂类食品提供脂肪 10g，能量 90kcal（376kJ）。

（4）根据能量需要量，列出不同能量所需的各类食品交换份数和质量，供编制食谱、配餐选用（表 5-23）。

表 5-23　不同能量所需的各类食品交换份数和质量

一日能量需要量 /kcal	交换单位 / 份	谷薯类		蔬果类		肉蛋类		豆乳类			油脂类	
		质量 /g	单位 / 份	质量 /g	单位 / 份	质量 /g	单位 / 份	豆浆量 /g	牛奶量 /g	单位 / 份	质量 /g	单位 / 份
1200	13.5	150	6.0	500	1	150	3.0	200	250	2	15	1.5
1400	15.5	188	7.5	500	1	150	3.0	200	250	2	20	2.0
1600	18.0	225	9.0	500 200	1+1	150	3.0	200	250	2	20	2.0
1800	20.0	275	11.0	500 200	1+1	150	3.0	200	250	2	20	2.0
2000	22.0	325	13.0	500 200	1+1	150	3.0	200	250	2	20	2.0
2200	24.5	375	15.0	500 200	1+1	150	3.0	200	250	2	25	2.5
2400	27.0	425	17.0	500 200	1+1	150	3.0	200	250	2	30	3.0
2600	29.0	475	19.0	500 200	1+1	150	3.0	200	250	2	30	3.0
2800	31.0	500	20.0	500 200	1+1	175	3.5	200	250	2	35	3.5
3000	33.5	550	22.0	500 200	1+1	175	3.5	200	250	2	40	4.0
3200	35.5	588	23.5	500 300	1+1.5	175	3.5	200	250	2	40	4.0

注：本表交换的份数按照蛋白质占总能量的 10% ～ 15%、脂肪占 20% ～ 30%、碳水化合物占 55% ～ 65% 的分配比例计算而得，不是固定模式，可根据就餐者的饮食习惯，并参照有关内容加以调整。

2. 食物交换的方法

在熟悉各类食物、每一食物交换份中所含三大产能营养素量的基础上，参看各类食物能量等值交换表，配餐时做出具体安排。

例如：

瘦肉 50g= 鸡蛋 1 个 = 豆腐干 50g= 北豆腐 100g

牛奶 250g= 瘦肉 50g+ 谷类（10～12g）或豆浆 400g+ 谷类（10～12g）

水果交换份可换成谷类交换份

3. 食物交换份法的运用

【食物交换份法的食谱编制（下）】

【实例分析 5–6】

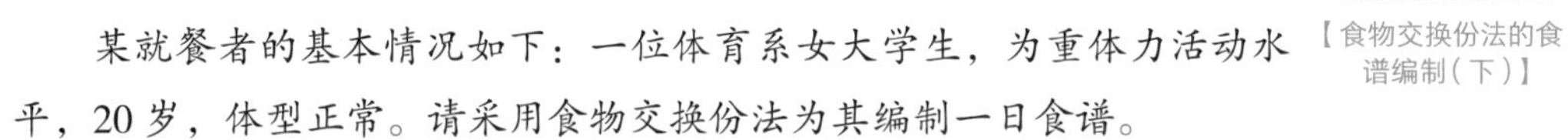

某就餐者的基本情况如下：一位体育系女大学生，为重体力活动水平，20 岁，体型正常。请采用食物交换份法为其编制一日食谱。

准备《中国食物成分表》、计算器、《中国居民 DRIs（2013 版）》；了解就餐者的营养状况、需求和劳动强度。

［步骤 1］确定能量和各类食物交换份数。

体型正常的重体力活动水平的女大学生，一日能量需要量为 2400kcal，查表 5–23 知，2400kcal 共需要 27 个食物能量等值交换份，其中谷薯类食物 17 个交换份，蔬果类食物 2 个交换份，肉蛋类食物 3 个交换份，豆乳类食物 2 个交换份，油脂类食物 3 个交换份。

［步骤 2］根据各类食物能量等值交换份表，确定具体食物种类和供给量。

具体到每类食物的选择上，其质量如下：

（1）谷薯类 17 份：大米 7 份，25×7=175（g）

面粉 8 份，25×8=200（g）

玉米 2 份，25×2=50（g）

（2）蔬果类 2 份：黄瓜 0.2 份，500×0.2=100（g）

青菜 0.2 份，500×0.2=100（g）

青椒 0.3 份，400×0.3=120（g）

丝瓜 0.3 份，500×0.3=150（g）

梨 0.5 份，200×0.5=100（g）

西瓜 0.5 份，500×0.5=250（g）

（3）肉蛋类 3 份：鸡蛋 1 份，50g；瘦猪肉 1 份，50g；对虾 1 份，80g

（4）豆乳类 2 份：豆腐干 0.5 份，50×0.5=25（g）

牛奶 1.5 份，160×1.5=240（g）

（5）油脂类 3 份：豆油 10×3=30（g）

［步骤 3］根据就餐者的营养素需要，对照所选择的食物，确定一日食物的份数与质量，一日食物的份数和质量见表 5–24。

表 5–24 一日食物的份数与质量

组 别	食品类别	食物名称	份 数	质量 /g
谷薯组	谷薯类	大米	7.0	175
		面粉	8.0	200
		玉米	2.0	50
蔬果组	蔬菜类	黄瓜	0.2	100
		青菜	0.2	100
		青椒	0.3	120
		丝瓜	0.3	150
	水果类	梨	0.5	100
		西瓜	0.5	250
肉蛋组	大豆类	豆腐干	0.5	25
	乳类	牛奶	1.5	240
	肉蛋类	瘦猪肉	1.0	50
		对虾	1.0	80
		鸡蛋	1.0	50
能量组	油脂类	豆油	2.5	25
合计			26.5	

［步骤 4］将所选择的食物，按能量每份食物份数，大致 30%、40%、30% 分配至一日三餐中，编制一日食谱，一日食谱见表 5–25。

表 5–25 一日食谱

餐次	食物名称	原料组成	份数	质量 /g	烹调方法	注意事项
早餐	牛奶	鲜牛奶	1.5	250	微加热	
	馒头	面粉	4.0	100	蒸	用鲜酵母发酵
		玉米粉	1.0	25		
	拌黄瓜	黄瓜	0.2	100	凉拌	加少量醋
	烹调用油	麻油	0.5	5		
	水果	梨	0.5	100		可在餐后食用
午餐	米饭	大米	7.0	175	煮	
	炒青菜	青菜	0.2	100	炒	
	烹调用油	豆油	0.7	7		
	青椒香干肉片	青椒	0.3	120	炒	
		瘦猪肉	1.0	50		
		豆腐干	0.5	25		
	烹调用油	豆油	0.7	7		
	水果	西瓜	0.5	250		可在餐后食用

续表

餐次	食物名称	原料组成	份数	质量 /g	烹调方法	注意事项
晚餐	馒头	面粉	4.0	100	蒸	
		玉米粉	1.0	25		
	丝瓜炒蛋	丝瓜	0.3	150	炒	
		鸡蛋	1.0	50		
	烹调用油	豆油	0.6	6		
	红烧对虾	对虾	1.0	80	烧	
	烹调用油	豆油	0.5	5		

5.3 食谱评价与调整

食谱初步完成之后，还应对食谱进行评价，分析编制的食谱是否科学、合理。对食谱进行评价是一个分析、调整使其更合理化的过程。进行食谱评价时，应参照食物成分表初步核算该食谱提供的能量和各种营养素的含量、餐次比例分析、能量来源、食物来源分析等内容。

【食谱的综合分析和评价】

5.3.1 食谱的综合分析和评价

参照《中国食物成分表》初步核算食谱提供的能量和各种营养素含量，与《中国居民 DRIs（2013 版）》中的供给量标准进行比较，相差在 ±10% 以内，可认为符合要求，否则要增减或更换食物的品种或数量。不必严格要求每日或每餐营养食谱的能量和各类营养素均与供给量标准保持一致。能量、蛋白质、脂肪、碳水化合物和水溶性维生素的摄入量出入不应该很大，其他营养素以一周为单位进行计算、评价即可。

1. 食谱的综合评价内容

食谱的综合评价包括对食物和营养素的质和量的分析和评价，主要包括以下几个方面。

（1）食谱的能量和营养素计算。通过对食谱的能量和营养素计算，与食谱的 DRIs 中的参考摄入量或适宜摄入量比较，检查是否达到要求。

（2）食物种类和比例评价。最常用的评价是食物品种和数量是否足够，食谱中所含四大组食物是否齐全，是否做到了食物种类多样化，各类食物的量是否充足。

（3）三种产能营养素（蛋白质、脂肪、碳水化合物）的供能比例是否适宜，动物脂肪是否过量。

（4）优质蛋白质占总蛋白质的比例是否恰当，蛋白质互补作用是否适用，主要微量营养素来源如何。

（5）三餐能量分配比例是否合理，早餐是否保证了能量和蛋白质的供应。

（6）烹调方法是否合适，是否做到了营养损失率和数量损失率较少甚至最少。

2. 食谱是否科学、合理

（1）膳食结构分析。按类别将食谱中食物归类排序，并列出每种食物的数量，判断食物种类是否齐全，并与中国居民平衡膳食宝塔（2022）比较分析是否适宜。

（2）计算食谱的营养素含量。从食物成分表中查出每100g食物所含营养素的量，计算出每种食物所含营养素的量，计算公式：

食物中某营养素含量 = 食物质量（g）× 可食部分比例 ×100g 食物中营养素含量 ÷100

（3）评价营养素含量。将所有食物中的各种营养素分别累计相加，计算出一日食谱中三大产能营养素及其他营养素的量。将计算结果与中国营养学会制定的《中国居民DRIs（2013版）》中同年龄、同性别人群水平比较，进行评价。主要包括：

① 哪些营养素基本符合要求；

② 哪些营养素摄入明显不足或过量；

③ 采用调整食物类别或增减食物摄入量，使营养素摄入平衡。

（4）分析能量来源。根据产能营养素的产能系数，分别计算出蛋白质、脂肪、碳水化合物提供的能量及占总能量的比例。

（5）分析蛋白质来源。将来自动物性食物及豆类食物的蛋白质累计相加，得出优质蛋白质占总蛋白的比例。

（6）计算三餐能量分配。将早、午、晚三餐的食物提供的能量分别按餐次累计相加，得到每餐摄入的能量，除以全天摄入的总能量，即得到每餐提供能量占全天总能量的比例。

（7）调整烹调方法。烹调方法可以调整油、食盐、糖的用量，也可以对味道进行调整，避免油炸等。

3. 烹饪与营养素损失相关知识

一般食物从生到熟都有一个变化，一方面是质量变化，另一方面是营养素含量的变化。

（1）质量保留率，反映了烹调过程中，食物总质量的变化（水分、蛋白质、碳水化合物、脂肪等）。其计算公式如下：

质量保留率 = 烹调后食物的质量（g）÷ 烹调前食物的质量（g）× 100%

（2）营养素损失率，直接反映了烹调中食物中维生素、矿物质等营养素含量变化的情况。其有两种计算方法，分别为表观保留率和真实保留率。

表观保留率 = 食物烹调后某种营养素含量（mg）÷ 食物原料中该种营养素含量（mg）× 100%

真实保留率 = 表观保留率 × 质量保留率

=［食物烹调后某种营养素含量（mg）× 烹调后食物的质量（g）］÷

［食物原料中该种营养素含量（mg）× 烹调前食物的质量（g）］× 100%

【食谱评价与调整案例分析】

5.3.2 食谱评价与调整案例分析

【实例分析 5–7】

以 14 岁男生（为轻体力活动水平）一日食谱为例，对该食谱进行综合分析和评价。

准备《中国食物成分表》、计算器、《中国居民 DRIs（2013 版）》、膳食营养素计算表、一日食谱（表 5–26）。

表 5–26 14 岁男生的一日食谱

餐 次	食物名称	原料组成	可食部质量 /g
早餐	面包	面粉	150
	火腿	火腿	25
	牛奶	牛奶	250
	水果	苹果	100
午餐	青椒肉片	青椒	100
		瘦猪肉	45
		植物油	6
	熏干芹菜	熏干	30
		芹菜	100
		植物油	5
	馒头	面粉	150

续表

餐 次	食物名称	原料组成	可食部质量/g
晚餐	西红柿炒鸡蛋	西红柿	125
		鸡蛋	50
		植物油	5
	韭菜豆腐汤	韭菜	25
		豆腐	30
		植物油	3
	米饭	大米	125

[步骤1] 膳食结构分析。

按类别将食谱中食物归类排序，并列出每种食物的数量，见表5-27，与中国居民平衡膳食宝塔（2022）比较分析是否适宜。

表5-27 食谱中食物种类及数量

食物类别	原料及质量	质量总计/g
谷类薯类	面粉150g、面粉150g、大米125g	425
蔬菜水果类	青椒100g、芹菜100g、西红柿125g、韭菜25g、苹果100g	450
禽畜肉及鱼虾类	火腿25g、瘦猪肉45g	70
蛋类	鸡蛋50g	50
豆类及其制品	熏干30g、豆腐30g	13.5+6.9≈20
奶类	牛奶250g	250
纯能量食物	植物油19g	19

注：查食物成分表知豆腐干（熏干）、豆腐的蛋白质含量分别为15.8%、8.1%，则

熏干30g等同的黄豆量=30×15.8%÷35.1%≈13.5（g）

豆腐30g等同的黄豆量=30×8.1%÷35.1%≈6.9（g）

分析：膳食结构较为合理，满足了食物的多样化；动物性食物中，无鱼虾类摄入；水果只有一种，且摄入量偏低。依据宝塔建议补充鱼虾类食物的摄入，并增加水果的品种和数量。

[步骤2] 计算食谱的营养素含量。从食物成分表中查出每100g食物所含营养素的量，算出每种食物所含营养素的量，计算公式：

食物中某营养素含量=食物质量（g）× 可食部分比例 ×100g食物中营养素含量 ÷100

计算出所有食物提供的营养素含量并累计相加，得到该食谱提供的能量和营养素如下。

能量2227.4kcal，蛋白质80.1g，脂肪56.1g（22.7%），碳水化合物373.3g，钙592.5mg，铁21.7mg，维生素A 441.2μgRAE，维生素C 117.8mg，维生素 B_1 1.6mg。

［步骤 3］评价营养素含量。将营养素含量计算结果与《中国居民 DRIs（2013 版）》中同年龄、同性别人群水平比较，进行评价，见表 5–28。

表 5–28 膳食营养素摄入量评价表

项 目	能量/kcal	蛋白质/g	脂肪/g（%E）	钙/mg	铁/mg	维生素 A/μgRAE	维生素 C/mg	维生素 B_1/mg
摄入量	2227.4	80.1	56.1（22.7%）	592.5	21.7	441.2	117.8	1.6
推荐摄入量	2500	75	20% ～ 30%	1000	16	820	100	1.6
占推荐量百分比 /（%）	89.10	106.8	范围内	59.25	135.63	53.80	117.8	100

分析：参考 14 岁男生每日膳食营养素推荐摄入量中 RNI 或 AI 数值，该食谱提供的能量、蛋白质、脂肪、铁、维生素 C、维生素 B_1 基本符合要求，钙、维生素 A 不足。钙可通过适当增加奶制品及豆制品的摄入来弥补，维生素 A 可通过每周增加 1～2 次动物肝脏来弥补。

［步骤 4］分析能量的来源。膳食能量来源分配，见表 5–29。

蛋白质提供能量占总能量比例 =80.1g × 4kcal/g ÷ 2227.4kcal × 100% ≈ 14.4%

脂肪提供能量占总能量比例 =56.1g × 9kcal/g ÷ 2227.4kcal × 100% ≈ 22.7%

碳水化合物提供能量占总能量比例 =100%–14.4%–22.7%=62.9%

表 5–29 膳食能量来源分配

项 目	蛋白质	脂肪	碳水化合物
适宜的能量来源分配 /（%E）	12 ～ 14	20 ～ 30	50 ～ 65
实际的能量来源分配 /（%E）	14.4	22.7	62.9

分析：与 14 岁青少年适宜的能量来源分配比较，该食谱蛋白质、脂肪、碳水化合物的供能比例适宜。

［步骤 5］分析蛋白质的来源。将来自动物性食物及豆类食物的蛋白质累计相加，得 33.6g，食谱中总蛋白质含量为 80.1g，可以算得：

动物性及豆类蛋白质占总蛋白质比例 =33.6g ÷ 80.1g × 100% ≈ 41.9%

分析：优质蛋白质占总蛋白质的比例超过 1/3，接近一半，可认为优质蛋白质的供应量比较适宜。

［步骤 6］计算三餐能量分布。将早餐、午餐、晚餐的所有食物提供的能量分别按餐次累计相加，得到每餐摄入的能量，除以全天摄入的总能量即得到每餐比。

早餐供能比：835.3 ÷ 2227.4 × 100% ≈ 37.5%

午餐供能比：761.1 ÷ 2227.4 × 100% ≈ 34.2%

晚餐供能比：631.0 ÷ 2227.4 × 100% ≈ 28.3%

分析：三餐供能比与比较适宜的餐供能比 30%、30%～40%、30%～40% 比较，早餐供能比偏高，晚餐供能比偏低，须将早餐部分能量密度高的食物调整到晚餐。

[步骤 7] 评价烹饪方法。该食谱主食运用了蒸、煮等方法，副食采取了炒、煮、烧等方法；菜肴的味型大多属辣咸味、香咸味、酸咸味，味型比较丰富。

综合以上得出评价：该食谱食物种类较齐全，考虑了优质蛋白质的供应，但三餐能量分配上早餐供能偏高，晚餐供能偏低，存在部分营养素（如钙、维生素 A）数量不足，稍做调整就是一份较为科学合理的学生营养食谱。

【知识链接】

是否可以依靠营养配餐软件来设计食谱?

利用计算法设计食谱较为复杂，人们开发出了很多的营养配餐软件，依据数据库的帮助，可以快速地进行营养素的计算。但是，作为专业人员，仍然必须学会手工计算配餐的基本方法。

因为用软件进行计算时，人们很难知道某一种食物对于某些营养素的供给的意义有多大，找不到改进的方向，难以培养出配餐的经验和感觉。同时，软件还存在一些先天的不足，它不能设计出创新的菜肴和做法，也不能在设计个性化食谱时确定所有的参数。因此，对于初学者来说，应先学会手动配餐，在熟练掌握之后，再用软件帮助，以获得更高的工作效率。

本章小结

本章由浅入深、循序渐进地介绍了能量需要量，产能营养素供给量，主食、副食的品种和需要量确定的计算方法；食谱编制的基本原则、基本方法，包括计算法和食物交换份法，重点讲解一餐及一日食谱编制的基本步骤，最后通过实例对一日食谱进行评价和调整。

习　题

1. 计算题

（1）一名男性，年龄 32 岁，体型正常，从事中等体力活动，请在《中国居民 DRIs（2013 版）》中检索出他每日能量需要量和蛋白质的参考摄入量，并计算出他每日脂肪和碳水化合物的供给量。

（2）一名女性，年龄 48 岁，身高 165cm，体重 73.5kg，从事中等体力活动，请问她的体型是否正常？她每天的能量需要量应是多少？

（3）一名脑力劳动者一日能量需要量为2400kcal，晚餐为50g鸭蛋、100g大米、200g牛奶和适量蔬菜，请问：此人晚餐中的脂肪量够吗？如不够，则在炒蔬菜时还需加多少烹调油？［查食物成分表得，鸭蛋（可食部87%）含脂肪13g/100g，大米含脂肪0.8g/100g，牛奶含脂肪3.2g/100g］

（4）某高中生午餐吃了150g馒头，还应吃多少米饭？（已知：一日能量需要量以2600kcal计，碳水化合物占应该摄入能量的55%，每100g馒头含碳水化合物43.2g，每100g大米含碳水化合物77.6g，该大米的出饭率为230%）

（5）某人早餐为一个60g鸡蛋、250g牛奶，假如再配以100g油菜，此人还应该吃多少主食（馒头）？（已知：该人的一日能量需要量为2400kcal；每100g鸡蛋含蛋白质12.9g、含脂肪9.1g、含碳水化合物1.5g；每100g牛奶含蛋白质3.0g、含脂肪2.9g、含碳水化合物4.1g；每100g油菜含蛋白质1.2g、含脂肪0.3g、含碳水化合物1.2g；每100g馒头含蛋白质6.2g、含脂肪1.2g、含碳水化合物43.2g）

（6）某人的晚餐食物原料如下：大白菜200g（可食部为86%）、猪大排一块120g（可食部为68%），大米（晚籼，标一）110g。若该人一天需要2000kcal的能量。请问：这些食物中能提供多少碳水化合物？（已知：每100g可食部的大白菜、猪大排、大米含碳水化合物分别为4.2g、1.7g、76.8g）

2. 思考题

（1）找出表5-12中营养素供给量与推荐量不符合的营养素，重新选择食物，进行食谱调整。

（2）确定就餐者一日能量需要量时，应如何灵活掌握？

（3）计算法编制食谱的基本步骤是什么？为什么要从三大产能营养素的供能比入手？

（4）与计算法相比，食物交换份法食谱编制有什么优势和不足？

（5）某公共营养师拟为儿童、青少年编制食谱，开展这项工作需要有丰富的公共营养知识和技能。请问：

①应了解哪些基本信息？为什么？

②需要具备哪些基本工具和基本知识？

3. 食谱编制练习

（1）采用计算法为一名身体健康的同学或亲友编制一餐食谱。

（2）某就餐者基本情况如下：办公室文员，女，40岁，身高160cm，体重65kg。请采用计算法为她编制一日食谱。

（3）某就餐者基本情况如下：男，35岁，某公司中层管理，身高175cm，体重80kg，采用食物交换份法为他编制一日食谱。

4. 案例分析

案例分析1：

一名20岁女大学生的一日食谱见表5-30。

表5-30　一名20岁女大学生的一日食谱

<table>
<tr><th>餐次</th><th>食物名称</th><th>原料组成</th><th>可食部质量/g</th></tr>
<tr><td rowspan="3">早餐</td><td>牛奶</td><td>鲜牛奶</td><td>300</td></tr>
<tr><td>稀饭</td><td>大米</td><td>50</td></tr>
<tr><td>馒头</td><td>面粉</td><td>80</td></tr>
<tr><td rowspan="5">午餐</td><td>米饭</td><td>大米</td><td>100</td></tr>
<tr><td rowspan="2">青椒炒肉片</td><td>青椒</td><td>30</td></tr>
<tr><td>瘦猪肉</td><td>45</td></tr>
<tr><td>烹调用油</td><td>豆油</td><td>6</td></tr>
<tr><td>餐后水果</td><td>苹果</td><td>100</td></tr>
<tr><td rowspan="6">晚餐</td><td>米饭</td><td>大米</td><td>80</td></tr>
<tr><td rowspan="3">拌三丝</td><td>绿豆芽</td><td>100</td></tr>
<tr><td>青椒</td><td>40</td></tr>
<tr><td>小虾皮</td><td>20</td></tr>
<tr><td>烹调用油</td><td>豆油</td><td>5</td></tr>
<tr><td>餐后水果</td><td>橘子</td><td>100</td></tr>
</table>

问题：

（1）该女生一日摄入了多少能量？摄入的三大产能营养素各多少？分析能量来源。

（2）评价该女生一日食谱的膳食结构、摄入营养素是否合理。

（3）针对此食谱，该给予该女生怎样的膳食指导？

案例分析2：

请以本章导入案例的陈先生为例，对其进行膳食指导并为其编制营养食谱。

06 不同人群食谱设计

导入案例

随着社会经济发展，我国居民人均预期寿命逐年增加，居民健康状况和营养水平不断改善，但与膳食营养相关的慢性病对居民健康的威胁日益凸显。吸烟、过量饮酒、身体活动不足和高盐、高脂等不健康饮食是慢性病发生、发展的主要因素，其中偏离平衡膳食的饮食行为是重中之重。吃什么、吃多少、怎么吃才可以获得健康，已然成为居民关注的热门话题。合理的营养是健康的物质基础，而平衡的膳食又是合理营养的根本途径。在前面章节里，已经讲解了编制营养食谱的基本方法。不同性别、年龄、生理状态的个体或人群，其营养需求大有不同。为了保证居民的健康，预防与营养相关疾病的发生，针对不同生理阶段、不同疾病、不同工作环境人群进行合理的膳食指导是十分必要的。

6.1 特殊生理阶段人群食谱设计

6.1.1 孕妇食谱设计

【孕期的合理膳食】

妊娠期是生命早期1000天机遇窗口的起始阶段，营养作为最重要的因素，对母子双方的近期和远期健康都将产生至关重要的影响。在孕期，孕妇不仅要维持自身的营养状况，还要通过胎盘的转运，供给胎儿生长发育所需要的营养。孕妇从怀孕到分娩的整个孕程持续38～42周，经过约280天的孕育，将一个肉眼不可见的受精卵培育成一个啼哭的新生儿，对母体的营养供应是一个极大的考验。

1. 孕妇的生理特点和营养需求

孕12周前为孕早期，此时胎儿能量需求比较少，母体体重增长缓慢，能量需要与孕前差异不大。但此时需要供应较为充足的B族维生素，尤其是叶酸，可预防胎儿神经管畸形。这一阶段，孕妇食欲下降，消化能力减弱，常见呕吐、食欲不振等妊娠反应，应保证富含碳水化合物的主食和水果等食物的充足供应。

孕13～27周为孕中期，此时胎儿器官迅速生长，母体食欲恢复，体重增加明显，平均每天增加约50g。应合理增加膳食能量及其他营养素的摄入量，保证充足的瘦肉、鱼、禽、蛋、豆制品和乳制品的供给，以摄取充足的优质蛋白、钙和铁等。

孕28周至分娩为孕晚期，此时胎儿的脑细胞迅速分裂，长链多不饱和脂肪酸的需要量迅速增加，从孕28周开始，胎儿的骨骼开始钙化，对钙的需要量增加。此阶段也是胎儿储存皮下脂肪和肝脏储存铁的主要时期。对于母体而言，胎儿对内脏的压迫，使母体胃容量减小，肠道蠕动减慢，影响了消化吸收能力和肠道排泄效率。此时如果孕妇营养供应不足，则会导致胎儿生长发育的延缓，增大早产儿、低体重儿出生的风险。因此，此阶段需要注意合理补充蛋白质、钙、铁和各种维生素。

在整个孕期，母体总体重增长为10～12kg，其中脂肪约占3kg，蛋白质约占1kg。这些组织的增加都要依靠营养的补充作为物质基础，孕期不同阶段宏量营养素的摄入不同（表 6–1）。机体的代谢变化主要表现在两个方面：一是胎儿及胎盘的发育及成熟；二是母体在生理和代谢方面的变化，主要包括子宫的增大变软、乳房的进一步发育、血容量及组织液的适应性增加、脂肪组织的增加及血脂水平的生理性升高。孕晚期血容量增加多于红细胞增加，故容易出现生理性贫血。因此一些矿质元素及维生素的补充也十分必要，可参见表 6–2 和表 6–3。

表 6–1 孕期不同阶段宏量营养素的摄入不同

孕期	能量 /kcal	蛋白质 /g	总碳水化合物 /（%E）	总脂肪 /（%E）
早	—	—	50 ～ 65	20 ～ 30
中	+300	+15	50 ～ 65	20 ～ 30
晚	+450	+30	50 ～ 65	20 ～ 30

表 6–2 孕期不同阶段部分矿质元素的 RNI 或 AI

孕期	钙 RNI /mg	磷 RNI /mg	钾 AI /mg	钠 AI /mg	镁 RNI /mg	铁 RNI /mg	碘 RNI /μg	锌 RNI /mg	硒 RNI /μg
早	800	720	2000	1500	370	20	230	9.5	65
中	1000	720	2000	1500	370	24	230	9.5	65
晚	1000	720	2000	1500	370	29	230	9.5	65

表 6–3 孕期不同阶段维生素的 RNI 或 AI

孕期	维生素 A RNI/ μgRAE	维生素 D RNI /μg	维生素 E AI /mg α–TE	维生素 B_1 RNI/mg	维生素 B_2 RNI/mg	维生素 B_6 RNI/mg	维生素 B_{12} RNI/μg
早	700	10	14	1.2	1.2	2.2	2.9
中	770	10	14	1.4	1.4	2.2	2.9
晚	770	10	14	1.5	1.5	2.2	2.9
孕期	维生素 C RNI/mg	泛酸 AI/mg	叶酸 RNI/μg DFE	烟酸 RNI/mg NE	胆碱 AI/mg	生物素 AI/μg	
早	100	6.0	600	12	420	40	—
中	115	6.0	600	12	420	40	—
晚	115	6.0	600	12	420	40	—

【知识链接】

孕期营养补充得越多越好吗?

孕妇身体的各项生理机能都在为胎儿的生长发育做出调整。小到细胞膜表面与吸收相关的通道蛋白的大量合成，消化液与消化酶分泌的增加；大到胃肠蠕动的减缓，消化时间的延长。这些调整都标志着对营养物质吸收率的升高。以铁元素为例，相比于常人，孕晚期的孕妇对于铁元素的吸收率高出了近40%。

不少孕妇在孕期饮食毫无节制，且运动量下降，使得营养过剩，不仅会导致母体肥胖、妊娠期糖尿病、妊娠期高血压等疾病，也会导致巨大儿及难产事故的发生。孕期仍应当控制总能量，按照体重的增长合理地调整膳食能量，限制脂肪，保证优质蛋白的摄入。如果过量补充铁元素会造成氧化应激，从而造成对细胞、组织和器官的伤害。

2. 孕期的合理膳食及食谱设计

（1）孕早期，是胚胎各组织器官分化、形成的关键时期，也是母体发生适应性生理变化的时期。这一时期内，母体良好的营养状况对于胎儿的正常生长发育至关重要。尽管在这一时期胎儿生长缓慢，母体体重增加并不明显，所需的能量与怀孕前基本相同，然而，大部分人都会出现不同程度的妊娠反应，如呕吐、厌食、挑食、口味变化等，影响了对营养素的摄取。这时应鼓励孕妇尽量在呕吐不严重时坚持进食，选择营养丰富、容易消化的食物，尤其是富含淀粉的谷物、水果以及蔬菜、乳制品等。而烹调方式也应尽量选择蒸、煮、炖等，力求食物清淡爽口，软烂易消化；少放油盐和刺激性调味品；少用煎炸、爆炒、烧烤等烹调方式。在不妨碍身体健康的原则下，尽量照顾个人的饮食习惯和嗜好。孕早期一天食物摄入量参考平衡膳食宝塔。

（2）孕中期，是胎儿迅速发育，母体体重迅速增长的时期。在这一时期，胎儿组织器官发育虽未成熟，但已具备一定功能，所需的营养物质迅速增加。母体开始储存蛋白质、脂肪、钙、铁等，母体对能量和各种营养素的需要比孕早期有很大的增长。同时，孕妇妊娠反应逐渐减轻或消失，食欲趋于好转，因此更需要合理安排膳食。孕中期的食物种类应当更加多样化。为了保证充足的能量供应，主食的摄入量应当增加，除了大米、面粉等常见的谷物食物，还可以搭配一些杂粮，如小米、玉米、燕麦等，以丰富膳食纤维的来源，缓解孕期因肠道蠕动减缓、食物在肠道中停留太久导致的便秘。该时期孕妇还应多摄入瘦肉、鱼、蛋等动物性食品，以获得优质的蛋白质和长链多不饱和脂肪酸。每日都应补充乳制品和豆制品，最好还可以加上虾皮、绿叶蔬菜等，以获得更充足的钙质，预防孕妇抽搐、盗汗等缺钙症状的发生。烹调用的油脂应尽量选择植物油，以补充不饱和脂肪酸，同时也可以选择一些富含必需脂肪酸的坚果类食品，如花生、核桃、腰果、葵花籽等。在餐次分配上，除了固定的一日三餐，还可以在上午和下午各加一餐。孕中期一天食物建议量见表6–4。

表 6-4 孕中期一天食物建议量

食物类别	质量
谷类，薯类	谷类 200g ～ 250g，薯类 75g，全谷物和杂豆不少于 1/3
蔬菜类	400g ～ 500g，其中有色蔬菜占 2/3 以上
水果类	200g ～ 300g
鱼、禽、蛋、肉类（含动物内脏）	150g ～ 200g
牛奶	300g ～ 500g
大豆，坚果	20g，10g
烹调油	25g
加碘食盐	5g
饮水量	1700mL

（3）孕晚期，是胎儿生长更加迅速、母体基础代谢和组织增长高峰时期，这一时期要保证能量和营养素的供给。孕妇体重快速增长，活动量减少，血容量达到高峰值，血脂水平较高，母体各器官负荷加大。随着子宫体积的增大，挤占腹腔空间，孕妇消化道容积日益减小，此时应当建议孕妇少食多餐，每日餐次可增加到 5 次以上。孕晚期一天食物建议量见表 6-5。

表 6-5 孕晚期一天食物建议量

食物类别	质量
谷类，薯类	谷类 225g ～ 275g，薯类 75g，全谷物和杂豆不少于 1/3
蔬菜类	400g ～ 500g，其中有色蔬菜占 2/3 以上
水果类	200g ～ 350g
鱼、禽、蛋、肉类（含动物内脏）	175g ～ 225g
牛奶	300g ～ 500g
大豆，坚果	20g，10g
烹调油	25g
加碘食盐	5g
饮水量	1700mL

【实例分析 6-1】

怀孕 25 周的赵某，27 岁，身高 165cm，体重 70kg，孕前体重 55kg，请为她设计一份营养食谱。

［步骤 1］确定孕妇基本状况。孕中期，轻体力劳动，孕前体重正常。

［步骤 2］确定孕妇每日营养目标。根据孕妇基本状况，查阅《中国居民 DRIs（2013 版）》，见表 6-6。

表 6–6 孕妇能量及其他营养素需要量

项 目	数 值
能量 /kcal	1800+300
蛋白质 /g	55+15
总脂肪 /（%E）	20 ～ 30
钙 /mg	1000
铁 /mg	24
维生素 A/ μg RAE	770
维生素 C/mg	115

［步骤 3］计算相关数值。脂肪 = 能量（kcal）× 脂肪占总能量百分比（20%～30%）÷ 脂肪的产能系数 =2100 × 25% ÷ 9≈58（g）

碳水化合物 =［能量（kcal）– 蛋白质提供能量（kcal）– 脂肪提供能量（kcal）］÷ 碳水化合物的产能系数 =（2100–70 × 4–2100 × 25%）÷4≈324（g）

［步骤 4］确定餐次比。孕妇餐次可设置为三餐三点制，早餐、早点占 30%，午餐、午点占 40%，晚餐、晚点占 30%。

［步骤 5］确定主副食数量。分别挑选早餐、午餐、晚餐的主食和副食，考虑食物的多样性，口味宜清淡。

［步骤 6］设计食谱，孕妇一日食谱见表 6–7。

表 6–7 孕妇一日食谱

餐 次	食物名称	可食部原料及质量
早餐	赤豆大米粥	赤豆 10g、大米 25g
	馒头	面粉 50g
	荷包蛋	鸡蛋 60g
	虾皮拌黄瓜	黄瓜 75g、虾皮 10g、香油 1g
早点	牛奶	牛奶 200g
	核桃仁	核桃仁 15g
午餐	杂粮饭	大米 100g、黑米 50g
	西红柿土豆炖牛腩	牛腩 50g、土豆 100g、西红柿 50g、植物油 7g
	炝炒油麦菜	油麦菜 100g、植物油 8g
午点	橘子	橘子 100g
	酸奶	酸奶 150g

续表

餐 次	食物名称	可食部原料及质量
晚餐	小米粥	小米 25g
	花卷	面粉 100g
	海带肉末汤	猪瘦肉 50g、海带 50g、植物油 4g
	蘑菇菜心	蘑菇 100g、油菜 100g、食用油 8g
晚点	苹果	苹果 100g

[步骤 7] 食谱营养成分计算及评价，食谱提供营养素评价表见表 6–8。

表 6–8 食谱提供营养素评价表

项 目	能量 /kcal	蛋白质 /g	脂肪 /（%E）	钙 /mg	铁 /mg	维生素 A /μg RAE	维生素 C /mg
摄入量	2261	87.1	25.2	855	19.4	542	127
目标量	2100	70	20 ～ 30	1000	24	770	115
百分比 /（%）	108	124	范围内	86	81	70	110

[步骤 8] 食谱的调整。根据能量、各种营养素膳食参考摄入量以及餐次比，查找食谱提供的营养素与预定目标的差距，相差在 ±10% 可认为基本符合要求。因此针对钙、铁元素的不足，可将早餐的馒头换为瘦肉菠菜包，而午点的酸奶可再增加 50g。针对蛋白质摄入偏高，则可将中午的杂粮饭中大米减少 50g，晚餐海带肉末汤里的肉末减少 25g。而维生素 A 为脂溶性维生素，一周平均摄入量达到标准即可。

3. 孕妇饮食禁忌

尽管孕妇膳食应注重食物多样性，但有些食品可能影响胎儿及母体的健康和安全，应当节制或尽量避免食用。

（1）高钠食品，包括火腿、方便面、腌制的蔬菜、咸鱼、盐水鸭、部分酱料等。由于钠元素的过量摄入可能引起水肿、妊娠期高血压及心脏病的发生，因此孕妇应尽量减少食用高钠食品。同时，在菜肴烹饪过程中也应注意不可过量使用食盐。

（2）刺激性食物，如葱、姜、蒜、辣椒、芥末等。这些辛辣食物中某些成分可随血液循环进入胎儿体内，给胎儿造成刺激，不利于胎儿的正常发育，应尽量少吃。

（3）咖啡、茶及可乐等饮料。咖啡因可导致胎儿发育迟缓，碳酸饮料具有脱钙作用，可导致孕妇钙质流失，加剧抽搐等缺钙症状；孕妇应尽量避免饮用咖啡、浓茶和可乐。

6.1.2 乳母食谱设计

【乳母配餐】

对于乳母来说，从膳食中摄取的营养物质既要为泌乳提供物质基础，又要为维持和恢复母体健康提供物质保障。因此，对于乳母来说，合理的膳食尤为重要。这也是为什么我国传统医学中如此重视“坐月子”的原因。

1. 乳母的生理特点和营养需求

哺乳期是女性一生中营养需求量最大的时期。在这一时期，子宫开始收缩，阴道创伤开始恢复，血容量逐步下降，乳房在产后开始泌乳。产后第1周分泌的乳汁为初乳，呈淡黄色，质地黏稠；富含免疫蛋白，尤其是分泌型免疫球蛋白A和乳铁蛋白等；乳糖和脂肪较成熟乳少。产后第2周为过渡乳，其乳糖和脂肪含量逐渐增多。第2周以后分泌的乳汁为成熟乳，富含蛋白质、乳糖和脂肪等。

在产后1个月内，乳汁分泌约为每日500mL，此时乳母的膳食能量适当供给即可。但3个月后，每日泌乳量增加至750～850mL，对能量的需求量明显上升。1L乳汁含有能量约700kcal，机体转化乳汁的效率约为80%，即需要约875kcal能量才能合成1L乳汁。尽管孕期母体储备的脂肪可以为泌乳提供约1/3的能量，但剩余部分必须从膳食中获取。同时，由于母乳中含有约1.2g/100mL的蛋白质，因此膳食中蛋白质的供给量也应有所增长，中国营养学会建议其中1/2应为优质蛋白。膳食中脂肪的推荐摄入量与普通成年女性相当，脂肪供能占一日总能量的20%～30%。

其他营养素，钙、铁、锌等矿物质以及维生素的补充也十分必要。对于乳母来说，钙的需要量为母体钙平衡的维持量与乳汁分泌所需钙量之和。如果膳食中钙质不足，乳母易出现腰酸腿疼、抽搐的症状。同时，由于母体分娩时大量失血，应注意铁的补充，避免乳母缺铁性贫血。而锌元素则与婴儿的生长发育及免疫功能密切相关，所以乳母的锌元素供给量也应适当增加。《中国居民DRIs（2013版）》中给出了各种营养素的推荐摄入量，可参见表6-9～表6-11。

表6-9 哺乳期EER、蛋白质RNI及宏量营养素可接受范围

项目	能量/kcal	蛋白质/g	总碳水化合物/（%E）	总脂肪/（%E）
数值	+500	+25	50～65	20～30

表6-10 哺乳期部分矿质元素的RNI或AI

项目	钙RNI/mg	磷RNI/mg	钾AI/mg	钠AI/mg	镁RNI/mg	铁RNI/mg	碘RNI/μg	锌RNI/mg	硒RNI/μg
数值	1000	720	2400	1500	330	24	240	12	78

表 6–11 哺乳期部分维生素的 RNI 或 AI

项目	维生素 A RNI /μg RAE	维生素 D RNI/μg	维生素 E AI /mg α–TE	维生素 B1 RNI/mg	维生素 B_2 RNI/mg	维生素 B_6 RNI/mg	维生素 B_{12} RNI/μg
数值	1300	10	17	1.5	1.5	1.7	3.2
项目	维生素 C RNI/mg	泛酸 AI/mg	叶酸 RNI /μg DFE	烟酸 RNI /mg NE	胆碱 AI/mg	生物素 AI/μg	
数值	150	7.0	550	15	520	50	

2. 乳母营养对泌乳的影响

影响乳母乳汁分泌的因素固然涉及遗传、内分泌等客观原因，但乳母的饮食、营养状况也是影响泌乳的重要因素之一。正常情况下，乳汁分泌量在产后逐渐增多。一位营养状况良好的乳母，每日可分泌乳汁 800～1000mL。但如果能量摄入很低，乳量可减少到正常的 40%～50%。一般认为，乳母营养状况对乳量的影响比乳质更加敏感，乳母摄入能量及其他营养素，尤其是宏量营养素较低尚未影响乳汁时，可先影响到乳量。乳汁中的营养成分是通过母体从膳食中摄取或动用母体内储备的营养素，一旦乳母营养不良影响到乳量和乳质，不仅无法满足婴儿生长发育的需要，还会影响乳母身体状况。因此，合理安排乳母膳食，保证充足的营养供给，对于母亲和婴儿的健康都十分重要。乳母微量营养素缺乏和补充对婴儿的影响见表 6–12。

表 6–12 乳母微量营养素缺乏和补充对婴儿的影响

营养素	乳母缺乏微量营养素对婴儿的影响	乳母补充微量营养素对婴儿的影响
维生素 A	血清视黄醇低，视力发育迟缓	大剂量补充后血清视黄醇上升，肝脏开始储备，可用 2 ～ 3 个月
维生素 D	影响钙质吸收，佝偻病风险上升	如剂量大于 20IU/d，血清中 25–OH–D_3 含量上升
维生素 B_1	维生素 B_1 缺乏症	症状消失
钙	骨矿物质下降，影响骨骼发育	未知
硒	血浆和红细胞中硒含量下降	未知

3. 乳母的合理膳食和食谱设计

乳母的膳食总体应遵循多样化原则，一日 4～6 餐为宜，摄入食物的数量因能量消耗增大而增多，以保证营养素的供给。碳水化合物供应的能量应在 60% 左右，同时应侧重补充优质蛋白。鸡蛋、禽肉类、水产和豆制品可提供优质的蛋白质，宜每日食用。另外应保证乳母每日摄入的蛋白质有 1/3 以上是来自动物性食品。

由于泌乳每日需消耗近300mg的钙，故而钙是乳母最易发生供应不足的营养素。乳制品中含钙量高且易于吸收利用，每日最好食用400g以上。豆腐、豆腐干等各种豆制品不仅是蛋白质的良好来源，也是钙的良好来源。此外，还应注意补充维生素D（可多晒太阳及服用鱼肝油），以促进钙的吸收和利用。

乳母还需摄入充足的粗粮、薯类、蔬菜及水果，以保证纤维素的摄取，避免产褥期便秘等问题，以及补充B族维生素、维生素C等水溶性维生素。

乳母每天还应保证1000mL左右的汤汁，以补充水分。鱼汤、猪蹄汤、鸡汤、骨汤等均对泌乳有益。汤汁饮用数量较大，调味宜清淡，浮油应撇去，以免随汤汁摄入过多的脂肪和盐分。

乳母宜少吃高盐食品（如腌制食品）及刺激性较大的食品（如某些香辛料，包括葱、姜、蒜、辣椒、花椒等）。乳母也应避免吸烟、饮酒、喝含咖啡因饮料等，服用药物时应遵医嘱。乳母一天食物建议量见表6–13。

表6–13 乳母一天食物建议量

食物类别	质量
谷类，薯类	谷类225g～275g，薯类75，全谷物和杂豆不少于1/3
蔬菜类	400g～500g，其中有色蔬菜占2/3以上
水果类	200g～350g
鱼、禽、蛋、肉类（含动物内脏）	175g～225g
牛奶	300g～500g
大豆类，坚果	25g，10g
烹调油	25g
食盐	≤5g
饮水量	2100mL
动物肝脏	每周1～2次，总量达85g猪肝或40g鸡肝

根据乳母一天各类食物摄入量的建议值，乳母一日食谱举例见表6–14。

表6–14 乳母一日食谱举例（能量2250kcal/d）

餐次	食物名称	可食部原料及质量
早餐	肉包	面粉50g、瘦猪肉25g、植物油2g
	红薯粥	大米20g、小米10g、红薯20g
	拌黄瓜	黄瓜100g
	煮鸡蛋	鸡蛋50g
早点	牛奶	牛奶250g
	苹果	苹果150g

续表

餐次	食物名称	可食部原料及质量
午餐	生菜猪肝汤	生菜 100g、猪肝 20g、植物油 5g
	丝瓜炒牛肉	丝瓜 100g、牛肉 50g、植物油 8g
	清蒸带鱼	带鱼 40g、小香葱 10g、植物油 2g
	大米杂粮饭	大米 100g、绿豆 15g、小米 30g、糙米 10g
午点	橘子	橘子 175g
晚餐	青菜炖豆腐	小白菜 175g、豆腐 175g、虾仁 20g、植物油 8g
	香菇炖鸡汤	鸡肉 50g、鲜香菇 25g
	玉米面馒头	玉米粉 30g、面粉 50g
	蒸红薯	红薯 50g
晚点	牛奶煮麦片	牛奶 250g、麦片 10g

【知识链接】

哺乳会导致肥胖?

很多女性认为，哺乳会导致肥胖，这是一种误解。国内外并无证据证实哺乳与肥胖有关。相反，由于母体在新生儿诞生之前已经储备了一定量的脂肪，哺乳可以有效消耗能量，有利于分娩前储备的脂肪的分解。

按照《中国居民 DRIs（2013 版）》，哺乳期每日应增加的优质蛋白供应为 25g，这个数量并不大，相当于增加 1 枚鸡蛋和 100g 瘦肉。在蛋白质、维生素、矿物质供应充足的情况下，脂肪的不足份额，可以通过母体脂肪消耗来加以补充。

因此，对于体重增长过多的乳母，膳食脂肪摄入不必过多，可以适当控制烹调油用量，多用蒸、煮、炖等烹调方式，去掉汤中浮油，即可达到控制体重的目的。

同时，乳母除了要注意合理膳食，还应适当运动，这样可以促使产妇机体恢复，保持健康体重，同时减少产后并发症的发生。中国人的传统观念认为“坐月子”应多吃少动才能养好身体，其实不然，现代医学证明，产后应尽早适当活动（运动），才更利于体力恢复。在保证充足的休息和睡眠，避免疲劳和过早负重的前提下，按适宜的运动方式进行适当强度的身体活动和锻炼，如做产后健美操等。

6.1.3 婴幼儿食谱设计

婴幼儿（0～3 岁）生长发育迅速，其中出生后至满 2 周岁阶段，构成生命早期 1000 天关键窗口期中 2/3 的时长，该阶段的营养和科学喂养，对体格生长、智力发育、免疫功能等产生至关重要的影响。良好营养和科学喂养是婴幼儿近期和远期健康最重要的保障。

【婴儿辅食添加】

1. 婴幼儿体格发育的特点与营养需求

婴儿期指从出生到1周岁，幼儿期指1～3岁。6月龄内是一生中生长发育的第一个高峰期。足月出生的婴儿，4～6月龄体重可达到出生时的2倍，1周岁达到出生时的3倍，2周岁达到出生时的4倍；身长也在1周岁时增加50%，在13～24月龄间可再增加39%，大约达到成人身高的一半。新生儿大脑质量约为成人的25%，2周岁可达到成人的80%。

婴儿的消化系统尚未发育成熟，功能还未健全。口腔狭小，嘴唇的褶皱很多，颊部有丰富的脂肪，有利于婴儿的吮吸。婴儿的唾液腺尚未发育成熟，唾液分泌较少，唾液淀粉酶含量较低，不利于淀粉的消化。3～4个月时，唾液腺才逐步发育完善，6个月起唾液的作用增强。

婴幼儿的能量需要包括基础代谢、体力活动、食物特殊动力作用以及生长发育所需能量。婴幼儿时期的BMR约占总能量需要量的60%，基础代谢率高于成年人。生长发育所需要的能量为婴幼儿所特有，每增加1g体内新组织，需要4.4～5.7kcal的能量。

婴幼儿生长迅速，不仅蛋白质的量按每单位体重计大于成人，而且需要更多优质蛋白质。由于婴幼儿早期肝脏功能还不成熟，无法进行转氨基作用，因此除了成人所必需的8种氨基酸，还需要由食物提供组氨酸、半胱氨酸、酪氨酸及牛磺酸。人乳中含有的必需氨基酸的比例最适合婴幼儿生长的需要。

婴幼儿容易缺乏的矿物质主要有钙、铁和锌。由于人乳中的钙吸收率极高，因此0～6个月的婴儿不容易发生钙缺乏。尽管牛乳中钙的含量是人乳的2～3倍，但由于钙磷比例不合适以及吸收率较低，无法完全满足婴幼儿对于钙的需求。足月的婴儿体内约有300mg的铁储备，通常可以防止出生后4个月内的铁缺乏。婴儿在4～5个月后急需从膳食中补充铁，可通过铁强化的配方奶粉，米粉、肝泥及蛋黄等予以补充，同时，这些食物也是锌的较好来源。

母乳中的维生素，尤其是水溶性维生素含量受到乳母膳食和营养状态的影响。膳食合理、营养状况良好的乳母，其乳汁中的维生素一般能满足婴儿的需要。而用非配方奶粉喂养婴儿时，则应注意补充各种维生素。

2. 婴儿喂养方式

（1）母乳喂养。乳母产后第1周分泌的初乳，含有丰富的蛋白质、脂肪及免疫因子，并能为婴儿提供较多特殊的营养素，如锌及大量的长链多不饱和脂肪酸。初乳中的脂肪及乳糖都比成熟乳少，以适应新生儿脂肪和糖消化能力差的特点。如果分娩顺利，母子营养状况良好，婴儿娩出后应尽快吮吸母亲的乳头，以获得初乳。

母乳喂养具有其他乳制品不可替代的优越性，它保留了人类生命发育早期所需要的全部营养成分，是其他任何哺乳类的乳汁无法比拟的。母乳是婴儿最理想的食物，纯母乳喂养能满足婴儿6月龄内所需要的全部液体、能量和营养素。母乳中的抗体能防止感染性疾病，相关研究也证实，母乳喂养持续时间长的婴儿成年后慢性病的发病风险较低。此外，母乳喂养还可以增进母子之间的感情，有助于婴儿的智力发育，经济方便又不易引起过敏，同时还可降低母体乳腺癌、卵巢癌和2型糖尿病的风险。总之，母乳喂养是人类最原始，也是最有效、最科学的喂养方法。WHO建议婴儿6个月内应纯母乳喂养，并在添加辅食的基础上持续母乳喂养到2岁甚至更长时间。

母乳喂养需要全社会的努力，专业人员的技术指导，家庭、社区和工作单位应积极支持，因此需充分利用政策和法律保护母乳喂养。

（2）人工喂养。由于各种原因不能进行母乳喂养时，可以采用牛乳、羊乳等动物乳或其他代乳品，如婴幼儿配方奶粉喂养婴儿。这种非母乳喂养婴儿的方法即为人工喂养（图6.1）。不同动物的乳汁适合相应种类动物的幼仔，并不适合其他种类的幼仔，因此，若使用其他动物的乳汁喂养婴儿，应当进行特殊处理。

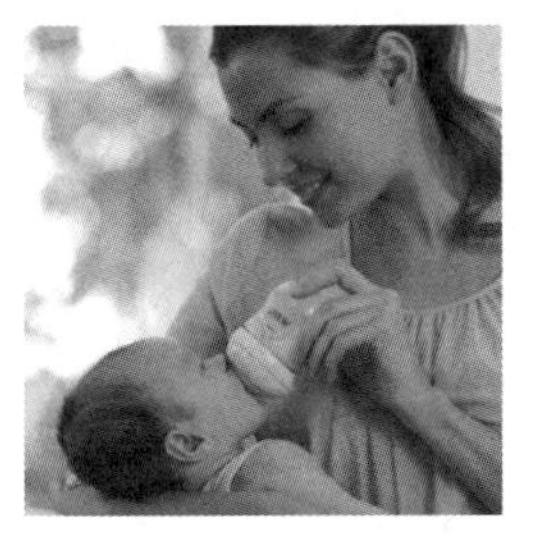

图6.1　人工喂养

随着科学技术的发展，婴幼儿配方奶粉的成分已经较为接近母乳，因此一般情况下，若实在无法进行母乳喂养，首选的婴儿食物应当是合格的配方奶粉。

【知识链接】

可以用米糊替代乳制品喂养婴儿吗?

我国并不是传统的乳制品生产大国，至今在某些农村地区仍然存在用米粉冲成米糊喂养婴儿的做法，这是极度不科学的。因为米粉中富含淀粉，而蛋白质和脂肪的含量极低，且米糊蛋白质中必需氨基酸的比例也无法满足婴儿生长发育的需要。这样喂养出来的婴儿看起来头大、嘴小，很胖，事实上却是重度营养不良导致的重度浮肿。

（3）混合喂养。母乳不足时，可用婴幼儿配方奶粉或其他乳品、代乳品补充，进行混合喂养，其原则是采用补授法，即先喂母乳，不足时再喂以其他乳品；每天应哺乳3次以上。让婴儿按时吮吸乳头，刺激乳汁分泌，防止母乳分泌量的进一步减少。

3. 婴儿辅食添加

母乳虽为婴儿最合适的食物，但也有不足之处。如维生素D，通过母乳被婴儿摄取的量很少；婴儿体内储存的铁元素在4个月左右就已经消耗殆尽，又难以通过母乳补充。同时，婴儿日益长大，需要的能量和营养素也越来越多，而母乳的分泌量却无法随之增加，反而会随着婴儿月龄的增长逐步减少。婴儿满6月龄起，应在继续母乳喂养的基础上添加辅食，使婴儿适应各类食物，慢慢过渡到一般饮食。开始添加辅食时，不要减少母乳喂养的次数，此后随着喂食量的逐步增加，可以将母乳喂养的次数逐渐减下来，直至断奶。

辅食添加的原则有三点。第一，由少到多，由细到粗，由稀到稠，次数和数量逐渐增加，待适应数日后再增加新的品种，使婴儿逐步适应。第二，应在婴儿健康、消化功能正常时添加辅食。第三，保持原味，不加食盐、糖以及刺激性调味品，1岁以后可逐渐尝试淡口味的家庭膳食。婴儿对食物的适应能力和爱好存在个体差异，开始辅食添加的时间、品种和数量增加的快慢应根据具体情况灵活掌握。

辅食添加的顺序是，先单一食物后混合食物；先液体后泥糊状，再固体；先强化铁的米粉、蛋黄、果泥、菜泥，后鱼泥、肉泥等。

【老年人配餐】

6.1.4 老年人食谱设计

随着我国经济社会发展和卫生服务水平的提高，居民人均预期寿命逐年增长，老年人口比例不断增加。老年人合理膳食有助于延缓衰老进程、促进健康和预防慢性退行性疾病，提高生活质量。

1. 老年人生理特点和营养需求

由于老年人的组织代谢细胞数目减少以及内脏器官进入老化阶段，因此老年人的基础代谢率要低于正常成人的基础代谢率。另外，老年人的体力劳动又相应减少，能量的消耗降低，因此老年人的能量需求比正常成人明显减低。随着年龄的增长，老年人都应该降低能量的摄入，与正常成人相比，60～70岁约降低20%，71岁以上降低30%。此外，医学界建议老年人能在适当的条件下进行适宜的体力活动，如有氧运动、适量的家务劳动等，这对于改善营养状况十分有益，可有效避免能量摄入高于需求而造成的超重、肥胖，避免因此引发的慢性病风险上升等后果。

虽然老年人的能量需求较正常成人有所下降，但其他营养素的需求并没有明显的降低，尤其是蛋白质。人体由于体内细胞凋亡及代谢，会不可避免地丢失蛋白质，这一过程并不随着年龄的增长而停止。且当老年人发生意外伤害或疾病时，蛋白质的消耗还会增加。然而，老年人在消化、吸收和利用蛋白质上却远低于正常成人。我国不少老年人由于食素或进食量偏少，很容易引起蛋白质缺乏。所以老年人要达到男性每日65g，女性每日55g的推荐蛋白质摄入量，且必须采用优质易消化的蛋白质。

老年人对微量营养素的需求与正常成人并无差别，但由于消化道功能降低、肝肾功能衰退，以及户外活动减少、缺乏日照导致维生素D合成减少，老年人对钙的吸收利用能力下降，不少老年人体内钙质负平衡，出现骨质疏松等症状。女性绝经后，体内激素水平发生巨大变化，导致钙大量流失，因此需注意钙的补充。

总之，老年人消化道功能减弱，营养素的吸收利用率均有降低，因此应当尽量选择营养密度高的食物进行补充，必要时可以借助营养素补充剂。

2. 老年人的合理膳食及食谱设计

（1）巧用豆制品。按《中国居民 DRIs（2013 版）》的蛋白质 RNI，男性 65g，女性 55g，如果能量主要由粮食谷物类提供，则粮食类满足的蛋白质需求只有 20～30g，其余的 25～45g 蛋白质需从大豆制品或动物性食品中获得。但如果这些蛋白质都从动物性食品中获得，则是极度不合理的做法。无论是哪种动物性食品，哪怕是非常瘦的猪肉，其中也都含有约 20% 的动物脂肪以及大量胆固醇，所以充分利用大豆制品是老年人的最佳选择。大豆类及其制品容易获取，且品种很多，可选择性很大，也比较容易消化。而且大豆中的大豆异黄酮作为一种植物激素，对人体有利，尤其是女性，可改善更年期综合征带来的困扰。其中的皂苷则是一种很好的抗氧化剂，可以延缓衰老。大豆苷和大豆素可以明显增加冠状动脉和脑血流量，降低心肌耗氧量和冠状动脉血管阻力，改善心肌营养。因此大豆制品搭配鱼、肉、蛋类，可满足老年人对蛋白质的需求，达到均衡膳食的目的。

（2）脂类的选择。按《中国居民 DRIs（2013 版）》的脂肪占能量百分比为 20%～30%，全日脂肪摄入量约在 60g 以内。我国居民习惯用植物油作为烹调用油，必需脂肪酸可以从这些油料中获得。我们日常生活中常见的菜籽油、大豆油、花生油、葵花籽油等富含多不饱和脂肪酸，橄榄油、山茶籽油富含单不饱和脂肪酸，这些不饱和脂肪酸对于人体有益，也各有长处，多种油脂可以混合使用。但饱和脂肪酸的摄入不应超过总能量的 10%。饱和脂肪酸在动植物油脂中都普遍存在，其中动物油脂中含量更高，且动物油脂中还含有大量胆固醇。因此老年人食用动物制品需有节制。对于老年人来讲，每日食物中摄取的胆固醇一般不高于 300mg，常见的蛋黄、鱿鱼、畜肉等都应当合理、有限度地食用，以降低心血管疾病的风险。

（3）科学补钙。由于乳制品中所含的钙最易被人体吸收，因此乳制品应作为老年人补钙的最佳选择。但由于我国不少老年人属于乳糖不耐受体质，因此可以尽量选择酸奶、乳糖酶处理过的牛奶等作为每日钙的最佳来源，一天可饮用牛奶约 500mL。但是牛奶饮用并非越多越好，若一天饮用 700mL 以上，反而会因蛋白质摄入过多导致经尿液排出的钙增加，造成体内钙流失。大豆制品、深色绿叶蔬菜、海带、虾皮、芝麻酱中也含有大量的钙，可以作为日常的补充。必要时也可以服用钙质补充剂。在补充钙的同时，还应保持户外活动，多晒太阳，以促进体内维生素 D 的合成，提高钙的吸收率。

（4）选择适当的烹饪方式。老年人的日常膳食应尽量选择蒸、煮、焖、炖等以水为传热媒介的加工方式，而尽量少食用煎炸、烧烤等食物。由于老年人对失水和脱水的反应会比普通成年人迟钝，加之水的代谢有助于物质代谢以及废弃物的排泄，因此建议老年人不应在口渴时才饮水，而应该定时主动饮水。《中国居民DRIs（2013版）》建议50岁以上成人饮水推荐量男性为1.7L/d，女性为1.5L/d。

老年人的膳食中可多使用汤、羹、粥等形式的菜肴，不仅补充水分，而且也更容易吸收。而腌制、酱制类食物含有大量的钠，多食易引起血压升高，不宜经常食用。此外，老年人不宜大量饮用浓茶、咖啡等饮料，戒烟少酒也是健康生活方式的重要内容。

【实例分析6–2】

孙先生今年62岁，是一名退休教师。身高176cm，体重72kg，无严重慢性病。请为他编制一份合理的一日食谱。

[步骤1] 确定孙先生的基本状况。60岁以上，男性，轻体力劳动，体重正常。

[步骤2] 查阅《中国居民DRIs（2013版）》确定孙先生每天的营养需要，孙先生每日所需营养素见表6–15。

表6–15　孙先生每日所需营养素

项　目	数　值
能量/kcal	2100
蛋白质/g	65
脂肪/（%E）	20～30
钙/mg	1000
铁/mg	12
维生素A/μg RAE	800
维生素C/mg	100

[步骤3] 计算。脂肪（g）= 能量（kcal）× 脂肪占能量百分比（20%～30%）÷ 脂肪的产能系数 = 2100 × 25% ÷ 9 ≈ 58.3（g）

碳水化合物 =［能量（kcal）– 蛋白质提供能量（kcal）– 脂肪提供能量（kcal）］÷ 碳水化合物的产能系数 =（2100–65 × 4–2100 × 25%）÷ 4 ≈ 328.8（g）

[步骤4] 确定餐次比。孙先生可采取一日三餐制，其中早餐、晚餐占总能量的30%，午餐占总能量的40%。

[步骤5] 确定主食和副食。分别挑选早餐、午餐、晚餐的主食和副食，遵循粗细搭配、食物多样、口味清淡的原则。

[步骤6] 编制食谱，孙先生一日食谱见表6–16。

表 6–16 孙先生一日食谱

餐 次	食物名称	可食部原料及质量
早餐	豆沙包	小麦粉 60g、赤小豆 30g、绵白糖 10g
	红薯粥	红薯 75g、红枣干 5g、粳米 25g
	卤香干	豆腐干 50g
	凉拌海木耳	大蒜 10g、海木耳 100g、陈醋 5g、酱油 2g
	烹调用植物油	大豆油 6g
午餐	绿豆饭	大米 90g、绿豆 10g
	鲜玉米	玉米 100g
	虾米炒豆芽韭菜	绿豆芽 100g、虾米 5g、韭菜 35g
	洋葱炒肉	猪肉 25、洋葱 100g
	胡萝卜炖羊肉	羊肉 25g、山药 50g、胡萝卜 70g
	烹调用油	花生油 10g
	葡萄	葡萄 200g
晚餐	馒头	面粉 50g
	枸杞粥	粳米 30g、枸杞 10g
	凉拌菠菜	菠菜 100g、芝麻 5g
	西芹百合腰果	腰果 10g、西芹 75g、百合 25g
	烹调用油	菜籽油 10g
	桃子	桃子 100g

[步骤 7] 食谱营养成分计算及评价，食谱提供的营养素见表 6–17，三餐餐次能量比和宏量营养素供能比见表 6–18。

表 6–17 食谱提供的营养素

项 目	能量 /kcal	蛋白质 /g	脂肪 /（%E）	碳水化合物 /g	钙 /mg	铁 /mg	维生素 A /μg RAE	维生素 C /mg
摄入量	2152.3	73.5	21.4	341.9	600.3	31.6	1392.7	160.2
目标量	2100	65	20 ～ 30	328.8	1000	12	1000	100
百分比 /（%）	102	113	范围内	104	60	263.3	139.3	160.2

表 6-18　三餐餐次能量比和宏量营养素供能比

餐　次	能量 /kcal	蛋白质 /g	脂肪 /g	碳水化合物 /g
早餐	672.3	26.0	9.4	111.1
午餐	880.2	30.4	23.2	137.5
晚餐	599.9	17.2	17.6	93.3
合计	2152.4	73.6	50.2	341.9
餐　次	能量 /（%）	蛋白质 /（%）	脂肪 /（%）	碳水化合物 /（%）
早餐	31.2	35.3	18.8	32.5
午餐	40.9	41.3	46.2	40.2
晚餐	27.9	23.4	35.0	27.3
供能比	100	13.9	21.4	64.7

根据能量、各种营养素膳食参考摄入量以及餐次比，查找食谱提供的营养素与预定目标的差别，相差在 ±10% 左右可认为基本符合要求。由表 6-18 可知，能量、脂肪、碳水化合物与目标量基本符合，蛋白质稍超标准；由表 6-17 可知，铁、维生素 A、维生素 C 超出目标值较多，而钙的摄入量只有目标值的 60%。因此可增加含钙丰富食物的供给。而维生素 A、维生素 C、铁等营养素的供应，只要在一周内保持平衡即可，不一定每天都十分精确地与供给量标准完全一致。

由表 6-18 可知，在三餐餐次能量比和宏量营养素供能比方面，基本上符合老年人的比例要求。

6.2 慢性病人群食谱设计

【糖尿病人群的合理膳食】

6.2.1 糖尿病人群食谱设计

糖尿病是一种以高血糖为特征的代谢性疾病。WHO 将糖尿病分为 1 型糖尿病、2 型糖尿病、妊娠期糖尿病和其他类型糖尿病四种。大约 90% 的妊娠期糖尿病患者在分娩后即可痊愈，1 型和 2 型糖尿病比较常见。1 型糖尿病为胰岛素依赖型糖尿病，症状一般发现于儿童期或青少年时期，发病原因是自身免疫系统攻击产生胰岛素的 β 细胞，导致胰岛素分泌不足，患者需要通过注射外源性的胰岛素来控制体内血糖。2 型糖尿病也称非胰岛素依赖型糖尿病，常出现于成人，尤其是中老年群体，发病原因主要是组织细胞对胰岛素的抵抗，即细胞无法与胰岛素顺利结合，导致血液中的葡萄糖无法进入细胞内进行氧化功能，而使血糖浓度上升。

糖尿病的最主要症状有“三多一少”，即多饮、多食、多尿和体重减轻。临床上的诊断标准可见表 6–19。

表 6-19　糖尿病、糖耐量减退和空腹血糖调节受损的诊断标准

项　目	静脉血糖	
	空腹 /(mmol/L)	餐后 2 小时 (或口服葡萄糖 75g)/(mmol/L)
正常血糖	< 6.1	< 7.8
糖尿病	≥ 7.0	≥ 11.1(或随机血糖)
糖耐量减退	< 7.0	7.8 ～ 11.1
空腹血糖调节受损	6.1 ～ 7.0	< 7.8

糖尿病是一种慢性进行性疾病，严重危害人体健康，目前尚无法根治，因此糖尿病已经成为我国严重的公共健康问题之一。糖尿病的发病涉及遗传、饮食、生活方式等诸多因素，病因复杂，预防困难，因而糖尿病的病后保健是提高治疗效果、解除病痛、提高患者生活质量的有效措施。而国际公认的糖尿病最佳基础保健措施就是坚持长期饮食控制，所以对糖尿病患者的膳食指导对于病情控制至关重要。

1. 糖尿病人群的营养原则

饮食疗法是所有糖尿病人群必须长期严格执行和坚持的一项措施。适当的节制饮食可以减轻胰岛 β 细胞的负担，对于无症状或者症状较少的轻症患者，饮食疗法是主要的治疗方法。对于重症患者，除了药物治疗，更应严格控制饮食，同时还要求膳食中含有足够的营养以及适当的糖类、脂肪等。

（1）控制总能量摄入。糖尿病患者应经常进行体重监测，保持适宜的体重。能量供应以维持或略低于理想体重为宜（不同体力劳动强度的能量需求量见表 6–20）。既要防止能量过低出现酮血症、低血糖，也要防止能量过高导致血糖难以控制。糖尿病患者膳食的总能量应严格计算，并按照食谱设计严格执行。

表 6–20　不同体力劳动强度的能量需求量

劳动强度	举　例	所需能量 / [kcal/ (kg · d)]		
		消瘦	正常	肥胖
卧床	—	25 ～ 30	20 ～ 25	15
轻	办公室职员、教师、钟表修理工	35	30	20 ～ 25
中	学生、司机、电工、外科医生	40	35	30
重	农民、建筑工人、搬运工、伐木工	45 ～ 50	40	35

注：年龄超过 50 岁，每增加 10 岁，酌情减少 10% 左右的能量摄入。

（2）合理控制碳水化合物。糖尿病患者的碳水化合物摄入量应占总能量的50%～60%。一般来说，每日碳水化合物的摄入量可在250～300g，肥胖患者应在150～200g。糖尿病患者对碳水化合物的来源要求很高，因为不同的碳水化合物对血糖的影响不同，可尽量选择血糖生成指数较低的食物。一般来说，高分子碳水化合物（如淀粉等）对血糖影响相对较小，可经常食用，但要相应减少主食的摄入；莜麦、燕麦、荞麦面、玉米渣、绿豆等杂粮、杂豆中则含有大量膳食纤维，与精米白面相比，血糖生成指数更低，宜与大米面粉混合作为主食。而蔗糖、麦芽糖、葡萄糖等小分子糖类对血糖的影响较大，应严格限制其摄入量，因此含糖分高的食品如蜂蜜、高糖水果等都应限制摄入。糖尿病患者若喜欢甜食，可适当食用甜味剂，如木糖醇、甜菊糖、阿斯巴甜等。尽管市场上有不少食品标明使用甜味剂，但是这些食品仅仅是蔗糖含量较低，并不代表淀粉等多糖含量低，尤其是中国传统的汤圆、月饼等食品，即便使用甜味剂替代蔗糖，依旧属于高糖、高脂肪食品，糖尿病患者仍应限制摄入。

【知识链接】

血糖［生成］指数

血糖［生成］指数（Glycemic Index，GI）是表示某种食物升高血糖效应与标准食品（通常为葡萄糖）升高血糖效应之比，用于衡量食物中的糖类对血糖的影响。GI通常反映了一种食物能够引起人体血糖升高多少的能力。食物的GI由人体实验测得。

高GI的食物进入肠胃后消化快，吸收率高，糖类分解为葡萄糖后迅速进入血液，血糖升高较快。而低GI的食物在消化道内停留时间较长，消化慢，吸收率低，葡萄糖进入血液后峰值低，血糖下降也较为缓慢。因此一般认为，合理利用低GI食品对于调解和控制人体血糖有较大好处。一般来说，GI值小于55则称为低GI食品，GI值在55～70之间为中GI食品，而GI值在70以上则为高GI食品。

食物GI值的高低通常和食物的成分密切相关。一般来说，膳食纤维、抗性淀粉等不易消化吸收的多糖含量高的食物GI值相对较低。如白面包、大米饭的GI值分别为88、83，为高GI食物；豆类、乳类、蔬菜为低GI食物。谷类、薯类、水果常因品种和加工方式不同，特别是其中膳食纤维的含量发生变化，而引起其GI的变化。常见食物的GI值见表6-21。

表6-21 常见食物的GI值

食物名称	GI值	食物名称	GI值	食物名称	GI值
白面包	88	南瓜	75	酸奶	48
面条	82	山药	51	牛奶	28
馒头	88	胡萝卜	71	苹果	36
大米饭	83	花生	14	香蕉	52
烙饼	80	大豆（浸泡，煮）	18	梨	36

续表

食物名称	GI 值	食物名称	GI 值	食物名称	GI 值
油条	74	绿豆	27	鲜桃	28
玉米片	79	四季豆	27	猕猴桃	52
小米（煮）	71	豌豆	33	菠萝	66
荞麦	54	藕粉	33	柑橘	43
荞麦面条	59	玉米粉	68	葡萄	43
熟甘薯（红）	77	可口可乐	40	柚子	25
甘薯（生）	54	葡萄糖	100	西瓜	72
土豆（煮）	66	白糖	84	蜂蜜	74
糯米	66	苏打饼干	72	巧克力	49

（3）严格控制脂肪和胆固醇的摄入。由于糖尿病患者代谢异常，脂肪的不合理摄取容易导致脂肪肝、心血管疾病或产生酸中毒，因此应保证脂肪供能占总能量的25%～30%。对于一些含有大量饱和脂肪酸的动物脂肪应尽量控制，宜多选择含有较多不饱和脂肪酸的植物油脂，如大豆油、花生油、菜籽油、橄榄油等。糖尿病患者比常人更易患动脉粥样硬化，因此要限制饮食中胆固醇的含量，每天低于300mg，对于蛋黄、鱿鱼、动物内脏、畜肉等食物都应有节制地食用。

（4）增加膳食纤维的摄入。膳食纤维的存在可以延缓葡萄糖的吸收时间，有降低血糖和改善耐糖量的作用。膳食中应多吃一些蔬菜、麦麸、豆类及全谷等。可溶性纤维可以增加胰岛素的敏感性，可以降低餐后血糖的急剧升高，机体只需分泌较少的胰岛素就能维持代谢。久而久之，可溶性纤维就可以降低循环中的胰岛素水平，减少糖尿病患者对胰岛素的需求，同时还可以降低胆固醇，防止高血脂及冠心病等。建议每日膳食纤维摄入量为30～40g。

（5）保证丰富的维生素和矿物质。充足的维生素C可以提高靶细胞对胰岛素的敏感性，有助于血糖的氧化代谢，改善糖尿病的代谢紊乱。糖尿病患者代谢紊乱，脂肪氧化增多，维生素 B_1、维生素 B_2、烟酸的消耗增加，维生素A对视觉有保护作用，糖尿病患者应多食用富含维生素C、B族维生素、维生素A的食物，必要时可服用补充剂。

三价铬（Cr^{3+}）是葡萄糖耐量因子的组成部分，是胰岛素的辅助因子，故能增加周围组织对胰岛素的敏感性，使碳水化合物的氧化分解加速，降低血糖；锌是胰岛素的组成成分；镁和外周组织能促进胰岛素的合成与分泌，从而降低血糖。因此应适量增加铬、锌、镁等微量元素的摄入，减少钠盐的摄入。

（6）不饮酒和咖啡因饮料。酒精也能提供能量，过量饮用容易使糖尿病患者能量摄入失控，一般认为糖尿病患者还是不饮酒为宜。且长期饮酒对肝脏不利，易患高血脂和脂肪肝等。

咖啡因可刺激血脂和血糖升高，引起血液胆固醇成分比例失调，并会促进消化、增加体重，因此糖尿病患者不宜饮用含咖啡因的饮料。

（7）定时定量进餐或少食多餐。定时定量进餐或少食多餐对于糖尿病患者来讲都是一种良好的饮食习惯。既可以使血糖维持在基本正常的水平，也有利于减缓葡萄糖在肠道的吸收，增加胰岛素的释放。

2. 糖尿病人群的食谱设计

糖尿病人群的膳食需要严格定量计算，因此在具体操作中可能较为复杂，我们可以采用交换份法使设计趋于简单化。

【实例分析 6–3】

有一糖尿病患者 42 岁，身高 158cm，体重 56kg，办公室职员，计算其每日所需能量及宏量营养素的量，并应用交换份法编制一日食谱一份。

[步骤 1] 患者标准体重 =158–105=53（kg）。

[步骤 2] BMI=56÷（1.58×1.58）≈22.4（kg/m²），体型正常。

[步骤 3] 查阅成年糖尿病患者每日能量需要量表，可知正常体型、轻体力劳动者标准体重能量需要量为 30kcal/kg，因此能量需要量 =30×53=1590（kcal）。

[步骤 4] 每日碳水化合物需要量 =1590×60%÷4=238.5（g）

每日蛋白质需要量 =1590×15%÷4≈59.6（g）

每日脂肪需要量 =1590×25%÷9≈44.2（g）

[步骤 5] 每日应供给患者碳水化合物 238.5g，蛋白质 59.6g，脂肪 44.2g。三餐餐次比按照 3∶4∶3 计算。参照交换份法相关表格可查得每日需主食 250g，蔬菜 500g，肉蛋类 150g，豆乳类 250g，食用油 25g。可得出一日食谱，见表 6–22。

表 6–22　糖尿病患者一日食谱举例

餐 次	食物名称	原料及质量
早餐	全麦无糖面包	全麦粉 50g
	牛奶	牛奶 250mL
	茶叶蛋	鸡蛋 50g
	水果	苹果 100g
午餐	肉丝炒芹菜	瘦肉 50g、芹菜 100g
	韭菜炒豆芽	韭菜 25g、豆芽 100g
	米饭	大米 100g
	食用油	大豆油 12g

续表

餐 次	食物名称	原料及质量
晚餐	蒜蓉黄瓜	黄瓜 100g
	肉末豆腐	肉末 50g、豆腐 100g
	虾皮紫菜汤	虾皮 5g、紫菜 5g
	蒸玉米面发糕	玉米粉 50g、面粉 50g
	食用油	菜籽油 12g

【知识链接】

糖尿病患者食谱中可以搭配水果吗?

很多人认为糖尿病患者既然要控制血糖，凡是有甜味的东西都不能吃，这是错误的。实际上，绝大部分水果的血糖反应都比米饭、馒头等普通主食低，而它们本身所含的碳水化合物总量也较少，因此引起的血糖波动比吃主食要低。在保证一日总碳水化合物数量不变的前提下，摄入 200～400g 水果并不会对血糖反应带来不利影响。相反，水果中富含多种抗氧化成分和膳食纤维，对于改善糖尿病患者的代谢紊乱状况是有益的。在设计水果时，应考虑选择低甜度、高抗氧化成分、高纤维的水果，如草莓、蓝莓、猕猴桃、橙子、柚子、苹果、樱桃、火龙果、小西红柿、桑葚等。含糖量过高的水果应慎用，如鲜枣、葡萄、龙眼等。

6.2.2 高血压人群食谱设计

临床上高血压主要分为两种，一种称为原发性高血压，是一种以血压升高为主要临床表现而病因尚未明确的独立疾病；另一种称为继发性高血压，又称为症状性高血压，这种疾病病因明确，如肾脏疾病、内分泌功能障碍等，高血压仅为其中一种症状，血压可暂时性或持久性升高。原发性高血压占所有高血压患者的 90% 以上，较为常见。我国对高血压的诊断与分级见表 6–23。

表 6–23 我国对高血压的诊断与分级

类别	收缩压 /mmHg	舒张压 /mmHg
正常	< 120 和	< 80
正常高值	120 ～ 139 和(或)	80 ～ 89
高血压	≥ 140 和(或)	≥ 90
1 级高血压(轻度)	140 ～ 159 和(或)	90 ～ 99
2 级高血压(中度)	160 ～ 179 和(或)	100 ～ 109
3 级高血压(重度)	≥ 180 和(或)	≥ 110
单纯收缩期高血压	≥ 140 和	< 90

高血压患者起病隐匿，病情发展缓慢，受情绪、生活变化影响明显。血压持续偏高可伴有头痛、头晕、头颈疼痛；长期高血压则可合并严重并发症，严重危害人体的健康和生命。原发性高血压患者的全身小动脉处于长期、反复的痉挛状态，血压升高使得小动脉内膜因压力负荷、缺血、缺氧，出现玻璃样病变。随着病程发展，病变涉及小动脉中层，最后管壁增厚、硬化、管腔变窄，呈现不可逆的病变。这种病变进一步导致血压升高，且可发生在全身各器官，最终导致组织器官缺血。加之高血压患者易并发动脉粥样硬化，尤其是主动脉及肾小球动脉，因此原发性高血压最常见的并发症是脑出血、脑血栓、冠心病、心肌梗死、高血压性心力衰竭、肾衰竭和主动脉夹层动脉瘤等。

1. 引发高血压的营养因素

尽管原发性高血压的病因至今尚未明确，但通过大量流行病学调查证明，一般与遗传及多种后天因素有关。这些后天因素包括肥胖、饮食结构不合理、生存压力以及生活方式等。其中，膳食失衡是极为重要的一个因素。

（1）食盐摄入。人的平均血压水平与食盐的摄入密切相关。当每日食盐摄入量小于3g时，平均血压水平较低，而每日7～8g的食盐摄入量则会引起高血压发病率的大大升高。每日摄入食盐每减少1g，可使血压平均下降1mmHg。因此WHO建议每日食盐摄入量为5g。事实上，我们所食用的食物中均含有钠元素，日常饮食中的钠元素完全可以满足人体需要，因此烹调添加的食盐可以尽可能减少。然而，我国传统的饮食习惯十分倚重食盐调味，导致我国居民整体食盐摄入量偏高，大部分居民平均每日摄入食盐9g，东部沿海地区甚至高达12～13g。

（2）脂肪。膳食中脂肪摄入过多，尤其是动物脂肪摄入过多，可导致机体能量过剩、超重肥胖、血脂升高、血液黏滞系数增大、外周血管阻力增大、血压上升。增加不饱和脂肪酸的摄入能使血液中高密度脂蛋白浓度上升，有利于甘油三酯和胆固醇转运至肝脏中进行分解，降低血液黏滞系数，防止动脉粥样硬化和血管狭窄，降低血液阻力，防止血压升高，还可延长血小板凝聚的时间，抑制血栓的形成。另外，必需脂肪酸还有利于血管活性物质的合成，对降低血压、防止血管破裂有一定作用。

（3）维生素。维生素C可增加血管的弹性，降低外周阻力，有一定的降压作用，并可降低血清胆固醇，软化血管，有利于预防高血压的并发症，防止心脑血管疾病。维生素E的抗氧化作用可以稳定细胞膜结构，防止血小板凝聚，可预防并发症动脉粥样硬化的发生。B族维生素可以保护血管结构，改善脂质代谢。

（4）其他矿物质。低钾饮食也是高血压发病的原因之一。钾离子可以促进钠离子的排出，使得血容量下降，血压下降。补钾限钠的饮食在控制血压效果上要好于单纯的限制钠盐的饮食。

现代医学研究发现，血液中钙离子浓度的高低与高血压也有一定的关系。高钙膳食有利于降低血压，可能和钙摄入高时的利尿作用有关。此时钠的排出增多，血容量减少，可导致血压下降。此外，血液中钙离子浓度较高时，降钙素分泌增加。降钙素可以扩张血管，也有利于血压的下降。

镁的摄入量与高血压发病风险呈负相关。提高膳食中镁的摄入有利于降血压，可降低血管紧张性和收缩性，减少细胞内钙含量，促进血管舒张。

2. 高血压人群的饮食原则

（1）控制总能量的摄入，达到并维持理想体重。由于外源性血管压力增大，肥胖者的高血压发病率比正常体重者显著增加。减轻体重和避免肥胖是防治高血压的关键。超重和肥胖者适度减少 10%～15% 的体重对于控制和改善血压大有裨益。

（2）减少脂肪摄入，限制胆固醇，适度补充优质蛋白。对于高血压人群，膳食中脂肪的供能比应控制在 25% 以下，每日脂肪供给量为 40～50g。同时应限制动物脂肪的摄入，选择富含不饱和脂肪酸的油脂和坚果类。胆固醇的摄入应控制在 300mg 以下，因此高胆固醇食物摄入应有节制。优质蛋白应适量补充，尤其是大豆蛋白。大豆蛋白对血浆胆固醇水平有显著的降低作用，可防止高血压并发的其他心血管疾病。鱼类、禽类的蛋白质可改善血管的弹性和通透性，建议每周进食 2～3 次。此外，脱脂牛奶、酸奶、海鱼类、虾类对于血压的降低也有一定作用。

（3）降低钠盐的摄入量，增加钾、钙、镁的摄入量。轻度高血压患者每日食盐摄入量在 3～5g 为宜，中度高血压患者每日食盐摄入量 1～2g，而重度高血压患者应予以无盐饮食。同时，临床证明，低钠高钾食品具有治疗和预防高血压的作用。增加钾的摄入，对年龄在 36 岁以下的青壮年原发性高血压有很好的辅助治疗作用。在日常饮食中，钠、钾离子应保持平衡，比例为 2∶1。大部分食物中都含有钾元素，其中蔬菜和水果中钾元素含量更高，因此高血压人群不妨多多食用蔬菜和水果。此外，高钙饮食治疗高血压也有一定疗效。乳制品是钙质的最佳来源，钙质含量高且易吸收。且牛奶还是低钠食品，对于降低血压亦有好处。提倡多摄入富含镁的食物，如各种干豆、鲜豆、蘑菇、桂圆、豆芽等。

（4）多吃新鲜的水果蔬菜。新鲜的水果蔬菜中含有大量膳食纤维，可促进肠道蠕动。新鲜的蔬菜和水果中还含有大量的维生素 C，有利于改善心肌功能和血压循环，防止高血压的发展。

（5）饮食有节，科学饮水，限制饮酒。高血压人群应定时定量进食，不宜过饥或过饱，不暴饮暴食。饮用茶水以绿茶、花果茶为宜，不宜过浓。酒精能影响细胞膜的通透性，使细胞内游离钙浓度升高，引起外周小动脉收缩，导致血压升高，增加高血压人群发生脑血管意外的风险。故高血压人群应尽量戒酒。

【DASH 饮食】

（6）高血压治疗膳食（Dietary Approaches to Stop Hypertension，

DASH）是美国提出的一种帮助降低血压的饮食方法。该膳食富含水果、蔬菜，包括全谷物、禽肉、鱼类、坚果，少甜点、少含糖饮料和少红肉。富含的营养素有：膳食纤维、钾、镁、钙和蛋白质，总脂肪、饱和脂肪酸、胆固醇含量较低。研究发现DASH可以使轻度高血压患者的收缩压和舒张压均降低，与单独使用降压药的效果类似。

3. 高血压人群的食谱设计

高血压人群的膳食应以氽、煮、拌、炖等少油的烹饪方式为主，尽量减少油炸、烧烤食物。高血压人群一日食谱举例见表6–24。

表6–24 高血压人群一日食谱举例

餐 次	食物名称	原料及质量
早餐	豆浆燕麦粥	豆浆200mL、燕麦片50g
	混合蔬果汁	柠檬70g、小白菜70g、猕猴桃70g
早点	苹果	苹果100g
	酸奶	酸奶150mL
午餐	鲜豌豆米饭	豌豆30g、大米50g
	绿豆汤	绿豆10g
	洋葱草菇炒豆腐	豆腐80g、草菇50g、洋葱30g、大豆油8g
	凉拌苋菜	苋菜150g、芝麻油、5g
	拌三丝	海带丝50g、金针菇30g、胡萝卜丝30g
午点	荸荠	荸荠130g
晚餐	全麦馒头	全麦粉80g
	玉米糊	玉米粉10g
	芹菜炒鸡丝	芹菜100g、鸡肉50g、菜籽油10g
	核桃仁拌木耳	核桃仁25g、木耳50g

6.2.3 动脉粥样硬化及冠心病人群食谱设计

1. 动脉粥样硬化

动脉粥样硬化是动脉管壁增厚变硬、失去弹性和管腔缩小，动脉内膜上积聚的脂质外观呈黄色粥样。动脉粥样硬化的发病原因尚未完全明确，但大量流行病学研究证实，动脉粥样硬化为一种多原因疾病，主要因素包括遗传、性别、年龄、肥胖、血脂异常、高血压、糖尿病、不良饮食习惯、抽烟、酗酒等。

动脉粥样硬化发生、发展是一个缓慢渐进的过程。患者从青少年时期开始即有血管壁的脂肪条纹形成，至40岁左右病变的血管明显变窄。动脉粥样硬化的病理变化主要累及体循环系统的大型肌弹力型动脉（如主动脉）和中型肌弹力型动脉（以冠状动脉和脑动脉罹患最多，肢体各动脉、肾动脉和肠系膜动脉次之，下肢多于上肢），而肺循环动脉极少受累。

2. 冠心病

冠状动脉的粥样硬化使血管腔狭窄或阻塞，导致心肌缺血、缺氧而引起的心脏病即为冠心病。冠心病的临床症状主要表现为胸闷、胸痛等，可导致心绞痛、心肌梗死、冠状动脉猝死等。

3. 引发动脉粥样硬化和冠心病的营养膳食因素

饮食与动脉粥样硬化及冠心病的发病关系十分密切。高能量、高脂肪（尤其是高胆固醇及高饱和脂肪酸）的饮食是导致动脉粥样硬化的重要因素。动脉壁中的粥样斑块的主要成分就是胆固醇。饱和脂肪酸可以显著升高血液中甘油三酯和低密度脂蛋白的水平，导致胆固醇在血管内壁的沉积。降低膳食中的饱和脂肪酸含量可预防和延缓动脉粥样硬化的发生。我国营养学会推荐每日饱和脂肪酸供能不超过总能量的10%。此外，随着我国居民饮食逐步西化，反式脂肪酸对心血管的不良影响也日益显著。反式脂肪酸的摄入可明显增加心血管疾病的危险性，对于动脉粥样硬化的致病性比饱和脂肪酸更强。因此反式脂肪酸的摄入应小于总能量的1%。

同时，由于高糖饮食中，超过身体需要的部分糖类也会被转化成脂肪储存于体内，因此饮食中必须控制能量和脂肪的摄入才能防止动脉粥样硬化的发生。而膳食纤维的摄入量则与心血管疾病的危险性呈负相关。膳食纤维具有调节血脂的作用，可降低血清的甘油三酯和低密度脂蛋白的水平，尤其是可溶性膳食纤维。

4. 动脉粥样硬化和冠心病人群的营养原则

（1）控制总能量的摄入。由于肥胖者的冠心病发病率是正常人的5倍，因此维持理想体重对心血管疾病的预防及治疗都十分重要。中年以后体力活动相对减少，基础代谢率也不断下降。因此每日所需的能量也应相应减少，同时切忌暴饮暴食，避免过饱，最好少食多餐，每日4～5餐为宜。

（2）限制脂肪和胆固醇摄入。限制总脂肪、饱和脂肪酸、胆固醇和反式脂肪酸的摄入量是防治高胆固醇血症和动脉粥样硬化及冠心病的重要措施。脂肪摄入量以占总能量的20%～25%为宜，饱和脂肪酸摄入量应少于总能量的10%，反式脂肪酸每天摄入量应不超过2.0g。适当增加不饱和脂肪酸的摄入，单不饱和脂肪酸摄入量宜不少于总能量的10%，多不饱和脂肪酸摄入量宜占总能量的10%。鱼类富含n-3多不饱和脂肪酸，对心血管有保护作用，可适当多吃。少吃富含胆固醇的食物，如猪脑和动物内脏等，但吃鸡蛋时不必弃去蛋黄。高胆固醇血症者应进一步降低饱和脂肪酸摄入量，使其低于总能量的7%，控制胆固醇的摄入量。反式脂肪酸摄入量应低于总能量的1%。

（3）少吃甜食，增加膳食纤维摄入。碳水化合物应占总能量的60%左右，限制单双糖的摄入，少吃甜食、控制含糖饮料的摄入。膳食中应增加蔬菜水果、粗粮等含有大量膳食纤维的食物。

（4）控制食盐的摄入。食盐的过多摄入可引起血压升高，加剧动脉粥样硬化及冠心病病情的发展，因此，和高血压患者一样，冠心病患者也应尽量控制饮食中食盐的量，选择高钾低钠的饮食。

（5）多吃富含植物化学物的食品。植物化学物有利于心血管的健康，鼓励多吃富含植物化学物的食物，如大豆、黑色和绿色食物、洋葱、香菇等。

5. 动脉粥样硬化和冠心病人群的一日食谱举例（表6-25）

表6-25 动脉粥样硬化和冠心病人群的一日食谱举例

餐次	食物名称	原料及质量
早餐	法式面包	面包100g
	脱脂牛奶	脱脂牛奶200mL
	凉拌海带	海带100g、酱油5mL、芝麻油2g
	凉拌菠菜	菠菜100g、芝麻5g、橄榄油2g
早点	西瓜	西瓜150g
午餐	金银饭	粳米80g、玉米20g
	青椒炒茄子	青椒25g、茄子100g、菜籽油5g
	花蛤炒西葫芦	西葫芦150g、蛤蜊50g、菜籽油5g
	蒜薹拌香干	蒜薹100g、豆腐干50g、橄榄油2g
午点	香蕉	香蕉100g
晚餐	萝卜丝牛肉汤	牛肉20g、白萝卜100g
	发糕	小麦粉60g、玉米粉40g
	炝炒西兰花	西兰花100g、菜籽油5g
	南瓜炖土豆	土豆50g、南瓜100g

6.2.4 肥胖人群食谱设计

【肥胖与饮食】

肥胖是由于长期能量摄入超过能量消耗而导致的体内脂肪积累过多，而造成的一种营养代谢失衡型疾病。肥胖在欧美发达国家十分流行。在我国，随着经济发展和生活水平的提高，肥胖人数也日益增多，已经成为不可忽视的严重威胁国民健康的危险因素。

1. 肥胖的定义和评价指标

肥胖按发生的原因可以分为遗传性肥胖、继发性肥胖和单纯性肥胖。遗传性肥胖较为罕见，通常由于 DNA 缺陷引起，常为家族性肥胖。继发性肥胖主要指由于某种疾病引起的肥胖，一般有明显的疾病因素可寻。如某些神经－内分泌－代谢紊乱基础上发生的肥胖，如下丘脑病变、垂体瘤、甲状腺功能减退等。单纯性肥胖为最常见的一种，一般体态匀称，皮下脂肪分布均匀，多数患者喜食油腻及甜味食品，不爱活动。单纯性肥胖的病因普遍认为是能量摄入和消耗之间的不平衡。父母肥胖等遗传因素也与单纯性肥胖发生密切相关。有部分学者还认为肥胖者情绪紧张、忧郁等心理因素也与其发病有关。

肥胖常用的评价指标除 BMI 外，还包括腰围、腰臀比、标准体重、皮褶厚度等。中国成人的 BMI 值与体重类型见表 6–26。

表 6–26 中国成人的 BMI 值与体重类型

BMI 值	体重类型
18.5 ～ 23.9	正常
24 ～ 27.9	超重
≥ 28	肥胖

（1）腰围，用来测定腹部脂肪的分布。腹部脂肪过度积聚，称腹型肥胖（中心性肥胖），危害性很强。判断标准为男性≥ 85cm，女性≥ 80cm。

（2）腰臀比，即腰围与臀围的比值。腹型肥胖的危害格外严重，与代谢综合征、糖尿病、高血压、冠心病等心脑血管疾病发病率呈显著正相关，国际上通用腰臀比来判定。我国男性腰臀比≥ 0.9，女性腰臀比≥ 0.8 可诊断为腹型肥胖。

（3）标准体重，成人标准体重（kg）= 身高（cm）–105。体重超过标准体重 10% 为超重，超过 20% 则可认定为肥胖。其中，超过 20%～30% 为轻度肥胖，超过 30%～50% 为中度肥胖，超过 50% 为重度肥胖，超过 100% 为病态肥胖。

（4）皮褶厚度，是衡量个体营养状况和肥胖程度较好的指标，主要表示皮下脂肪厚度，可间接评价人体肥胖与否，主要是针对无法用 BMI 指标判定的特殊人群。WHO 推荐选用上臂肱三头肌、肩胛下角部、脐旁三个测量点。皮褶厚度可在一定程度上反映身体内的脂肪含量。

2. 肥胖的危害

肥胖本身的症状多为非特异性症状，多数症状与肥胖的严重程度和年龄有关。

肥胖者一般都有气喘、心慌等症状。肥胖者在活动时消耗的能量及氧气增加，横膈肌受腹部堆积的脂肪积压而抬高，使肺部扩张受限，换气量减少，故而二氧化碳滞留，产生缺氧，引起呼吸困难、气喘、心慌等。久而久之可激发肺动脉高压形成肺心病。睡眠呼吸暂停综合征与肥胖引起的气喘也有一定关系，该病特点为睡眠中阵发性呼吸暂停，发病隐匿，有时可危及生命。

肥胖者患高血压、高血脂和糖尿病的风险也比正常体重人群高出很多。据调查显示，20～55岁妇女中，肥胖妇女发生糖尿病的风险是正常妇女的20多倍。发生糖尿病风险随着BMI的增加而增加，随体重减轻而下降。肥胖也是心血管疾病发病和死亡的一个重要的独立危险因素。BMI还与心血管疾病发生呈正相关。肥胖还是胆石症的一个危险因素。肥胖者发生胆石症的危险是正常人的3～4倍，而腹型肥胖者发生胆石症的风险更大。肥胖者胆汁内胆固醇过饱和，胆囊收缩功能下降是胆石症形成的因素。由于胆石症常合并胆囊炎，所以急慢性胆囊炎在肥胖者中也常见。

3. 肥胖人群的饮食原则

（1）控制总能量的摄入。减少能量摄入，使能量代谢呈现负平衡是肥胖人群饮食最重要的原则。减少能量应循序渐进，切忌骤然降低至最低水平以下，且能量降低要适量。减少能量是以必须保证能从事正常的活动为原则。一般来说，轻度肥胖者，每天能量摄入可低于消耗的125～250kcal，每月可减轻0.5～1.0kg体重；中度以上的肥胖者，每日能量摄入可低于消耗的550～1100kcal，每周可减轻0.5～1.0kg体重。但需注意，每天的能量摄入应在1000kcal以上，否则将影响正常活动，引起不良反应。

（2）严格限制脂肪的摄入。脂肪应占总能量的20%～25%，不宜超过30%；每日膳食胆固醇供给量以少于300mg为宜。食用油应尽量选择植物油，富含动物脂肪和饱和脂肪酸的食物应有节制食用。肉类食用时尽量选择瘦肉，烹调用油控制在每日10～20g。

（3）适当减少碳水化合物的摄入。膳食中的碳水化合物消化快，容易造成饥饿感，对减肥不利。适当降低碳水化合物的比例，但过低可能诱发机体出现因脂肪氧化过度引起的酮症。碳水化合物提供能量不低于总能量的50%为宜，主要限制简单糖的摄入，增加膳食纤维的摄入。由于膳食纤维本身不提供能量，但可以满足饱腹感，阻止物质的吸收，因此对减轻体重有积极意义。在膳食中不妨多添加一些粗粮、蔬菜等，保证膳食纤维的摄入。

（4）保证蛋白质的摄入。为了维持氮平衡，应保证膳食中有足够的蛋白质。肥胖人群饮食的总能量下降，因此可以适当提高蛋白质的供能比。但过高的蛋白质摄入容易加重肝肾负担。在蛋白质的选择中，动物性蛋白质可占总蛋白质的50%左右，以鱼类、海产品、禽类及瘦肉为佳。

（5）改掉不良的饮食习惯和行为。肥胖者应改掉暴饮暴食、饮食无规律、挑食偏食、喜好零食等不良饮食习惯，戒烟酒。

4. 肥胖人群的一日食谱举例（表6–27）

表6–27 肥胖人群的一日食谱举例

餐 次	食物名称	原料及质量
早餐	牛奶燕麦片	牛奶200mL、燕麦50g
	拌双笋丁	莴笋丁25g、竹笋丁25g
早点	草莓	草莓100g
	榛子	榛子25g
午餐	红豆米饭	红豆20g、大米30g
	凉拌芝麻菠菜	菠菜100g、芝麻5g、芝麻油5g
	酱牛肉	牛肉50g
	紫菜蘑菇汤	紫菜1g、蘑菇20g
午点	苹果	苹果100g
晚餐	黑豆紫米粥	紫米25g、黑豆15g
	凉拌杂菜	生菜50g、甜椒50g、紫甘蓝50g、芝麻油3g
	芹菜炒香干	芹菜100g、豆腐干50g、菜籽油8g

【知识链接】

网上流行的减肥餐可以用吗?

网上有很多流行的减肥餐，有的只让吃某一两种食物，如苹果、西红柿，有的不让吃主食。这些方法都违背了营养平衡的原则，长期食用必然是有害健康的。减去多余脂肪需要长期努力，不是短期行为，减肥食谱必须由多样化的食物构成，必须维持营养平衡，否则极易半途而废，或者严重伤害体质。

使用单一或少数食物构成的减肥食谱，两三天内是可以实施的，而且可见明显的体重下降，但极易引起反弹，使肌肉比例下降，身体脂肪比例进一步增加，内脏功能下降，与促进健康的根本目标背道而驰。

有些人迷信低碳水化合物、高蛋白减肥法，但这种方法会造成肝肾负担加重，增加钙流失，促进尿酸形成，增加高血脂、胆囊炎、骨质疏松等疾病的危险，还可能导致疲劳、脱水、失眠、脱发、情绪失调等不良反应，不宜长期采用。

6.2.5 痛风人群食谱设计

【痛风与高嘌呤食物】

痛风是嘌呤代谢紊乱和（或）尿酸排泄障碍所致血尿酸增高的一组异质性疾病。临床特点包括高尿酸血症、痛风性急性关节炎反复发作、痛风石沉积、特征性慢性关节炎和关节畸形等。由于人们的不良饮食结构和生活习惯，痛风病明显上升，并引发三高病、糖尿病、肾病等相关疾病，造成了沉重的经济和社会负担。

1. 痛风人群的营养原则

（1）限制嘌呤摄入量。嘌呤代谢的最终产物是尿酸，嘌呤代谢失常后，尿酸盐就会在软骨膜及滑膜上沉积。外源性尿酸占体内总尿酸的20%，严格控制饮食只能使血液尿酸下降10～20mg/L，对改善高尿酸血症的作用有限，不提倡长期采用严格的限制嘌呤的膳食。控制合理的体重、保持良好的饮食行为和生活方式是预防痛风的最有效措施。一般人日常摄入嘌呤为600～1000mg，在痛风发病急性期，嘌呤摄入量应控制在150mg以下，这对于尽快终止畸形痛风性关节炎的发作、加强药物疗效均是有利的。在此期间，宜选用嘌呤含量低的食物，以乳制品、蛋类、蔬菜、水果、细粮为主。在缓解期，可适量选择含嘌呤中等的食物，肉类食用量每日不超过120g，但不可集中在一餐中进行。痛风患者应尽量避免嘌呤含量高的食品，如动物内脏、鱼类、贝类、浓汤、火锅汤、发酵类食物（啤酒、酸奶、馒头、面包、腐乳）等。常见食物的嘌呤含量见表6-28。

表6-28 常见食物的嘌呤含量表

单位：mg/100g

食物	含量	食物	含量	食物	含量	食物	含量	食物	含量
白米	18.1	黄豆	166.5	白菜	12.6	瘦猪肉	122.5	海参	4.2
糯米	17.7	黑豆	137.4	菠菜	23.0	牛肉	83.7	虾	137.7
小米	6.1	绿豆	75.1	圆白菜	12.4	羊肉	111.5	螃蟹	81.6
糙米	22.4	红豆	53.2	空心菜	17.5	鸡肉	140.3	乌贼	87.9
面粉	17.1	豌豆	75.7	芹菜	10.3	猪肝	233.0	海蜇皮	9.3
米粉	11.1	豆干	66.6	菜花	20.0	猪脑	175.0	鳗鱼	113.1
土豆	5.6	豆芽菜	14.6	雪里蕻	24.4	猪肾	132.6	鳝鱼	92.8
玉米	9.4	四季豆	29.7	韭菜	25.0	猪肚	132.4	鲤鱼	137.1
麦片	24.4	硬果 / 干果类		西葫芦	7.2	猪肺	138.7	草鱼	140.2
高粱	9.7	瓜子	24.5	冬瓜	2.8	小肠	262.2	鲢鱼	202.4

续表

食物	含量	食物	含量	食物	含量	食物	含量	食物	含量
甘薯	2.4	杏仁	31.7	苦瓜	11.3	鸡肝	293.5	牡蛎	239.0
橙子	1.9	栗子	34.6	丝瓜	11.4	鸭肝	301.5	白带鱼	291.6
橘子	2.2	花生	32.4	茄子	14.3	牛肚	79.0	沙丁鱼	295.0
梨	0.9	核桃	8.4	青椒	8.7	浓肉汤	160.0～400.0	凤尾鱼	363.0
苹果	0.9	红枣	8.2	萝卜	7.5	鸡蛋(1个)	0.4	鱼丸	63.2
西瓜	1.1	黑芝麻	57.0	胡萝卜	8.0	牛奶	1.4		
桃子	1.3	红枣	8.2	蘑菇	28.4	奶粉	15.7		
香蕉	1.2	葡萄干	5.4	西红柿	4.3	鸡蛋白	3.7		
哈密瓜	4.0	木耳	8.8	南瓜	2.8	鸡蛋黄	2.6		
		茶	2.8	洋葱	3.5	小鱼干	1638.9		

（2）限制总能量摄入。流行病学调查显示，痛风患者中有52%是肥胖者。临床研究表明，肥胖的痛风患者在缓慢减重后，不仅血液尿酸水平下降，尿酸清除率和尿酸转换率都会升高。一些研究资料也显示，男子的相对体重减少10%，血液尿酸可下降19.6mmol/L。因此，限制能量摄入，保持适宜体重，避免超重或肥胖是防止痛风病情进一步发展的重要环节。但肥胖者切忌减体重过快，这容易促进脂肪过快分解，易诱发痛风症急性发作。

（3）合理摄入蛋白质。在总能量限制的前提下，蛋白质的供能可控制在10%～15%，或按每公斤体重0.8～1.0g计算。蛋白质摄入不宜过多，因为合成嘌呤核苷酸需要氨基酸作为原料，高蛋白食物可过量提供氨基酸，使嘌呤合成增加，尿酸生成也增多。因此高蛋白饮食容易引起痛风症急性发作。

（4）摄入充足的液体。摄入充足的液体可以增加尿酸的溶解，有利于尿酸的排出，预防尿酸肾结石，延缓肾脏进行性损害。痛风患者每日饮水应在2000mL以上，8～10杯，有肾结石者最好能达到3000mL。为了防止夜尿浓缩，夜间亦应补充水分。

2. 痛风人群的食谱设计

【实例分析6–4】

李先生，40岁，身高172cm，体重80kg，办公室职员，患有痛风，请为他编制一份一日食谱。

［步骤1］确定总能量。根据标准体重计算出所需能量：标准体重=172−105=67（kg），BMI=80÷1.72^2≈27.04（kg/m^2），体重为超重。

因此，李先生的一日所需能量=67×30=2010（kcal）。

［步骤2］确定产能营养素及餐次比。一日三餐能量按3：4：3计算。

由于痛风患者需控制蛋白质的摄入，因此一日所需产能营养素：

$$蛋白质=2010\times14\%\div4\approx70.4\text{（g）}$$

$$脂肪=2010\times25\%\div9\approx55.8\text{（g）}$$

$$碳水化合物=2010\times61\%\div4\approx306.5\text{（g）}$$

［步骤3］设计配餐。设计痛风患者一日食谱举例见表6–29。

表6–29 痛风患者一日食谱举例

餐 次	食物名称	原料及质量
早餐	馒头	馒头100g
	西红柿炒鸡蛋	鸡蛋25g、西红柿80g、色拉油3g
	拌黄瓜	黄瓜70g、芝麻油2g
	牛奶	牛奶200mL
	哈密瓜	哈密瓜100g
午餐	二米饭	大米80g、小米50g
	小鸡炖土豆	鸡肉40g、土豆50g、花生油2g
	猪肉炖白菜	猪肉50g、白菜100g、花生油2g
	苹果	苹果80g
晚餐	黑米粥	黑米40g
	米饭	大米100g
	鸭肉炖胡萝卜	鸭肉100g、胡萝卜10g、花生油3g
	杂拌菜	生菜40g、莴苣40g、香菜40g、芝麻油2g

［步骤4］适当调整。根据食谱计算营养成分，并与DRIs相比进行调整。对于痛风患者来说，还需计算食谱中总嘌呤的含量，非急性发作期应控制在1000mg以内。

【知识链接】

痛风患者不能吃豆制品吗？

很多人坚信，黄豆的嘌呤含量高达160mg/100g，因而痛风患者不能吃任何豆制品。这种说法失之偏颇。这是因为，干豆类虽然嘌呤含量偏高，但经过水泡、磨浆、点卤、挤水等工艺之后，南豆腐中的嘌呤含量仅有13mg/100g，属于低嘌呤食物。豆腐干因挤去水分，更充实，按单位能量计算的嘌呤含量更低。豆浆因为加20倍水打制，其中的嘌呤含量也已经大大稀释。一杯200mL豆浆仅含嘌呤16mg左右。

相比之下，鱼肉类的嘌呤含量在75～150mg/100g，但一般清蒸、红烧等烹调处理并不能除去嘌呤，而鱼肉在膳食当中很容易食用到100g以上。

流行病学调查研究表明，摄入肉类和水产类较多与痛风危险之间有正向关联，而多吃豆类、绿叶蔬菜、菌类等植物性食物与痛风危险之间没有关联。因此，痛风患者的食谱对于鱼肉类应注意控制数量，而豆制品反而可以适量摄入，替代动物性食品作为蛋白质的补充来源。

6.2.6 癌症人群食谱设计

进入 21 世纪以来，癌症仍然是严重威胁人类健康和生命的疾病。WHO 指出，三分之一甚至约一半以上的癌症都是可以预防的。在癌症发生、发展过程中，膳食营养因素起着重要作用。

1. 膳食营养成分与癌症的关系

癌症的形成与发展的原因属于多因素相互作用，包括遗传因素、环境因素和精神心理因素等。80% 的癌症发病是由不良的生活方式和环境因素所导致。其中，不合理膳食、吸烟、饮酒分别占诱发癌症因素的 35%、30%、10%。膳食营养可影响恶性肿瘤的生成和进展。食物中既存在致癌因素，也存在抗癌因素，两者均可影响癌症的发生。

（1）能量。能量摄入过多，肥胖者罹患乳腺癌、结肠癌、胰腺癌、子宫内膜癌和前列腺癌的机会高于体重正常者。

（2）蛋白质。蛋白质摄入过低或过高均会促进肿瘤的生长。高动物蛋白膳食常伴高脂肪存在。

（3）脂肪。脂肪的摄入量与结肠癌、直肠癌、乳腺癌、肺癌、前列腺癌的患病率呈正相关。饱和脂肪酸和动物油脂的摄入与肺癌、乳腺癌、结肠癌、直肠癌、子宫内膜癌、前列腺癌危险性增加有关。

（4）碳水化合物。高淀粉摄入人群胃癌和食管癌发病率较高，而这些高淀粉摄入人群多伴随有低蛋白质的摄入。膳食纤维在防癌方面起重要作用，可吸附肠道内有害物、增加肠内容物容量，使得肠道内致癌物稀释，减少结肠癌、直肠癌的发病危险。食用菌类及海洋生物中的多糖有防癌作用，如蘑菇多糖、灵芝多糖、云芝多糖等有提高人体免疫力作用，海参多糖有抑制肿瘤细胞生长的作用。

（5）维生素 A、类胡萝卜素。维生素 A 与肿瘤关系密切。支气管癌、消化道肿瘤、乳腺癌、宫颈癌、前列腺癌患者血液中维生素 A 和 β－胡萝卜素含量低，大量摄入类胡萝卜素可降低肺癌的发病风险。维生素 A 类化合物可能通过抗氧化作用、诱导细胞的正常分化、提高机体免疫功能、调控基因表达而起到预防癌症的作用。

（6）维生素 E。维生素 E 有可能降低肺癌、宫颈癌、肠癌、乳腺癌等的发病风险。

（7）维生素C。维生素C摄入量与多种癌症的死亡率呈负相关，高维生素C摄入可降低胃癌、食管癌、肺癌、宫颈癌、胰腺癌等发病风险。

（8）B族维生素。核黄素缺乏与食管癌、胃癌、肝癌发病率有关，叶酸缺乏增加食管癌的发病风险。

（9）硒。硒有抑制癌症的作用。硒缺乏与肠癌、胰腺癌、乳腺癌、卵巢癌、前列腺癌、肺癌、白血病的发生有关。

（10）钙。高钙、高维生素D膳食与肠癌发病率呈负相关。

（11）锌。锌缺乏和（或）过多均与癌症发生有关，锌过低可导致机体免疫功能减退，过高会影响硒的吸收。

（12）铁。高铁膳食可能增加肠癌和肝癌的发病风险。

（13）钠。长期高钠（盐）摄入，导致胃黏膜细胞及细胞外高渗透压，损伤胃黏膜，导致弥漫性充血、水肿、糜烂、溃疡等病变，增加癌变风险。

2. 食物中有抗肿瘤作用的非营养成分

（1）黄酮类化合物。黄酮类化合物具有良好的抗氧化性能和清除自由基的能力，具有防癌抗癌作用。其主要存在于蔬菜、水果、坚果、大豆中。茶叶中的儿茶素是茶叶抗癌的主要有效成分。槲皮素能预防化学致癌物的诱癌作用，在洋葱中含量最多，其次为甘蓝、西兰花、菜豆、莴苣、蚕豆等。大豆中存在的异黄酮、皂苷等化合物也有防癌抗癌作用。

（2）有机硫化物。有机硫化物广泛存在于十字花科蔬菜及葱蒜类食物中。其可能通过诱导酶的解毒而具有抗癌效果，另外有抗胃幽门螺杆菌的作用。研究表明，食蒜可降低消化道癌的危险性。

（3）番茄红素。富含番茄红素蔬菜的摄入量与癌症发生率成负相关。番茄红素能降低人群中肺癌、乳腺癌、宫颈癌、胃癌、前列腺癌的发生率，其机制是强大的抗氧化活性清除促使癌细胞生成的自由基，防止癌细胞增殖，避免正常细胞损伤。番茄红素主要存在于成熟的红色植物果实，尤以西红柿、胡萝卜、西瓜、木瓜及番石榴等更为丰富。

（4）吲哚类化合物。吲哚类化合物可增强雌二醇在肝脏的 α-羟化过程，使其活性降低，从而可能预防与雌激素有关的癌。其可通过诱导肝脏混合功能氧化酶的活性而抑制化学物质的致癌作用。它对多种致癌物既有活化作用也有解毒作用。

（5）叶绿素。叶绿素能抗诱变作用，如能抑制多环芳烃、N-甲基-N-亚硝基脲、黄曲霉毒素B_1及某些工业毒物的诱变剂的诱变作用。还能抑制日常生活环境和膳食中经常接触的复杂混合物，如炸牛羊肉的提取物、香烟烟雾、柴油机引擎排出尘粒等。

3. 食物中的致癌物

食物中的致癌物按其来源可分为三大类。

（1）食物在一定储存条件下自身变化所形成的，如 N- 亚硝基化合物，存在于储存过久和腐烂的蔬菜、腌制食品中，可引起消化道癌症。

（2）食物在加工过程中产生的，如多环芳烃类化合物和杂环胺类化合物。多环芳烃存在于熏烤食品、油炸类及烤焦的食品中，可引起多部位的癌症。杂环胺类主要是各种肉类经油炸和烧烤形成的，常存在于高温烹调烟雾和烤焦的肉、鱼中，可诱导肝癌、结肠癌和血管内皮肉瘤。

（3）食物受污染后所形成或残留的致癌物，如黄曲霉毒素、农药和工业三废。其中黄曲霉毒素存在于发霉的粮食、花生中，可引起肝癌。

4. 癌症人群的营养原则

世界癌症研究基金会指出，大多数癌症是可以预防的，健康的饮食、积极参加体育活动并保持健康体重，会大大降低癌症发病风险。2012 年世界癌症研究基金会在北京发布《食物、营养、身体活动与癌症预防》，由 21 名世界知名专家组成的专家组提出了降低癌症风险的 10 条建议。

（1）在正常体重范围内尽可能地瘦。在一生中保持健康体重可能是预防癌症的重要方法之一。

（2）每天至少进行 30 分钟的中度身体活动（相当于快走）。将从事积极的身体活动作为日常生活的一部分。

（3）限制摄入高能量密度的食物，避免含糖饮料。限制果汁的摄入，尽量少吃快餐。

（4）多吃各种蔬菜、水果、未加工的谷类和豆类。

（5）限制红肉的摄入，避免加工的肉制品。

（6）限制含酒精饮料。如饮酒，男性每天不超过 2 份（以 1 份酒含 10～15g 乙醇计），女性每天不超过 1 份。儿童和孕妇不能饮用含酒精饮料。

（7）限制食盐的摄入量。每人每天食盐的摄入量不超过 6g，不吃或尽量少吃盐腌或过咸的食物。

（8）不推荐使用膳食补充剂预防癌症。强调通过膳食本身满足营养需要。

（9）母亲对婴儿最好进行 6 个月的纯母乳喂养（不添加任何辅食和配方奶），以后再添加其他液体和食物。母乳喂养对母子均有保护作用。

（10）癌症患者接受治疗的同时，生活及饮食应该遵循癌症预防建议。

这 10 条建议不仅仅对预防癌症有意义，而且对一些慢性疾病如心脑血管病、糖尿病都有重要意义。

5. 癌症人群一日食谱举例（表6–30）

表6–30　癌症人群一日食谱举例

餐次	食物名称	原料及质量
早餐	粥	粳米25g、黑糯米25g
	面包	面粉60g
	煮鸡蛋	鸡蛋50g
午餐	清蒸虾	虾100g
	西红柿蛋汤	西红柿75g、鸡蛋50g
	竹笋炖老鸭	竹笋100g、鸭肉100g
	蔬菜沙拉	胡萝卜25g、紫甘蓝100g
	米饭	大米100g
晚餐	清蒸鲈鱼	鲈鱼100g
	肉末豆腐	肉末25g、豆腐100g
	香菇菜心	香菇25g、菜心100g
	酸奶	酸奶125mL
	米饭	粳米100g

6.3 特殊职业和特殊环境人群食谱设计

在一定情况下，人们不可避免地需要在特殊的环境条件下生活和工作，这可能会引起人体代谢的改变，危害人体健康。合理的营养和膳食可以增加机体对特殊环境的适应能力。

【运动员配餐】

6.3.1 运动员食谱设计

对于从事职业运动和众多爱好体育运动的人来说，在运动过程中要保持良好的体能，提高训练效果和比赛成绩，合理的营养与膳食是基本保证。

1. 运动员的基本营养要求

（1）能量平衡。运动员的能量消耗主要用于维持基础代谢、满足食物特殊动力作用、训练和比赛及其他体力活动四个方面。运动员的基础代谢率与一般人基本相同，体力劳动消耗的能量却大大超过常人，其中训练和比赛消耗的能量占到总能耗的40%左右，因此运动员的总能量消耗一般比常人要多。我国运动员的能量摄入标准为50～60kcal/kg。一般情况下，成年运动员的能量消耗与能量摄入保持平衡，若能量消耗大于能量摄入，则容易出现疲倦、体重下降、贫血、体力下降等情况；若能量消耗小于能量摄入，则容易身体发胖，导致运动能力下降。

三大营养素的供能比也应在合理范围内。尽管适当提高蛋白质的供给量，对维持肌肉质量及肌红蛋白、酶量和红细胞的生长很有必要，但是过多的蛋白质摄入会增加肝脏和肾脏的负担，对身体不利。运动员的脂肪摄入不宜过高，尽管脂肪的能量密度最大。这是由于脂肪的氧化需要耗费大量氧气，而运动员在高强度训练后，机体在短时间内得不到充足的氧，不能有效地分解脂肪，脂肪的不完全分解易导致酮症。糖类由于容易消化吸收，能够快速分解供能，氧化时耗氧少，可在有氧和无氧的情况下分解产能，满足机体的需要；终产物为二氧化碳和水，易排泄，对内环境影响少。因此糖类的供能比对于普通运动员可控制在50%～60%，缺氧项目则可控制在65%～70%。

（2）充足的维生素和矿物质。运动过程中组织代谢增强，组织更新增加，维生素利用率增加；同时训练引起线粒体、酶和功能性蛋白质数量增加，因此维生素需要量增加。另外，运动时大量出汗，加速水溶性维生素从汗液中排出，尤其是维生素C。而维生素C、维生素E及B族维生素可以提高运动能力，因此增加维生素摄入量有提高运动能力的作用。

运动员由于大量出汗，随汗液流失的钾、钠、钙、镁等矿物质元素比普通人高，而这些矿物质对于维持神经信息传导和肌肉收缩具有重要作用。因此运动员对于这些矿物质的需求量高于普通人。

（3）注意体液补充。运动员体液的补充应根据运动员自身的生理状况、个人体质、运动训练情况、环境因素以及以往经验等及时补充。除了膳食补充，运动饮料成为现代运动员的首选饮品。最好在运动前、中进行预防性补充，防止脱水，避免运动能力的下降。运动后也应及时补充，以促进机体恢复。体液补充的原则应遵循少量多次，避免一次性大量补充对消化道以及心血管系统造成负担。体液补充的量必须大于脱水总量。

（4）合理的膳食制度。运动员的一日三餐分配要合理。运动前一餐，量不宜太多，要食用易消化的含糖和维生素较多的食物，不宜食用纤维素含量较高和产气太多的食物，如豆类、洋葱等。运动后一餐，进食量可大一些，特别是补充糖类。由于运动量大，运动员消化液分泌减少，胃酸降低，加之大量饮水影响食欲，故膳食应注意色、香、味的调配，并适当选用葱、姜、醋等刺激胃液分泌和促进食欲的调味品。运动员饮食需有规律，不可暴饮暴食。最好在餐后两小时左右再进行剧烈运动。进食后立即进行剧烈运动会影响呼吸和消化，出现恶心、呕吐，引起运动中腹痛。但也要注意不要在空腹情况下进行运动训练和比赛，易引发低血糖。剧烈运动后也不宜立即进食。剧烈运动后立即进食不但影响食欲，而且不利消化。

2. 运动员食物的选择

（1）谷薯类。运动员合理选择食物是增加运动前体内糖原储存的最有效手段。因此平时可多吃含碳水化合物高的食物，包括米饭、面食、土豆、红薯等。比赛前4～7天可进行糖填充。另外，运动前、中、后补充糖也是增加和补充肌肉糖原含量的重要方法。

（2）动物性食品和豆制品。在剧烈运动过程中，体内蛋白质加速分解，因此运动员需补充优质蛋白。运动员膳食中的动物蛋白和植物蛋白比例要适宜。动物蛋白可选择瘦肉、鱼类、鸡蛋及乳制品；而大豆是优质的植物蛋白，因此豆制品可以代替部分肉类。

（3）蔬菜和水果。蔬菜可选择绿叶蔬菜、茄果、瓜菜、根菜、鲜豆等，在烹饪中应注意掌握恰当的加热时间及烹调方法，尽量减少维生素的损失。水果则可选择柑橘类、瓜果类及仁果类等。

3. 运动员一周食谱举例（表6–31）

表6–31　运动员一周食谱举例

餐点	星期一	星期二	星期三	星期四	星期五	星期六	星期日
早餐	豆浆 花卷 蛋糕 拌黄瓜	牛奶 面包 火腿肉 什锦菜	白菜粥 馒头 卤鸡蛋 豆腐乳	胡萝卜 杂粮粥 花卷 咸鸭蛋 小黄瓜	豆腐脑 油条 小桃酥 什锦菜	牛奶 麻球 煮鸡蛋 圣女果	二米粥 肉包子 茶叶蛋 炝三丝
早点	黑米粥 饼干	豆腐脑 小桃酥	酸奶 蛋糕	豆浆 豆沙面包	皮蛋瘦肉粥 果酱面包	燕麦粥 比萨饼	豆浆 蔬菜包子
午餐	米饭 小馒头 酱鸡翅 西红柿炒蛋 虾米炒白菜 海带豆腐汤	米饭 千层饼 红烧排骨 鸡汁木耳 香干芹菜 酸辣汤	米饭 红糖小窝头 卤鸡心肝 烧三鲜 醋熘白菜 西红柿蛋汤	米饭 发糕 红烧鱼块 酱爆三丁 蛋皮菠菜 虾皮紫菜汤	米饭 金银卷 咖喱牛肉 鸭血豆腐 虾米冬瓜 青菜蛋汤	扬州炒饭 麻酱花卷 红酥带鱼 蘑菇氽丸子 豆皮菠菜	饺子 凤眼猪肝 茭白炒肉 酱爆茄子 榨菜肉丝汤
午点	每日一种水果						
晚餐	炸酱面 腊肠 蒜泥黄瓜 酥鱼块	二米饭 肉末豆腐 拌三丝 西湖牛肉羹	米饭 西兰花炒肉片 香菇菜心 氽丸子	豆沙包 拌海带丝 菜肉馄饨 肉末茄子	米饭 山菌烩素 清蒸狮子头 白菜虾皮汤	烙饼 酱爆鸡丁 清炒豆芽 绿豆粥 咸菜	米饭 煮玉米 松子牛肉 排骨青菜汤

6.3.2　高温环境下人群食谱设计

高温环境是指在30℃以上、相对湿度超过80%的生产劳动工作环境，包括夏季野外作业（如集训和行军），高温强辐射作业（如炼钢、炼铁、炼焦和铸造），高温高湿作业（如印染、造纸及电镀），等等。高温环境作业时，机体在生理、生化以及代谢等方面均出现明显的改变，直接影响到营养素代谢及营养素需要量。

【高温环境下人群的合理膳食】

1. 高温环境下人群的营养需求

（1）能量。高温环境下机体代谢速度加快，当环境温度不低于30℃时，能量的供应以DRIs为基础，每上升1℃，能量需要量应增加0.5%。而在高温环境下，机体大量氨基酸从汗液丢失，蛋白质的摄入量也应适当增加。由于高温环境下人群易食欲下降，因此建议补充优质蛋白，占总蛋白比例不低于50%。

（2）水和矿物质。水的补充是补偿出汗丢失的水量，保持体内水液平衡。高温环境下人群凭口渴感饮水是主要的依据，再参照其劳动强度及具体生活环境合理补水。强体力劳动及气温或辐射热特别高时，日补水量需5L以上。补水方法以少量多次为宜，以免影响食欲。补充饮料的温度以10℃左右为宜。

矿物质的补充以食盐为主，日出汗小于3L者，日补盐量需15g左右。日出汗超过5L者，日补盐量需20～25g。以含盐饮料补充盐分时，氯化钠浓度以0.1%为宜。钾盐及其他矿物质的补充以食用含矿物质的各种蔬菜、水果、豆类为宜。对那些在气温及辐射热特别高的环境下作业的人群，尤其是在刚进入高温环境的头几天，机体对高温还无法适应，应补充含钠、钾、钙、镁等的混合盐片。

（3）水溶性维生素。维生素C的供给量为每日150～200mg，硫胺素的供给量为2.5～3mg，核黄素的供给量为2.5～3.5mg，均高于常人。

2. 高温环境下人群的膳食选择

在高温环境下，人体的消化功能及食欲都有所下降，能量和各营养素的需求量却上升，因此需要合理安排膳食，保证营养的供应。

（1）合理搭配，精心烹制谷物、豆类及动物性食品，如鱼类、肉类、蛋类，以补充能量、蛋白质及B族维生素。

（2）补充含矿物质尤其是钾盐和维生素丰富的蔬菜、水果和豆类，其中水果中的有机酸可刺激食欲并有利于食物胃内消化，钾盐可防止高温中暑。补充矿物质时可选择汤水。因为含盐的饮料通常不受欢迎，故水和盐的补充以汤的形式比较好。菜汤、肉汤、鱼汤可以交替选择，在餐前饮用少量的汤还可以起到开胃的作用，可以增加食欲。但是对大量出汗的人群，宜在两餐之间补充一定的含盐饮料，如盐汽水、运动饮料等。

（3）高温作业人员的膳食要讲究色香味，花色品种多样，多用酸味和辣味的调味料，以刺激味觉神经，激发食欲。

3. 高温环境下人群的一周食谱举例（表 6-32）。

表 6-32 高温环境下人群的一周食谱举例

餐点	星期一	星期二	星期三	星期四	星期五	星期六	星期日
早餐	豆沙包 二米粥 咸鸭蛋 花生仁拌西芹 咸菜	金银卷 牛奶 卤蛋 麻酱黄瓜条 咸菜	馒头 豆浆 煮鸡蛋 花生米 酱豆腐	油饼 豆腐脑 五香蛋 蒜蓉豇豆 咸菜	花卷 牛奶 咸鸭蛋 炝青笋 咸菜	芝麻烧饼 二米粥 卤蛋 椒油土豆丝 小酱菜	面包 牛奶 茶叶蛋 炝三丝 咸菜
午餐	米饭 馒头 红烧排骨海带 小白菜粉丝 双耳南瓜汤	米饭 馒头 红烧肉腐竹 素炒三丁 紫菜蛋花汤	米饭 馒头 土豆炖牛肉 胡萝卜炒肉片 素什锦 西红柿蛋汤	米饭 馒头 扒鸡腿 西红柿炒圆白菜 肉丝榨菜汤	米饭 馒头 红烧带鱼 香菇油菜 虾皮冬瓜汤	米饭 馒头 红烧丸子 蒜蓉盖菜 酸辣汤	米饭 馒头 元宝肉 清炒油麦菜 虾皮紫菜汤
晚餐	米饭 窝头 二米粥 木须肉 烧土豆 咸菜	馒头 烙饼 玉米粥 肉片四季豆 凉拌豆芽 咸菜	米饭 烧饼 麻婆豆腐 肉丝芹菜 咸菜	米饭 葱花卷 绿豆粥 鱼香肉丝 素炒西葫芦 咸菜	米饭 发糕 玉米粥 酱爆鸡丁 醋熘白菜 咸菜	米饭 葱油饼 八宝粥 家常豆腐 素炒茄片圆椒 咸菜	米饭 紫米芸豆粥 肉片鲜蘑 地三鲜 咸菜

6.3.3 低温环境下人群食谱设计

低温环境主要是指温度在 10℃以下的环境，一般可分为低温生活环境和低温作业环境（如冬季野外、冷库和冰库作业、冬季游泳以及南北极考察等）。与高温环境一样，低温环境也可引起机体生理机能和营养代谢的改变。

1. 低温环境下人群的营养需求

（1）能量和产能营养素。低温环境下人群的能量推荐需要量需提高 10%～15%，在保证碳水化合物需要的基础上，可增加脂肪摄入来满足机体对能量的需要，提高耐寒力。产能营养素供能比例分别是碳水化合物 45%～50%，脂肪 35%～40%，蛋白质 13%～15%。其中动物蛋白质应占总蛋白质的 50%。

（2）维生素。对北极地区及我国东北地区调查表明，低温环境下人体对维生素的需要量对比温带地区增加 30%～35%。随着低温下能量消耗的增加，与能量代谢有关的维生素 B_1、维生素 B_2、维生素 PP 需要量增加。给低温环境生活人员补充维生素 C，可提高机体对低温的耐受。此外，寒冷地区因条件限制，蔬菜及水果市场供应不足，维生素 C 应额外补充，必要时可以服用维生素 C 片剂，每天为 70～120mg。维生素 A 也有利于增强机体对寒冷的耐受力，氧化磷酸化过程也需要充足的维生素 A，每日供应量应达到

1500μg RAE。寒冷地区生活的人群户外活动减少，日照短而使体内维生素 D 合成不足，每天应补充 10μg 维生素 D。

（3）矿物质。寒冷环境下人体极易缺乏钙和钠。缺钙的主要原因是饮食中含钙量不足以及日照时间较短，户外活动减少导致维生素 D 合成不足，钙的吸收和利用率下降。故而低温环境下人群的饮食中应尽量添加一些含钙量高的食物，尤其是乳制品。食盐对居住在寒冷地区的居民也很重要。低温环境下多摄入食盐，可使机体产能能力增强。一些寒带地区居民的食盐摄入高达每天 15g，相当于温带地区居民的两倍。但是，寒带地区居民的高钠摄入已成为引起高血压的重要因素。寒带地区居民钠盐的供给需合理，可稍高于温带地区，但也不应过度。

2. 低温环境下人群的膳食选择

（1）保证充足的能量，合理分配产能营养素。保证每餐都能摄取足够的食物，使体内产能增多，提高耐寒能力。在膳食安排时，要特别注意鱼类、禽类、肉类、蛋类、豆制品的供应，以保证蛋白质的供给。同时还可以选择富含脂肪和蛋白质的坚果类食品。

（2）提供丰富的维生素和矿物质。注意补充富含维生素 C、维生素 E、胡萝卜素和钙、钾、锌、镁等矿物质的新鲜果蔬和奶制品，适当选择动物内脏，以补充维生素 A。

（3）提高食盐的摄入量。食盐的推荐摄入量为每日 15～20g，远高于非低温地区。但应注意不过度。

（4）保证水的供应。为防止水和电解质失衡，出现等渗或高渗透性脱水现象，应保证充足的水分摄入。

3. 低温环境下人群的一周食谱举例（表 6–33）

表 6–33　低温环境下人群的一周食谱举例

餐点	星期一	星期二	星期三	星期四	星期五	星期六	星期日
早餐	大米红豆粥 煎鸡蛋 烧饼 花生仁拌芹菜 小酱菜	牛奶 茶叶蛋 姜黄花卷 麻酱黄瓜 咸菜	豆腐脑 煮鸡蛋 油饼 拌海带 豆芽香菜 咸菜	牛奶 香肠 莲蓉包 炸花生米 圣女果	豆浆 卤鸡蛋 油条 椒油土豆丝 五香花生米	牛奶 五香蛋 果酱面包 黄瓜豆腐丝	牛奶 咸鸭蛋 馒头 五香卤杏仁 粉丝海白菜
午餐	米饭 馒头 香菇炖鸡块 虾子豆腐羹	米饭 馒头 咖喱牛肉 土豆胡萝卜 韭菜豆芽 紫菜蛋花汤	米饭 馒头 太阳肉 小白菜粉丝 酸辣汤	米饭 馒头 红烧带鱼 清炒佛手瓜 肉丝榨菜汤	米饭 馒头 板栗红烧肉 蒜蓉木耳菜 虾皮紫菜汤	米饭 馒头 黄豆烧猪蹄 素什锦 粉丝菠菜汤	米饭 馒头 排骨焖海带 香菇油菜 蛋花玉米羹
晚餐	肉包 大米粥 黄瓜拌金针菇	米饭 烧饼 玉米粥 猪肉焖海带 素炒圆白菜	米饭 发糕 绿豆粥 糖醋里脊 尖椒土豆丝	米饭 葱油饼 二米粥 木须肉 酸辣白菜	羊肉饺子 糖醋萝卜	米饭 炸麻球 紫米粥 肉片焖豆角 蒜蓉苋菜	米饭 豆沙炸糕 八宝粥 西红柿鸡蛋 素三丁

6.3.4 接触电离辐射人群食谱设计

电离辐射是一切能引起物质电离的辐射的总称。其种类有很多，高速带电粒子有 α 离子、β 离子和质子，不带电粒子有中子、χ 射线、γ 射线等。电离辐射包括天然的电离辐射，如宇宙射线及地壳中天然的放射性物质；而非天然的电离辐射则可能来自核试验、核动力生产、医疗照射和职业照射等。从事放射性作业工作，常常接触放射性物质，会使机体发生辐射性损伤，造成一系列生理和病理的变化，体内多种功能紊乱，会造成多种营养素代谢异常和损耗，甚至发生营养不良。消化功能受到射线的影响，往往食欲下降，体重持续减轻，造成能量、蛋白质、维生素等营养物质的失衡。

1. 电离辐射对健康和营养代谢的影响

电离辐射可以直接或间接损伤生物大分子，造成DNA损伤。DNA损伤是电离损伤的主要危害，辐射导致DNA单链或双链断裂。辐射也可以影响DNA的合成，从而影响蛋白质的合成。

2. 接触电离辐射人群的膳食选择

接触电离辐射人群的饮食应该供给充足的能量，蛋白质可占总能量的12%～18%。蛋白质以优质蛋白为主，以肉、蛋、牛奶、酸奶为佳，减轻小肠吸收功能障碍，改善照射后产生的负氮平衡。膳食中要有适量的脂肪，脂肪选用富含必需脂肪酸和油酸的油脂，如葵花籽油、大豆油、玉米油、茶籽油或橄榄油。碳水化合物供给应占总能量的60%～65%，适当选用对辐射防护效果较好的富含果糖和葡萄糖的水果。此外，还应选用富含维生素、矿物质和抗氧化剂的蔬菜（如圆白菜、土豆、西红柿）和水果，改善照射后维生素C、维生素 B_2 或烟酸代谢的异常。酵母、蜂蜜、杏仁、银耳等食物的摄入对辐射有良好的防护作用。

从事放射作业的人员其营养素供给量，能量约2500kcal，蛋白质80～100g（其中动物蛋白占30%），脂肪50g，钙1g，铁15mg，碘150～200μg，维生素 $B_1$2mg，维生素 $B_2$2mg，维生素 $B_6$2.5mg，烟酸20mg，叶酸0.5mg，维生素 B_{12} 3μg，维生素C 100mg。

6.3.5 接触有毒、有害物质人群食谱设计

由于从事的职业不同，一些人员难免要接触到某些有毒、有害的物质。为了增强人体对外界毒物的抵抗能力，除了改善劳动条件，还应针对不同的有毒、有害物质对机体

的影响，选择一些适当的食品，以减少人体对有毒、有害物质的吸收，并加快有毒、有害物质的排泄，保护机体器官。

因职业接触的有毒、有害物质在进入机体后，绝大多数经代谢减毒后从胆汁或尿液排出体外，部分可直接与还原型谷胱甘肽结合而解毒。当机体营养状况良好时，可通过对酶活性的调节来增加机体的解毒能力，提高机体对毒物的耐受和抵抗力。

接触有毒、有害物质人群的膳食营养原则如下。

（1）补充富含含硫氨基酸的优质蛋白。接触铅的人群，蛋白质供给量占总能量的14%～15%，其中动物蛋白宜占总蛋白质的 50%。

（2）补充 B 族维生素。适当补充对靶器官有保护作用的营养素，如维生素 B_1、维生素 B_{12} 及叶酸。维生素 B_1 的食物来源主要包括豆类、谷类、瘦肉；叶酸来源主要为绿叶蔬菜；维生素 B_{12} 的来源主要为动物肝脏及发酵制品。临床上维生素 B_1、维生素 B_{12}、维生素 B_6 通常作为神经系统的营养物质用于铅中毒人群。

（3）供给充足的维生素 C。职业接触有毒物质人群应供给 150～200mg/d 的维生素 C。除每日供给 500g 蔬菜外，还应补充 100mg/d 维生素 C。

（4）镉作业人群需补充足够的钙和维生素 D。镉阻碍钙结合蛋白的形成，影响钙的吸收和利用，尿钙排出也随之增加。机体缺钙又可增加镉在肠道的吸收及其在骨骼组织中的沉积，引起镉对骨骼的损害。维生素 D 对镉毒有一定的防治作用。临床上，慢性镉中毒患者每天可用大剂量（1250～2500μg）的维生素 D 治疗，同时每天补充 4g 葡萄糖酸钙，可获显著效果。

（5）对于铅和苯中毒人员，需补充促进与造血有关的营养素。鉴于铅和苯对造血系统的毒性，在其中毒的预防和治疗时，要在平衡膳食的基础上适当补充铁、维生素 B_{12} 及叶酸，以促进血红蛋白的合成和红细胞的生成。对因毒性而引起的出血倾向者，除补充维生素 C 外，也应补充维生素 K。

（6）保证硒、铁、钙等矿物质元素的膳食供给，以抵抗有毒金属的吸收，并促进其排出。

（7）保证蔬菜和水果的摄入量。蔬菜水果中含丰富的维生素和矿物质元素，有利于增加机体解毒功能，其中丰富的植物纤维、果胶、植酸等成分，对于促进毒物排出具有重要作用。胡萝卜含有大量的果胶物质，这种物质能与重金属结合，加速离子排出，降低体内毒物的浓度。

（8）适当限制膳食脂肪的摄入。为避免高脂肪膳食所导致的毒物在小肠吸收的增加，脂肪供能比不宜超过 25%。

6.4 集体用餐食谱设计

6.4.1 幼儿园食谱设计

幼儿园学生即学龄前儿童，一般是3～6岁的儿童，该阶段的生长发育速率与婴幼儿相比略有下降，但仍处于较高水平，该阶段的生长发育状况也有造成青少年和成人期发生肥胖的风险。经过7～24月龄期间膳食模式的过渡和转变，2～5岁儿童摄入的食物种类和膳食结构已开始接近成人，是饮食行为和生活方式形成的关键时期。与成人相比，学龄前儿童对各种营养素需要量较高，消化系统尚未完全成熟，咀嚼能力仍较差，因此其食物的加工烹调应与成人有一定的差异。学龄前儿童的活动能力和范围不断增加，生活自理能力不断提高，自主性、好奇心、学习能力和模仿能力不断增强，该时期是培养良好饮食习惯的重要阶段。因此，设计符合学龄前儿童营养需求的食谱，保证合理的、必要的营养素是十分重要的。

1. 学龄前儿童营养需要

中国居民DRIs推荐的学龄前儿童每日能量需要男童高于女童。蛋白质的RNI为30～35g，其中动物蛋白应占到一半。学龄前儿童脂肪供能比为20%～30%，碳水化合物是学龄前儿童能量的主要来源，其供能比为50%～65%，且以淀粉类食物为主，避免糖和甜食的过多摄入。

学龄前儿童的骨骼生长需要充足的钙，4～6岁儿童钙、铁、锌和碘的RNI分别为800mg、10mg、5.5mg、90μg。维生素A的RNI为360μgRAE。维生素D的RNI为10μg，学龄前儿童骨骼生长需要维生素D，以促进钙的吸收。维生素B_1、维生素B_2和烟酸的RNI分别是0.8mg、0.7mg、8mgNE。

2. 学龄前儿童的配餐原则

（1）足量食物、平衡膳食、规律进餐，是学龄前儿童获得全面营养和良好消化吸收的保障。餐次以一日4～5餐为宜，3次正餐，2次加餐。一日三餐的适宜能量分配为早餐25%，午餐35%，晚餐30%，加餐点心10%。定时、定量进食，注意饮食卫生。

（2）选择易于消化的烹调方式。烹调方式要符合学龄前儿童的消化功能和特点，烹调注意色香味美，使儿童喜欢，促进食欲。食品的温度适宜、软硬适中，易被儿童接受。

（3）不挑食，不偏食或不暴饮暴食。正确选择零食，并注意零食的食用安全。

3. 幼儿园一日食谱举例

【实例分析 6-5】

某幼儿园食堂，6 岁学龄前儿童（都为中体力活动水平）就餐人数 400 人，其中男生 150 人，女生 250 人，试编制一日食谱。

［步骤 1］确定儿童膳食能量需要量。查中国居民 DRIs，6 岁男童 EER 为 1600kcal，6 岁女童 EER 为 1450kcal，则平均 EER 为

$$(1600 \times 150+1450 \times 250) \div 400 \approx 1506 \text{ (kcal)}$$

［步骤 2］以平均 EER 为基准，计算宏量营养素摄入量。学龄前儿童营养素的供能比例：蛋白质 14%，脂肪 30%，碳水化合物 56%。

膳食中蛋白质摄入目标 =1506 × 14% ÷ 4 ≈ 53（g）

膳食中脂肪摄入目标 =1506 × 30% ÷ 9 ≈ 50（g）

膳食中碳水化合物摄入目标 =1506 × 56% ÷ 4 ≈ 211（g）

［步骤 3］确定餐次比，计算每餐营养素参考摄入量。幼儿园三餐的能量分配比例：早餐、早点占总能量的 30%，午餐、午点占总能量的 40%，晚餐占总能量的 30%。

平均每人每天产能营养素需要量分配至三餐中，见表 6–34。

表 6–34 产能营养素需要量三餐分配

项 目	能量 /kcal	蛋白质 /g	脂肪 /g	碳水化合物 /g
总量	1506	53	50	211
早餐、早点（30%）	1506 × 30%=451.8	53 × 30%=15.9	50 × 30%=15	211 × 30%=63.3
午餐、午点（40%）	1506 × 40%=602.4	53 × 40%=21.2	50 × 40%=20	211 × 40%=84.4
晚餐（30%）	1506 × 30%=451.8	53 × 30%=15.9	50 × 30%=15	211 × 30%=63.3

［步骤 4］食物品种和数量的确定。

① 主食品种、数量的确定。全天主食的分配：大米 40%，面粉 60%。查食物成分表得知，大米的碳水化合物含量为 77.1g/100g，富强面粉的碳水化合物含量为 74.6g/100g，则

全天所需大米质量 =211 × 40% ÷ 77.1% ≈ 109（g）

全天所需富强面粉质量 =211 × 60% ÷ 74.6% ≈ 170（g）

② 副食品种、数量的确定。查食物成分表，计算主食中蛋白质数量 =109 × 9.5%+170 × 6.2% ≈ 20.9（g）

副食应提供的蛋白质数量 = 蛋白质摄入目标量 – 主食中蛋白质数量 =53–20.9=32.1（g）

设定副食中蛋白质的 2/3 由动物性食物提供，1/3 由豆制品供给，则

豆制品蛋白质 = 32.1 × 1/3=10.7（g）

假如豆制品选用豆腐干，需要量为 10.7 ÷ 16.2% ≈ 66（g）

$$动物性食物蛋白质=32.1 \times 2/3=21.4\text{（g）}$$

蛋类每天 50g，奶类 250g，则

$$畜禽肉的蛋白质需要量=动物性食物蛋白质-蛋类蛋白质-奶类蛋白质$$
$$=21.4-50 \times 12.8 \div 88-250 \times 3\% \approx 6.6\text{（g）}$$
$$畜禽肉的需要量=6.6 \div 20.2\% \approx 32.7\text{（g）}$$

③ 蔬菜水果量确定。学龄前儿童每天蔬菜摄入量为 100～300g，水果摄入量为 100～250g。

④ 食用油确定。

$$食用油的摄入量=需要的脂肪目标量-主食脂肪含量-副食脂肪含量$$
$$=50-109 \times 1\%-170 \times 1.1\%-66 \times 3.6\%-50 \times 11.1/88-$$
$$250 \times 3.2\%-32.7 \times 7.9\% \approx 28\text{（g）}$$

[步骤 5] 编制出幼儿园一日食谱，见表 6-35。

表 6-35　幼儿园一日食谱

餐次	食物名称	食物原料	平均每人需要食物质量 /g	总人数 / 人	食堂一日食物原料总用量 /kg	备注
早餐	面包	小麦粉（特一）	50	400	20	
	西红柿炒鸡蛋	西红柿	50	400	20	
		鸡蛋	50	400	20	
		大豆油	5	400	2	
早点	牛奶	牛奶	200	400	80	
	饼干	小麦粉（特一）	15	400	6	
午餐	米饭	粳米（标准）	75	400	30	
	青菜豆腐	豆腐干	30	400	12	
		青菜	50	400	20	
	青椒肉丝	青椒	50	400	20	
		鸡胸脯肉	25	400	10	
	紫菜汤	土豆粉	10	400	4	
		青菜	10	400	4	
		紫菜	5	400	2	
	大豆油	大豆油	10	400	4	
午点	蛋糕	小麦粉（特一）	15	400	6	
		香蕉	100	400	40	

续表

餐次	食物名称	食物原料	平均每人需要食物质量 /g	总人数 / 人	食堂一日食物原料总用量 /kg	备注
晚餐	二米粥	小米、黑米	25	400	10	
	馒头	小麦粉（特一）	50	400	20	
	蘑菇肉片	香菇	30	400	12	
		猪肉（后臀尖）	25	400	10	
	蒜蓉西兰花	西兰花	50	400	20	
		甜椒	20	400	8	
	大豆油	大豆油	10	400	4	

[步骤 6] 计算出一日食谱营养素含量（表 6–36）。

表 6–36　幼儿园一日食谱营养素含量

序号	原料名称	食物质量 /g	能量 /kcal	蛋白质 /g	脂肪 /g	碳水化合物 /g
1	小麦粉（特一）	130	455	13.4	1.4	97.0
2	粳米（标准）	75	257.3	5.8	0.5	57.6
3	小米	10	35.8	0.9	0.3	7.4
4	黑米	15	50.0	1.4	0.4	10.2
5	鸡蛋	50	78.0	6.4	5.6	0.7
6	牛奶	200	108.0	6.0	6.4	6.8
7	豆腐干	30	42.0	4.9	1.1	3.2
8	鸡胸脯肉	25	33.3	4.9	1.3	0.6
9	猪肉（后臀尖）	25	82.75	3.65	7.7	0.0
10	西红柿	50	9.5	0.5	0.1	1.8
11	青菜	60	7.5	0.8	0.2	0.8
12	青椒	50	11.5	0.7	0.2	1.9
13	土豆粉	10	33.7	0.7	0.1	7.6
14	紫菜	5	10.4	1.3	0.1	1.1
15	香菇	30	5.7	0.7	0.1	0.6
16	西兰花	50	16.5	2.1	0.3	1.4
17	甜椒	20	4.4	0.2	0.0	0.8
18	香蕉	100	91.0	1.4	0.2	20.8
19	大豆油	25	224.8	0.0	25.0	0.0
合计			1557.2	55.8	51.0	220.3

［步骤7］食谱的评价与调整。通过数据对比分析，该食谱的餐次分配、能量的供给、三大供能营养素的供应数值基本符合要求，可以根据地方饮食习惯、市场供应情况等因素，采用食物交换份法，编制该幼儿园一周的食谱。

【知识链接】

教育部发布《学校食品安全与营养健康管理规定》

为保障学生和教职工在校集中用餐的食品安全与营养健康，加强监督管理，2019年2月，教育部、国家市场监督管理总局、国家卫生健康委员会联合公布《学校食品安全与营养健康管理规定》(以下简称《规定》)，并于2019年4月1日起施行。

《规定》明确，学校食品安全实行校长（园长）负责制。中小学、幼儿园应当建立集中用餐陪餐制度，每餐均应当有学校相关负责人与学生共同用餐。学校应当配备专（兼）职食品安全管理人员和营养健康管理人员，建立并落实集中用餐岗位责任制度。有条件的地方应当为中小学、幼儿园配备营养专业人员或者支持学校聘请营养专业人员，对膳食营养均衡等进行咨询指导，推广科学配餐、膳食营养等理念。学校应当根据卫生健康主管部门发布的学生餐营养指南等标准，针对不同年龄段在校学生营养健康需求，因地制宜引导学生科学营养用餐。有条件的中小学、幼儿园应当每周公布学生餐带量食谱和营养素供给量。

《规定》要求，学校食堂应当建立食品安全追溯体系，如实、准确、完整记录并保存食品进货查验等信息。学校食堂不得采购、贮存、使用亚硝酸盐（包括亚硝酸钠、亚硝酸钾）。中小学、幼儿园食堂不得制售冷荤类食品、生食类食品、裱花蛋糕，不得加工制作四季豆、鲜黄花菜、野生蘑菇、发芽土豆等高风险食品。

对于违反规定的行为，将给予学校主管人员、其他直接责任人相应处分，情节严重应给予开除处分，构成犯罪将依法移送司法机关处理。实施营养改善计划的学校出现违规行为，应从重处理。

6.4.2 集体食堂食谱设计

设计集体食堂食谱时，由于就餐者年龄、性别、劳动强度等方面存在较大差异，很难为每一个就餐人员进行食谱设计。这时需要根据大多数就餐人员的基本状况，设立一个概念上的“标准人”，将标准人的营养素需要作为食谱设计标准。就餐时，与标准人的营养素需要量有差异的其他人群，则可以根据其折合系数进行调整。下文用一个示例进行说明。

某集体用餐单位食谱设计的步骤如下。

［步骤1］了解就餐人员的基本情况。在设计集体用餐单位食谱时，先应调查就餐人员的基本情况。本例中就餐人员的基本情况是：共1200人就餐，其中男性就餐人数800人，女性就餐人数400人。详细情况见表6–37。

表 6-37 某单位食堂就餐人员详细情况表

年龄 / 岁	职 业	人数 / 人	
		男	女
20～49	机关干部	650	325
	司机、食堂工人	65	15
	勤杂工人	15	—
50～59	机关干部	70	60

[步骤 2] 确定劳动强度分级及人数（表 6-38）。

表 6-38 某单位食堂就餐人员劳动强度分级及人数

年龄 / 岁	职业	劳动强度	能量需要量 /kcal		人数 / 人	
			男	女	男	女
20～49	机关干部	轻体力劳动	2250	1800	650	325
	司机、食堂工人	中体力劳动	2600	2100	65	15
	勤杂工人	重体力劳动	3000	—	15	—
50～59	机关干部	轻体力劳动	2100	1750	70	60

[步骤 3] 建立标准人基本情况。从表 6-38 可见，该食堂就餐人员最多为轻体力劳动者，年龄为 20～49 岁的男性，因此可将其暂定为标准人。在其他一些食堂，如建筑工地食堂，一般以重体力劳动者居多，则可以选择重体力劳动者作为标准人。

[步骤 4] 计算不同就餐人员的折合系数。标准人暂定为轻体力劳动者，20～49 岁男性，他们的能量需要为 2250kcal，即标准系数为 1。其他各类人员的能量需要与其比较，即可得出折合系数。

中体力劳动 20～49 岁男性折合系数 = 能量需要量 ÷ 标准人能量需要量

$$=2600 \div 2250 \approx 1.156$$

轻体力劳动 20～49 岁女性折合系数 = 能量需要量 ÷ 标准人能量需要量

$$=1800 \div 2250 = 0.800$$

某机关食堂就餐人员折合系数见表 6-39。

表 6-39 某机关食堂就餐人员折合系数

年龄 / 岁	职业	劳动强度	能量需要量 /kcal		折合系数	
			男	女	男	女
20～49	机关干部	轻体力劳动	2250	1800	1.000	0.800
	司机、食堂工人	中体力劳动	2600	2100	1.156	0.933
	勤杂工人	重体力劳动	3000	—	1.333	—
50～59	机关干部	轻体力劳动	2100	1750	0.933	0.778

［步骤5］计算标准人日数。食谱编制是按每标准人编制的，对一集体用餐单位来说，需要确定每日食谱中各种原料的购买量。计算标准人日数的目的就是让采购人员精确地知道一日食物原料的购买量。本例中的标准人日数统计见表6–40。

表6–40 标准人日数统计

年龄/岁	职业	劳动强度	就餐人数/人		折合系数		标准人日数	
			男	女	男	女	男	女
20～49	机关干部	轻体力劳动	650	325	1.000	0.800	650	260
	司机、食堂工人	中体力劳动	65	15	1.156	0.933	75.1	14
	勤杂工人	重体力劳动	15	—	1.333	—	20	—
50～59	机关干部	轻体力劳动	70	60	0.933	0.778	65.3	46.7
标准人日数合计							810.4	320.7
标准人日数总计							1131.1	

即该集体用餐单位可以按1131.1标准人日数进行食物原料的购买。

［步骤6］按标准人的营养需要编制食谱。根据标准人的营养素需求进行食谱的编制，具体的要求与步骤可以参照前面正常人群食谱编制的方法和步骤。

［步骤7］一周食谱评价。一般情况下，集体用餐单位食谱的设计都是以一周为单位进行的。在进行食谱设计时，要根据就餐的营养需要，评价一周内营养素的供给是否达到平衡。对于三大产能营养素来说，应每天达到平衡，而脂溶性维生素，如维生素A、维生素D以及一些微量元素，则在一周内达到平衡即可。

除营养素供给外，还要评价一周食谱中食物原料选择的种类分布、口味有无太多重复、价格等因素，根据实际情况及时进行调整。

本章小结

本章介绍了特殊生理阶段人群（孕妇、乳母、婴幼儿和老年人）、慢性病人群（糖尿病、高血压、动脉粥样硬化及冠心病、肥胖、痛风和癌症人群）、特殊职业和特殊环境人群（运动员、高低温环境下人群、接触电离辐射和有毒有害物质人群）和集体用餐（幼儿园和集体食堂）的食谱设计，阐述了不同人群的生理特点、营养需求、膳食原则及食谱设计实例。本章容量大，是将第5章中学到的食谱设计的基本方法具体应用到各类人群中。

习　题

1. 思考题

（1）孕期是如何划分的？简述孕妇在不同时期的生理特点和营养需求。

（2）母乳分为几期？各期有何特点？

（3）简述婴儿辅食添加的原则。

（4）为什么提倡母乳喂养？

（5）简述控制高血压的饮食原则。

（6）糖尿病患者的饮食控制原则有哪些？

2. 食谱设计练习

（1）请为孕中期的孕妇设计一份补铁食谱。

（2）一些乳母在产褥期会出现严重的便秘，增加膳食纤维，特别是果胶类膳食纤维的供给，是预防和治疗便秘的有效方法。请为产褥期乳母设计一份补充膳食纤维的食谱。

（3）请为70岁老年人设计一份补钙食谱。

3. 综合分析题

（1）李某，男，57岁，身高175cm，体重89kg，公务员（轻体力劳动）。诊断为2型糖尿病，其进行饮食治疗的食谱为：

早餐：面包50g，牛奶200mL。

午餐：米饭（粳米75g），西红柿炒大头菜（西红柿50g，大头菜75g），红烧鸡翅50g，植物油10mL。

晚餐：馒头（特一粉80g），炒芸豆丝（芸豆100g），氽丸子菠菜汤（虾肉50g，菠菜50g），植物油10mL。

睡前半小时加餐：苏打饼干（15g）。

请评估该食谱是否合理，并做出相应修改。

（2）某男，40岁，公司主管。近日感觉头脑昏昏沉沉，嗜睡，到医院就诊，体格检查结果：身高172cm，体重86kg，血压158mmHg/104mmHg；实验室检查结果：空腹血糖6.2mmol/L（正常值：3.9～6.1mmol/L），总胆固醇6.97mmol/L（参考值2.33～5.69mmol/L），甘油三酯4.86mmol/L（参考值0.48～1.88mmol/L），低密度脂蛋白胆固醇3.68mmol/L（参考值2.07～3.1mmol/L），高密度脂蛋白胆固醇1.10mmol/L（参考值0.9～1.68mmol/L）。其平时膳食和生活习惯：由于工作繁忙和应酬较多，很少运动，每天摄入谷类200～300g、蔬菜200～300g、水果100～200g、畜禽肉100～150g、海鲜100～150g、烹调油50～75g、食盐10～15g、饮酒80～120g（以酒精量计）。

① 根据症状和检查结果，分析其可能存在的健康问题。

② 该男性的膳食存在哪些问题？

③ 为改善其健康状况，建议该患者在饮食和行为方面应做哪些改进？

附录

中国居民膳食营养素参考摄入量（2013版）分类表

附表1　中国居民膳食能量需要量（EER）

附表2　中国居民膳食蛋白质参考摄入量（DRIs）

附表3　中国居民膳食矿物质推荐摄入量/适宜摄入量（RNI/AI）

附表4　中国居民膳食维生素推荐摄入量/适宜摄入量（RNI/AI）

附表5　中国居民膳食宏量营养素可接受范围（AMDR）

附表6　中国居民膳食水适宜摄入量（AI）

附表7　中国居民膳食营养素建议摄入量(PI—NCD)

附表1　中国居民膳食能量需要量（EER）

人群	能量/（MJ/d）						能量/（kcal/d）					
	身体活动水平（轻）		身体活动水平（中）		身体活动水平（重）		身体活动水平（轻）		身体活动水平（中）		身体活动水平（重）	
	男	女	男	女	男	女	男	女	男	女	男	女
0岁～	—[a]	—	0.38 MJ/（kg·d）	0.38 MJ/（kg·d）	—	—	—	—	90 kcal/（kg·d）	90 kcal/（kg·d）	—	—
0.5岁～	—	—	0.33 MJ/（kg·d）	0.33 MJ/（kg·d）	—	—	—	—	80 kcal/（kg·d）	80 kcal/（kg·d）	—	—
1岁～	—	—	3.77	3.35	—	—	—	—	900	800	—	—
2岁～	—	—	4.60	4.18	—	—	—	—	1100	1000	—	—
3岁～	—	—	5.23	5.02	—	—	—	—	1250	1200	—	—
4岁～	—	—	5.44	5.23	—	—	—	—	1300	1250	—	—
5岁～	—	—	5.86	5.44	—	—	—	—	1400	1300	—	—
6岁～	5.86	5.23	6.69	6.07	7.53	6.90	1400	1250	1600	1450	1800	1650
7岁～	6.28	5.65	7.11	6.49	7.95	7.32	1500	1350	1700	1550	1900	1750
8岁～	6.90	6.07	7.74	7.11	8.79	7.95	1650	1450	1850	1700	2100	1900
9岁～	7.32	6.49	8.37	7.53	9.41	8.37	1750	1550	2000	1800	2250	2000
10岁～	7.53	6.90	8.58	7.95	9.62	9.00	1800	1650	2050	1900	2300	2150
11岁～	8.58	7.53	9.83	8.58	10.88	9.62	2050	1800	2350	2050	2600	2300
14岁～	10.46	8.37	11.92	9.62	13.39	10.67	2500	2000	2850	2300	3200	2550
18岁～	9.41	7.53	10.88	8.79	12.55	10.04	2250	1800	2600	2100	3000	2400
50岁～	8.79	7.32	10.25	8.58	11.72	9.83	2100	1750	2450	2050	2800	2350
65岁～	8.58	7.11	9.83	8.16	—	—	2050	1700	2350	1950	—	—
80岁～	7.95	6.28	9.20	7.32	—	—	1900	1500	2200	1750	—	—
孕妇（早）	—	+0	—	+0[b]	—	+0	—	+0	—	+0	—	+0
孕妇（中）	—	+1.26	—	+1.26	—	+1.26	—	+300	—	+300	—	+300
孕妇（晚）	—	+1.88	—	+1.88	—	+1.88	—	+450	—	+450	—	+450
乳母	—	+2.09	—	+2.09	—	+2.09	—	+500	—	+500	—	+500

a　未制定参考值者用“—”表示。

b　“+”表示在同龄人群参考值基础上额外增加量。

附表 2　中国居民膳食蛋白质参考摄入量（DRIs）

人群	EAR/（g/d）		RNI/（g/d）	
	男	女	男	女
0 岁～	—[a]	—	9（AI）	9(AI)
0.5 岁～	15	15	20	20
1 岁～	20	20	25	25
2 岁～	20	20	25	25
3 岁～	25	25	30	30
4 岁～	25	25	30	30
5 岁～	25	25	30	30
6 岁～	25	25	35	35
7 岁～	30	30	40	40
8 岁～	30	30	40	40
9 岁～	40	40	45	45
10 岁～	40	40	50	50
11 岁～	50	45	60	55
14 岁～	60	50	75	60
18 岁～	60	50	65	55
50 岁～	60	50	65	55
65 岁～	60	50	65	55
80 岁～	60	50	65	55
孕妇（早）	—	+0[b]	—	+0
孕妇（中）	—	+10	—	+15
孕妇（晚）	—	+25	—	+30
乳母	—	+20	—	+25

a　未制定参考值者用“—”表示。

b　“+”表示在同龄人群参考值基础上额外增加量。

附表3 中国居民膳食矿物质推荐摄入量/适宜摄入量（RNI/AI）

人群	钙/(mg/d) RNI	磷/(mg/d) RNI	钾/(mg/d) AI	钠/(mg/d) AI	镁/(mg/d) RNI	氯/(mg/d) AI	铁/(mg/d) RNI		碘/(μg/d) RNI	锌/(mg/d) RNI		硒/(μg/d) RNI	铜/(mg/d) RNI	氟/(mg/d) AI
							男	女		男	女			
0岁～	200（AI）	100（AI）	350	170	20（AI）	260	0.3（AI）		85（AI）	2.0（AI）		15（AI）	0.3（AI）	0.01
0.5岁～	250（AI）	180（AI）	550	350	65（AI）	550	10		115（AI）	3.5		20（AI）	0.3（AI）	0.23
1岁～	600	300	900	700	140	1100	9		90	4.0		25	0.3	0.6
4岁～	800	350	1200	900	160	1400	10		90	5.5		30	0.4	0.7
7岁～	1000	470	1500	1200	220	1900	13		90	7.0		40	0.5	1.0
11岁～	1200	640	1900	1400	300	2200	15	18	110	10.0	9.0	55	0.7	1.3
14岁～	1000	710	2200	1600	320	2500	16	18	120	11.5	8.5	60	0.8	1.5
18岁～	800	720	2000	1500	330	2300	12	20	120	12.5	7.5	60	0.8	1.5
50岁～	1000	720	2000	1400	330	2200	12	12	120	12.5	7.5	60	0.8	1.5
65岁～	1000	700	2000	1400	320	2200	12	12	120	12.5	7.5	60	0.8	1.5
80岁～	1000	670	2000	1300	310	2000	12	12	120	12.5	7.5	60	0.8	1.5
孕妇（早）	+0[b]	+0	+0	+0	+40	+0	—[a]	+0	+110	—	+2.0	+5	+0.1	+0
孕妇（中）	+200	+0	+0	+0	+40	+0	—	+4	+110	—	+2.0	+5	+0.1	+0
孕妇（晚）	+200	+0	+0	+0	+40	+0	—	+9	+110	—	+2.0	+5	+0.1	+0
乳母	+200	+0	+400	+0	+0	+0	—	+4	+120	—	+4.5	+18	+0.6	+0

a 未制定参考值者用“—”表示。

b “+”表示在同龄人群参考值基础上额外增加量。

附表 4 中国居民膳食维生素推荐摄入量 / 适宜摄入量（RNI/AI）

人群	维生素 A /（μgRAE/d）[c]		维生素 D /（μg/d）	维生素 E /（mg α–TE/d）[d]	维生素 K /（μg/d）	维生素 B_1 /（mg/d）		维生素 B_2 /（mg/d）		维生素 B_6 /（mg/d）	维生素 B_{12} /（μg/d）	泛酸 /（mg/d）	叶酸 /（μg DFE/d）[e]	烟酸 /（mg NE/d）[f]		胆碱 /（mg/d）		生物素 /（μg/d）	维生素 C /（mg/d）
	RNI		RNI	AI	AI	RNI		RNI		RNI	RNI	AI	RNI	RNI		AI		AI	RNI
	男	女				男	女	男	女					男	女	男	女		
0 岁～	300（AI）		10（AI）	3	2	0.1（AI）		0.4（AI）		0.2（AI）	0.3（AI）	1.7	65（AI）	2（AI）		120		5	40（AI）
0.5 岁～	350（AI）		10（AI）	4	10	0.3（AI）		0.5（AI）		0.4（AI）	0.6（AI）	1.9	100（AI）	3（AI）		150		9	40（AI）
1 岁～	310		10	6	30	0.6		0.6		0.6	1.0	2.1	160	6		200		17	40
4 岁～	360		10	7	40	0.8		0.7		0.7	1.2	2.5	190	8		250		20	50
7 岁～	500		10	9	50	1.0		1.0		1.0	1.6	3.5	250	11	10	300		25	65
11 岁～	670	630	10	13	70	1.3	1.1	1.3	1.1	1.3	2.1	4.5	350	14	12	400		35	90
14 岁～	820	630	10	14	75	1.6	1.3	1.5	1.2	1.4	2.4	5.0	400	16	13	500	400	40	100
18 岁～	800	700	10	14	80	1.4	1.2	1.4	1.2	1.4	2.4	5.0	400	15	12	500	400	40	100
50 岁～	800	700	10	14	80	1.4	1.2	1.4	1.2	1.6	2.4	5.0	400	14	12	500	400	40	100
65 岁～	800	700	15	14	80	1.4	1.2	1.4	1.2	1.6	2.4	5.0	400	14	11	500	400	40	100
80 岁～	800	700	15	14	80	1.4	1.2	1.4	1.2	1.6	2.4	5.0	400	13	10	500	400	40	100
孕妇（早）	+0	+0[b]	+0	+0	+0	—[a]	+0	—	+0	+0.8	+0.5	+1.0	+200	—	+0	—	+20	+0	+0
孕妇（中）	+0	+70	+0	+0	+0	—	+0.2	—	+0.2	+0.8	+0.5	+1.0	+200	—	+0	—	+20	+0	+15
孕妇（晚）	+0	+70	+0	+0	+0	—	+0.3	—	+0.3	+0.8	+0.5	+1.0	+200	—	+0	—	+20	+0	+15
乳母	+0	+600	+0	+3	+5	—	+0.3	—	+0.3	+0.3	+0.8	+2.0	+150	—	+3	—	+120	+10	+50

a 未制定参考值者用“—”表示。

b “+”表示在同龄人群参考值基础上额外增加量。

c 视黄醇活性当量（RAE，μg）= 膳食或补充剂来源全反式视黄醇（μg）+1/2 补充剂纯品全反式 β– 胡萝卜素（μg）+1/12 膳食全反式 β– 胡萝卜素（μg）+1/24 其他膳食维生素 A 原类胡萝卜素（μg）。

d α– 生育酚当量（α–TE，mg），膳食中总 –TE 当量（mg）=1× – 生育酚（mg）+0.5×β– 生育酚（mg）+0.1×γ– 生育酚（mg）+0.02×δ– 生育酚（mg）+0.3×α– 三烯生育酚（mg）。

e 叶酸当量（DFE，μg）= 天然食物来源叶酸（μg）+1.7× 合成叶酸（μg）。

f 烟酸当量（NE，mg）= 烟酸（mg）+1/60 色氨酸（mg）。

附表5 中国居民膳食宏量营养素可接受范围（AMDR）

人群	总碳水化合物/（%E[a]）	添加糖/（%E）	总脂肪/（%E）	饱和脂肪酸 U-AMDR/（%E）	n-6多不饱和脂肪酸/（%E）	n-3多不饱和脂肪酸/（%E）	EPA+DHA/（g/d）
0岁～	—[b]	—	48（AI）	—	—	—	—
0.5岁～	—	—	40（AI）	—	—	—	—
1岁～	50～65	—	35（AI）	—	—	—	—
4岁～	50～65	<10	20～30	<8	—	—	—
7岁～	50～65	<10	20～30	<8	—	—	—
11岁～	50～65	<10	20～30	<8	—	—	—
14岁～	50～65	<10	20～30	<8	—	—	—
18岁～	50～65	<10	20～30	<10	2.5～9.0	0.5～2.0	0.25～2.0
50岁～	50～65	<10	20～30	<10	2.5～9.0	0.5～2.0	0.25～2.0
65岁～	50～65	<10	20～30	<10	2.5～9.0	0.5～2.0	0.25～2.0
80岁～	50～65	<10	20～30	<10	2.5～9.0	0.5～2.0	0.25～2.0
孕妇（早）	50～65	<10	20～30	<10	2.5～9.0	0.5～2.0	—
孕妇（中）	50～65	<10	20～30	<10	2.5～9.0	0.5～2.0	—
孕妇（晚）	50～65	<10	20～30	<10	2.5～9.0	0.5～2.0	—
乳母	50～65	<10	20～30	<10	2.5～9.0	0.5～2.0	—

a %E为占能量的百分比。

b 未制定参考值者用“—”表示。

附表 6　中国居民膳食水适宜摄入量(AI)

人群	饮水量[a]/(L/d)		总摄入量[b]/(L/d)	
	男	女	男	女
0 岁～	—[d]		0.7[c]	
0.5 岁～	—		0.9	
1 岁～	—		1.3	
4 岁～	0.8		1.6	
7 岁～	1.0		1.8	
11 岁～	1.3	1.1	2.3	2.0
14 岁～	1.4	1.2	2.5	2.2
18 岁～	1.7	1.5	3.0	2.7
50 岁～	1.7	1.5	3.0	2.7
65 岁～	1.7	1.5	3.0	2.7
80 岁～	1.7	1.5	3.0	2.7
孕妇(早)	—	+0.2[e]	—	+0.3
孕妇(中)	—	+0.2	—	+0.3
孕妇(晚)	—	+0.2	—	+0.3
乳母	—	+0.6	—	+1.1

a　温和气候条件下，轻体力活动水平。如果在高温或进行中等以上身体活动时，应适当增加水摄入量。

b　总摄入量包括食物中的水以及饮水中的水。

c　来自母乳。

d　未制定参考值者用“—”表示。

e　“+”表示在同龄人群参考值基础上额外增加量。

附表7 中国居民膳食营养素建议摄入量(PI—NCD)

人群	钾/（mg/d）	钠/（mg/d）	维生素C/（mg/d）
0岁～	—[a]	—	—
0.5岁～	—	—	—
1岁～	—	—	—
4岁～	2100	1200	—
7岁～	2800	1500	—
11岁～	3400	1900	—
14岁～	3900	2200	—
18岁～	3600	2000	200
50岁～	3600	1900	200
65岁～	3600	1800	200
80岁～	3600	1700	200
孕妇(早)	3600	2000	200
孕妇(中)	3600	2000	200
孕妇(晚)	3600	2000	200
乳母	3600	2000	200

a 未制定参考值者用“—”表示。

参考文献

蔡智军，2020. 食品营养与配餐 [M]. 2 版 . 北京：化学工业出版社 .

范志红，2022. 食物营养与配餐 [M]. 2 版 . 北京：中国农业大学出版社 .

国家卫生健康委疾病预防控制局，2021. 中国居民营养与慢性病状况报告：2020 年 [M]. 北京：人民卫生出版社 .

彭景，2008a. 烹饪营养学 [M]. 北京：中国纺织出版社 .

彭景，2008b. 营养配餐师培训教程 [M]. 北京：化学工业出版社 .

人力资源社会保障部教材办公室，2020. 公共营养师：三级 [M]. 北京：中国劳动社会保障出版社 .

杨月欣，人力资源社会保障部教材办公室，2009. 公共营养师：基础知识 [M]. 北京：中国劳动社会保障出版社 .

孙长颢，2017. 营养与食品卫生学 [M]. 8 版 . 北京：人民卫生出版社 .

王其梅，王瑞，2020. 营养配餐与设计 [M]. 3 版 . 北京：中国轻工业出版社 .

颜忠，向芳，2021. 营养配餐与设计 [M]. 2 版 . 北京：中国旅游出版社 .

杨月欣，2005. 中国食物成分表 2004：第二册 [M]. 北京：北京大学医学出版社 .

张首玉，2011. 营养配膳基础 [M]. 北京：机械工业出版社 .

中国就业培训技术指导中心，人力资源和社会保障部职业技能鉴定中心，2021. 营养配餐员：高级 [M]. 北京：中国劳动社会保障出版社 .

中国就业培训技术指导中心，人力资源和社会保障部职业技能鉴定中心，2021. 营养配餐员：基础知识 [M]. 北京：中国劳动社会保障出版社 .

中国营养学会，2014. 中国居民膳食营养素参考摄入量：2013 版 [M]. 北京：科学出版社 .

中国营养学会，2014. 中国居民膳食营养素参考摄入量速查手册：2013 版 [M]. 北京：中国标准出版社 .

中国营养学会，2022. 中国居民膳食指南：2022[M]. 北京：人民卫生出版社 .

邹翔，2005. 餐饮业 HACCP 实用教程 [M]. 北京：中国轻工业出版社 .

参考文献

[illegible]